岭南中医药文库

岭南中医药文库·医疗系列

五桂山下的中医传奇

——聚焦中山市中医院

主编 林 棉

广东省出版集团

广东科技出版社

·广 州·

图书在版编目(CIP)数据

五桂山下的中医传奇：聚焦中山市中医院 / 林棉主编.
—广州：广东科技出版社，2016.5
（岭南中医药文库. 医疗系列）
ISBN 978-7-5359-6508-0

Ⅰ.①五… Ⅱ.①林… Ⅲ.①中医医院—历史—中
山市 Ⅳ.①R197.4

中国版本图书馆 CIP 数据核字（2016）第 069996 号

五桂山下的中医传奇——聚焦中山市中医院
Wuguishanxia de Zhongyi Chuanqi——Jujiao Zhongshanshi Zhongyiyuan

责任编辑：马霄行
封面设计：友间文化
责任校对：陈　静
责任印制：彭海波
出版发行：广东科技出版社
　　　　　（广州市环市东路水荫路 11 号　邮政编码：510075）
http://www.gdstp.com.cn
E-mail：gdkjyxb@gdstp.com.cn（营销中心）
E-mail：gdkjzbb@gdstp.com.cn（总编办）
经　　销：广东新华发行集团股份有限公司
印　　刷：广州伟龙印刷制版有限公司
　　　　　（广州市从化太平经济开发区创业路 31 号　邮政编码：510990）
规　　格：889mm×1 194mm　1/32　印张 15.375　字数 370 千
版　　次：2016 年 5 月第 1 版
　　　　　2016 年 5 月第 1 次印刷
定　　价：60.00 元

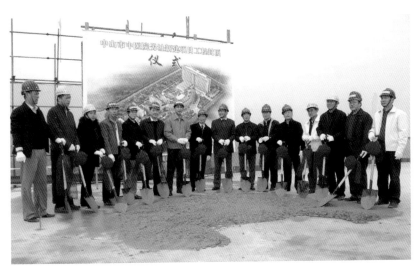

▲ 2008 年 12 月 23 日，中山市副市长唐颖、市政协副主席麦建章等领导共同出席中山市中医院新院区封顶仪式

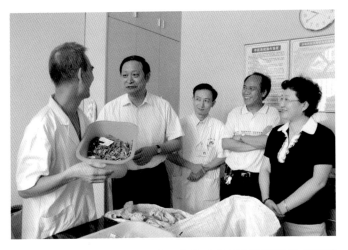

▲ 卫生部副部长、国家中医药管理局局长王国强深入到医院进行调研，对医院推行中药小包装、免费为患者煎煮中药、建设中医养生中心等一些富有中医人文关怀的做法给予肯定

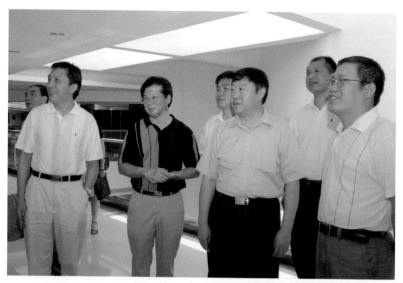

▲ 国家中医药管理局副局长吴刚在广东省中医药局助理巡视员张英哲的陪同下莅临医院参观指导工作，对医院新院区的建设情况表示关注

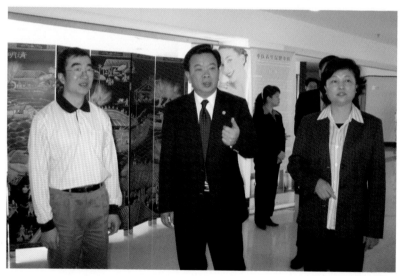

▲ 广东省副省长雷于蓝在中共中山市委书记陈根楷、市政协副主席麦建章的陪同下视察医院

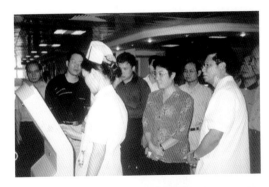

◀ 广东省卫生
厅原副厅长黄小玲
到医院指导工作

▶ 广东省政
协副主席、省卫生
厅厅长姚志彬及原
副省长李兰芳到医
院检查工作

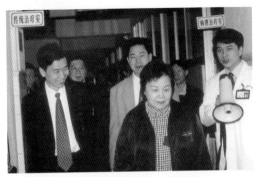

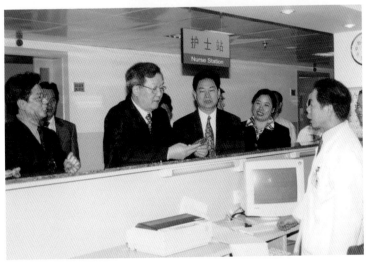

▲ 卫生部原部长张文康视察医院，对医院中医药现代化建设颇感兴趣

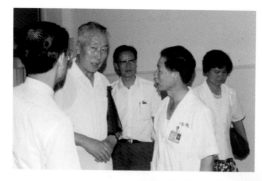

◀ 国家中医药管理局原副局长田景福视察医院并与医院医务人员亲切交谈

▶ 国家中医药管理局原局长朱杰为医院题词

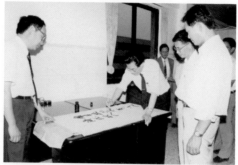

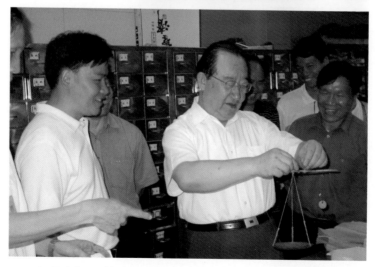

▲ 卫生部原副部长、中国医院管理学会会长朱庆生在中山市卫生局前局长梁厚祥、副局长雷继敏的陪同下到医院视察，对医院充分发挥中医优势造福群众的一系列措施表示赞赏

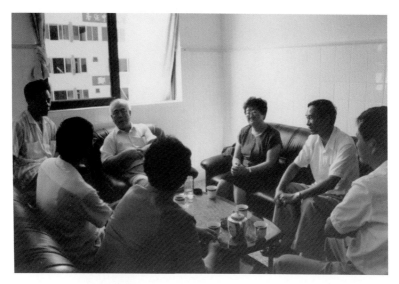

▲ 卫生部原副部长胡熙明与广东省卫生厅原副厅长张孝娟来医院检查工作

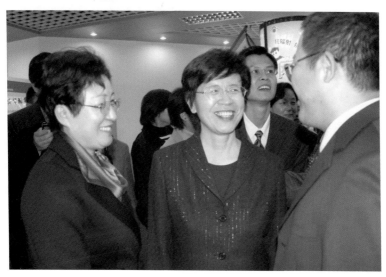

▲ 在第三届国际传统医药大会的展览会上，国家中医药管理局原局长佘靖在广东省卫生厅原副厅长彭炜的陪同下参观医院展馆

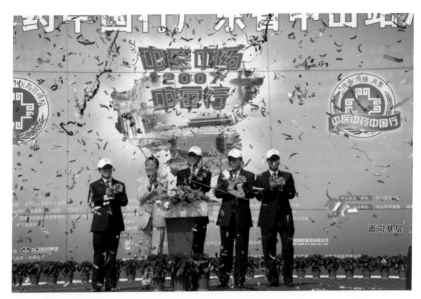

▲ 在中医药中山行活动中，中山市人民政府副市长唐颖、广东省中医药局助理巡视员张英哲、中山市健康科技产业基地发展有限公司总经理梁兆华以及医院院长孔祥廉共同出席了启动仪式

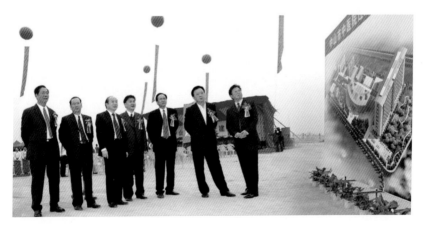

▲ 中共中山市委书记陈根楷、中山市人民政府原副市长李树之等领导关心医院发展，为医院迁建工程给予大力支持

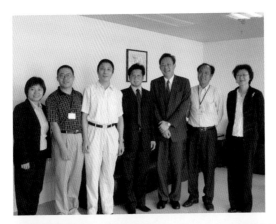

◀ 香港医管
局专家参观医院。
图为医院领导与
香港医管局专家、
广东省中医药局
领导合照

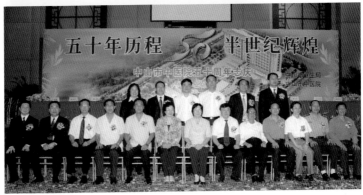

▲ 2007 年医院庆祝建院五十周年庆典仪式。图为部分中山市卫生
局及医院领导与主礼嘉宾合影留念

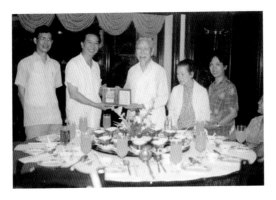

◀ 香港郑亮
均先生向医院捐赠
100 万港币，建设
医院，造福桑梓

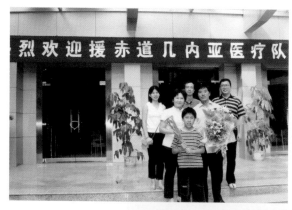

◀ 代表医院援助赤道几内亚的黄代鸿医生凯旋

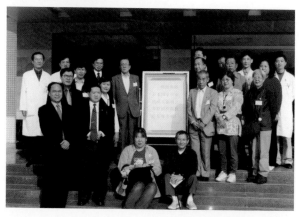

▶ 日本守口市残疾福利团来医院参观，对传统中医康复颇感兴趣

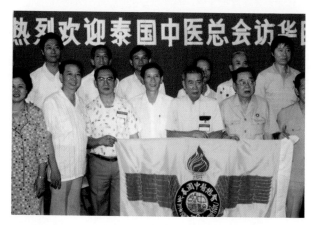

▶ 泰国中医总会访华团到医院参观访问

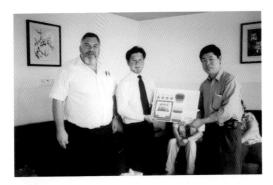

◀ 澳大利亚戴瑞宾市医学与科技考察团莅临医院康复科参观。图为考察团向医院赠送纪念品

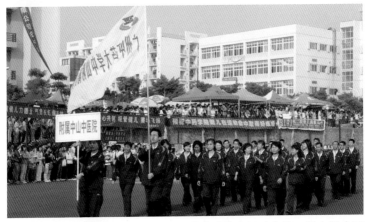

▲ 医院连续四年获得广州中医药大学体育运动会教工男女混合团体一等奖

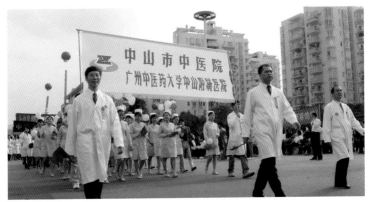

▲ 医院每年参加中山市慈善万人行

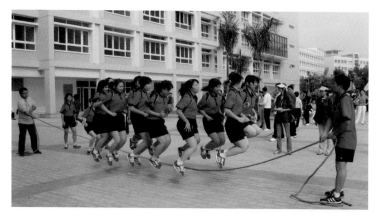

▲ 医院注重活跃职工工余生活，每年举办院运会

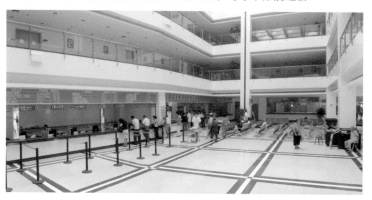

▲ 悦来门诊部门诊大堂

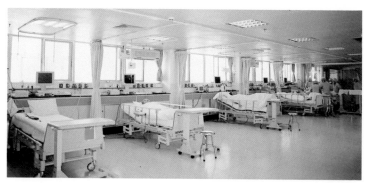

▲ 设备先进的重症监护室（ICU）

内 容 提 要

　　本书为《岭南中医药文库》医疗系列中的一册，介绍了中山市中医院从无到有、由弱到强、逐步壮大、跨越式发展的不平凡之路，全书通过回眸篇、崛起篇、战略篇、品牌篇、医魂篇、文化篇、人物篇、展望篇及附录九个篇章，全面记述了在绵长中医药应用历史背景下，中山市中医院一路向上的发展历史、不断提高的医疗水平、应时而动的管理方略、口碑相传的医德医风、风采奕奕的名医群像、感人至深的大事要闻，并辅以大量图表，内容翔实，图文并茂，重点突出，既有助于大众对中山市中医院深入了解，又能为广东省乃至全国中医医院的管理、建设、发展提供宝贵的借鉴资料。

《岭南中医药文库》组委会

总顾问　张德江　黄华华

顾　问　林　雄

主　任　钟阳胜

副主任　雷于蓝　姚志彬

委　员（按姓氏笔画排序）

序

　　岭南，在传统上是指越城、大庾、骑田、都庞、萌渚五岭以南的地区。这个地区的地理和人文环境富有特色，是我国地域文化中的重要分支。广东是岭南地区的核心地域，近代以来社会经济和科技文化发展均走在地区的前列。在这里，传统中医药以独特的作用深得人们信赖，一直呈现生机勃勃的局面。

　　2006 年以来，广东省委、省政府先后出台了多个促进广东中医药发展的重要文件，提出要将广东从"中医药大省"建设成为"中医药强省"，这无疑为广东中医药的腾飞增添了巨大的推动力。其中，《岭南中医药文库》（以下简称《文库》）的出版就是一项具体的措施。遵《文库》编委会之嘱作序，略述感言如下。

从中国文化发源来看，中国文化的主流发源于中原一带。中医药学是从中原传入岭南的。晋代有葛洪、支法存、仰道人等活跃于广东，唐代开始有李暄《岭南脚气论》等以岭南为名的方书，可见医学与岭南挂钩，岭南医学成为中医药学科的一个分支，为时至少已有千多年了。

晋唐时期，岭南的中医学就已经体现出自身的特色，例如在研究当时流行的脚弱病（脚气病、维生素 B1 缺乏症）方面成果突出。唐代《千金要方》卷七论风毒状第一："论曰，考诸经方往往有脚弱之论，而古人少有此疾，自永嘉南渡，衣缨仕人多有遭者，岭表江东有支法存、仰道人等，并留意经方，偏善斯术，晋朝仕望多获全济，莫不由此二公。"可见岭南医学善于创新。另外，从《千金要方》《外台秘要》《肘后备急方》等书中还可见葛洪、支法存等对蛊毒、沙虱热（恙虫病）、疟疾、丝虫、姜片虫等传染病有不少治疗方药，对岭南热带地区传染病的研究成就亦较为突出。这些成就不是由中原带来，而是吸取多地民间医药精华，加以总结得之。

宋代开始，岭南医学界人才辈出。先有陈昭遇，开宝初年至京师为医官。陈昭遇与王怀隐等 3 人历时 11 年编成《太平圣惠方》；又与刘翰、马志等 9 人编成《开宝新详定本草》20 卷。绍兴年间（公元 1137 年），潮阳人刘昉著的《幼幼新书》为岭南儿科学的发展奠定了良好的基础。可见宋代岭南已有国家级的医家出现。元代释继洪撰《岭南卫生方》，其中就收录了不少宋代医家的经验方，标志着具有岭南特色的方药学已初步形成。

明清时期是岭南中医学大发展的年代。明代，有丘濬、盛端明等有名望的医家出现；还有浙江人王纶所著的《明医杂著》，是其在广东布政司任内完成的；一代名医张景岳的《景岳全书》，亦是在粤地一再印行方传世。上述著作对岭南医学的影响很大。清代，对全国有较大影响的医家何梦瑶，被誉为"南海明珠"；儋州罗汝兰著《鼠疫汇编》，丰富了对急性传染病的诊治经验；清末，西洋医学传入我国，岭南首当其冲，出现了朱沛文等主张中西汇通之医家。岭南医学的中医小儿科继续取得突出成就，在清代中期刊行了罗浮山人陈复正的《幼幼集成》后，清末又有程康圃著《儿科秘要》，由博返约，把儿科证候概括为八门（风热、急惊风、慢惊风、慢脾风、脾虚、疳积、燥火、咳嗽）；治法约以六字（平肝、补脾、泻心），举一反三，给人以极大的启发。民国时期儿科名医杨鹤龄继承程氏学说，著《儿科经验述要》。杨氏在育婴堂从17岁起独立主诊病婴，每天巡视、处理危重病婴数次，故育婴堂可称儿童医院之雏形。他积累了丰富的治疗危重病儿的经验，后来自己开业，日诊两三百人。西医张公让曾不断观察其诊证，亦深为佩服其医术之精也！

而广东草药在清代至民国时期也得到很好的整理，名作有何克谏的《生草药性备要》《增补食物本草备考》和萧步丹的《岭南采药录》等，为中药材增加了不少岭南草药品种。

上述可见，岭南医学至清代挟其岭南之特色已达相当高的水平，光绪三十二年（公元1906年）广州就有医学求益社之成立，相当于今天的医学会，以文会友，每月一次。被评得第一名者，发表论文于报端。上月头名即为下一届论文的主审员，无形中开展学术之竞争。后继者有广州医学卫生社。但岭南医学之发展达到高峰则是在民国时期后，主要是在医学教育培养人才方面成绩突出。民国时期，学校教育开始举办，著名的有广东中医药专门学校与广东光汉中医专门学校，均为岭南中医学界培养了许多人才。虽然民国时期受国民党政府消灭中医的压迫，但岭南医学学术仍然日益繁荣，影响至香港和东南亚一带。中医药为岭南人民健康事业立下了不朽的功勋。

回顾岭南医学发展的脉络，晋代中原移民带来的先进医术与岭南地区医药相结合；宋代以后，长江流域的医药学术带入岭南，又促进岭南医药学的发展，加上自身的成就，岭南医药学成为有浓郁的岭南特色的医药学派。历史同时也表明，医药事业与地区社会经济发展状况紧密相关。当代广东改革开放已先行多年，经济文化各方面都打下了厚实的基础，在有力的政策推动下，聚集人才。可以寄望今后，岭南中医药学必将产生飞跃式的发展，实现中医药强省的目标。

二

研究地方医药学，其实也是为中医药学事业整体作贡献。自1977年美国恩格尔教授提出医学模式理论以来，西方医学正在由"生物医学模式"向"生物—心理—社会"医学模式转变。其实我国传统医学一开始就重视心理、环境因素，中医药学研究还不能脱离地理环境、社会环境、个人体质、时间因素，故应该因时、因地、因人制宜地去研究疾病的预防和治疗。

对于环境与人类社会的关系，古今中外都有过各种讨论。我国伟大的历史学家司马迁，在《史记》中分别论述了4个主要经济区域与人的性格和社会风俗的关系。西方的亚里士多德也将地理环境与政治制度相联系，认为地理位置、气候、土壤等影响个别民族特征与社会性质。德国哲学家黑格尔的《历史哲学》也将地理环境看作是精神的舞台，认为是历史的"主要的而且必要的基础"，不同的环境会有不同的历史进程。至于自然科学，虽然研究的是事物普遍的客观规律，但科学也具有社会性的一面，客观规律在实际应用中总是有着对特定时间、地点与人群的针对性，不同地区的客观条件也对科学实践与发展有不同程度的影响。

医学既属于自然科学，又具有很强的社会性。医学技术的基本规律是一致的，但其实际应用必须考虑到个体的特点。中医自古以来就深刻地认识到这一点，注意地理环境、气候与人的体质对疾病和医药的影响，提出了"因时制宜、因地制宜、因人制宜"的原则。唐代《千金要方》指出："凡用药，皆随土地所宜，江南岭表，其地暑湿，其人肌肤薄脆，腠理开疏，用药轻省，关中河北，土地刚燥，其人皮肤坚硬，腠理闭塞，用药重复。"就是具体的例子。

我国幅员辽阔，由于地理环境的差异和历史上开发的先后，各个地区医学发展水平不一。而每一个地区医学水平的提高，往往也充实了中医药学理论的实际内涵。元代朱丹溪对南方人体质和疾病的认识，就很好地补充了此前以北方经验为主的医疗知识。明清时期江南瘟疫流行，又促使了温病学派的形成。岭南地区的气候、地理环境和疾病谱也有特殊性，药材资源又相当丰富，若加以认真研究，完全有可能产生创新性理论。每一个地区中医药特点的形成，必然是对传统医学理论的继承性与实际运用的创造性相结合的结果。小的突破，至少丰富了中医临床的风格，增加了地方性的应用经验；大的突破，有可能形成新学说，带来整体性的变革。所以，研究地方医药学，其意义同样是相当深远的。

现代中医药研究，必须坚持以临床为出发点。近代岭南有许多临床水平出众的名医，饮誉国内外。现代岭南中医药发展应继承这一良好传统，抓好临床学术的传承。建设中医药强省的文件中很重视对名医学术的整理和对基层中医的培训，是十分有远见的。本套《文库》也注重对当代名中医学术经验的整理，这种整理就是学术传承的一种方式，并可为更多临床中医提供参考。

另外，岭南中医药的发展也应加强理论的研究。岭南医学发展历程如果横向比较，有全国影响或有重大突破的中医学理论著作还是不多的。这也许与以前岭南远离北方的传统政治文化中心有关。但在学术交流频繁、信息渠道通畅的今天，要想中医药理论有大的发展，关键还是要加强研究，提高水平，要对临床经验进行凝练和升华，对中医药理论进行务实的思考。近年，我们提出的"五脏相关学说"就在全国引起较大的反响，并被纳入国家"973"计划中医药理论基础研究专项。在处于思想解放前沿的广东，完全应该迈出更大的步伐，促进中医药理论的现代化。

现代中医药的研究，又完全可以应用最新科学技术。葛洪《肘后备急方》记载的青蒿治疗疟疾，经过多年的不断研究实践，目前已发展成为世界最先进的抗疟新药。中医药治疗艾滋病、SARS，在临床有效的基础上，对其机制的深入研究有助于阐明其科学原理。但这种研究必须坚持中医药学主体性和中医药理论的主导性。

同样，现代中医药的发展也离不开产业的支持。广东中药产业有着非常好的基础，中药的种植和中成药的生产销售成为许多地方的支柱产业之一。正像民国时期创立广东中医药专门学校的前辈所说："中国天然之药产，岁值万万（现在已远不止此数了），民生国课，多给于斯。"产业的发展既带动了地方经济，又为中医药的研究提供了良好的条件。研究中医药产业的发展策略，也是重要的课题。

《文库》囊括了前述各方面。这些学术、临床、科研及产业等的成果和经验得以系统整理出版，是岭南中医药界的盛事。岭南先贤梁启超先生诗云："世纪开新幕，风潮集远洋。"相信《文库》能以海纳百川的气魄，汇集新知，刊布精义，成为 21 世纪岭南中医药腾飞的基石！是为序。

邓铁涛

2008 年 4 月

前　言

中华文明源远流长，中国传统医药学历史悠久。作为千百年来养护着中华各族人民身体健康的祖国医学，是中国文化宝库中的瑰宝。在人类历史的长河中，虽然经历了无数风浪和险阻，但是，中医药以自己无可辩驳的科学实践，几千年来为人类的繁衍和昌盛做出了非凡的贡献。中医药学又同时具有鲜明的特色，以其独立而完整的理论体系和丰富的实践经验，自立于世界医林。

岭南中医药自有记载以来，悠悠1000多年，它源于中原中医药文化又广泛撷取了各地的精华。岭南核心地域——广东，更是纳四海新风，运用南方道地药材，结合地方湿、热、毒等气候因素，遣方用药，自成体系。随着时代的推进，文化积淀丰厚，地理位置优势明显，广东中医药也在特色明显的岭南文化承载中不断发展。

中医医疗机构是中医医疗工作的主要基地，是传承中医药文化和体现岭南文化特色的场所，在保障人民群众身体健康、培养中医人才和临床科研工作中起着重要的作用。广东的中医医院经过新中国成立后 60 年的变迁、建设、发展、完善，已然今非昔比。中医医院从无到有，从新中国成立初期的 1 家到 20 世纪 50、60 年代数量排在全国同行的前列；医院规模有的从几十张病床发展到千多张，甚至超过 2000 张；年门诊人次有的从几万人次到几十万人次，个别的达数百万人次；中医医院的医疗设备有的从几万元增加至千万元，甚至超亿元……中医医院的成长壮大，让广东省近 1/3 的人民群众都享受到中医医院的医疗服务。真是：六十载薪火相传，半世纪妙手仁心。中医医院前进不停步，中医医院人更是创业不息！华夏文化蒸蒸日上，广东中医继创辉煌。

近几年，更让人欣喜地看到，广东已涌现了一批又一批省的和全国的示范中医医院，全国文明、先进中医医院，国家三级甲等中医医院。这些中医医院成了地方中医的龙头单位，起到了良好的示范和楷模的作用。中医医院人牢记和坚持正确的办院宗旨，坚守救死扶伤、全心全意为社会服务的观念，以人为本、以病人为中心，突出中医优势和特色，在学习继承的基础上努力创新，不断提高医疗服务质量，依靠现代科学技术发展中医药。这些已在地方享有盛誉的中医医院正引领着全省的中医医疗机构昂首阔步奔向更灿烂的明天！

《岭南中医药文库》（以下简称《文库》）医疗系列所收载的也仅是众多中医医院中的一部分，这些中医医院或是全国（或全省）示范中医医院，或是国家三级甲等中医医院，均是全国名院单位或名院建设单位，在建设和发展中各有不同的特点和风格，更有各自宝贵的实践经验。每所中医医院单独系统整理成集，出版专书，对传承岭南中医药文化，建设中医药强省是十分有意义的。

《文库》的编辑、出版，是一项庞大的系统工程，对中医药行业来说是前所未有、史无前例的。由是，我有幸肩负组织、编写"医疗"和"医家"两大系列的重任，深感责任重大，虽已逾耳顺之年亦不敢苟且偷闲。在广东省中医药局和广东科技出版社的重视关怀下，参与两大系列书稿资料的搜集、整理、撰写中，更有数百人所付出的心血；医院领导统筹兼顾，合理安排人力，审核资料，更是本套《文库》出版的保证。

有缘具体组织编写《文库》两大系列工作，幸甚！幸甚！是为此文。

2009 年 12 月

目　录

目录

五桂山下的中医传奇

6

7

回眸篇：

香山医药，醇厚悠长

　　广东省中山市位于珠江三角洲南端，邻近港澳，原称香山，古称香山岛。汉朝时属番禺县，晋以后为东官郡，唐代以后为东莞县地。南宋绍兴二十二年（1152年）始置香山县。其建制沿革比较复杂，许多时期都与南海、番禺、新会、东莞等地有涉，变迁甚多，殊难备述。明清时期的香山，东到新安，西邻新会，北至番禺，南迄大洋，澳门也包括在内。按岭南医学史取材范围"博古约今"的通例，考察中山市中医药业的历史沿革，眼光不应局限于现今的中山市，而应关注到与之有明显承传关系的周边地区。

　　中山市中医药业的历史沿革有两大主线：一是地缘资源，包括丰富的地产药材以及由此推动的中医药传统；二是地缘文化，中山市得岭南文化风气之先，名医迭出，传承久远。两大主线交织融汇，相辅相成，多姿多彩。

——题记

一、香医香药，生生不息
——中山市中医药业新中国成立前历史概貌

中山古为蛮荒之地，人烟稀少。明朝以前的医药史大多已不可考。

晋隋时期，千万中原人口为避战乱，多次大规模南迁；南宋咸淳年间（1265—1274 年），南雄珠玑巷人为免受胡妃事件牵连，逃避皇帝追杀，亦纷纷南迁。其后迁徙者源源不断进入香山，香山人气每况愈盛，由此获得了与中原文化结合的机会，尤其是中原地区不少的中医药人才落籍于香山，推动了香山中医药业进入一个崭新时期。由于政局相对稳定以及医学教育机构建立，至宋元时期，岭南医家异军突起，为中山的医疗发展做好了铺垫。中山境内的五桂山上，古为原始森林，药源丰富，加上当地政府对卫生事业的重视和中医药人才的涌现，中山中医药事业不断壮大发展。

（一）吾土吾民，地育滋厚

从秦汉至宋元，岭南著名医家多不是岭南本土居民。明清以前很长一段历史时期，广东不为朝廷所重视，加上山川阻隔，交通不便，多有山岚瘴气、疫疠麻风，故古代中州人士视粤境为畏途，有所谓"少不入粤，老不入川"的说法，深恐年少不慎受传染。宋朝苏东坡居海南，亦云儋州食无肉、出无友、居无屋、冬无炭、夏无泉。语虽不多，已尽当时风土之大概。岭南在那个时候相当于一个流放地，罪民流徙于此，罪臣贬迁于此。朝廷南选入粤的京官多仅为五品，但其仍嫌阻远险恶，多不愿入仕此地。广东古代文化较中原为落后，医学自然不能例外。然而，其某些发展和成就仍然令世人瞩目。

宋元时期岭南产生了三部医著，分别是陈昭遇的《太平圣惠方》一百卷、刘昉的《幼幼新书》四十卷、释继洪的《岭南卫生方》三卷。其中陈昭遇就是南海人，出身名医世家，世代行医。宋开宝初年（968年），陈昭遇来到京师，授翰林医官。太平兴国三年（978年）开始编纂《太平圣惠方》，淳化三年（992年）成书。全书分1670门，载方16 800多首，包括脉法、处方用药、五脏病症，以及内、外、骨伤、金创、胎产、妇、儿、丹药、食治、补益、针灸等各科内容，反映了北宋以前的医学水平。尤其是对儿科急、慢惊风的分辨，眼科所载白内障针拨手术的详细描述，均为我国现存最早文献记录，具有相当的临床参考价值。

民间的中医药成就也毋庸忽视。历代《香山县志》及《中山县古香林寺寺谱》中，许多姓氏家族的族谱中，皆有先人从事医药管理、中医的记载或是祖辈名医事迹的记述。崇祯元年（1628年）香林庵慧庸主持开办门诊，广施凉茶，设病床收治精神病人，成为香山县最早的留医部。从明朝嘉靖年间到清朝同治年间的《香山县志》，均有中、草药名称和防治疾病经验的记载。数年前，五桂山长命水村出土了一具古尸（现保存在中山市博物馆），肌肉仍有弹性，五脏完整无缺，经中山大学专家鉴定为清朝四品官员。医学界分析认为，死者能在海拔33米的季雨潮湿地带，完好保存300年之久，是其葬前使用了有防腐作用的中草药或矿物类药的原因。

药物资源丰富是中山市中医药业长盛不衰的一大基础。按宋《太平寰宇记》的说法：东莞县香山在县南隔海三百里，地多神仙花卉。雄踞珠江口的五桂山，方圆550平方千米，主峰海拔531米，为中山、珠海两市屋脊。山中多奇岩怪石、异羽奇禽、流泉飞瀑，林木葱茏，自古药源甚丰，中草药的应用世代相传。据2009年《五桂山镇志》统计，山中共有国家重点保护植物16种，珍稀濒危植物14种，分别占全国总数的1/10和1/9；药用植（动）物多达105类458种（另有调查报道为708种），可以做凉茶原料的就有一百多种，对人口的生息繁衍起到了极大的保障作用。而该市林业场、林科所调查发现，全市共有野生维管植物186科646属1235种，约占广东省野生植物种数的1/6。其中80%集中在五桂山区，野生的重点保护植物就有黑桫椤、大黑桫椤、黏木、土沉香、绣球茜、白桂木、金毛狗等；野生珍稀濒危植物有观光木、红椿、海南紫荆木、苦梓、云南石梓、降香黄檀、长叶竹柏等；还发现了驼峰藤、萝芙木、扯根菜、水蜡烛、大尾摇等罕见物种。尤其令人惊喜的是发现了大黑桫椤和四药门花这两种国家二级重点保护植物。四药门花是国家珍稀植物，为我国特有而残遗的单种属品种。它与金缕梅亚科相似，仅具1粒种子，是比较原始的属；又和常绿的活塞木属及落叶的继木属、金缕梅属有十分密切的亲缘关系。它产于北纬22℃上下、年平均气温20～22℃、年降雨量1350～2200毫米的狭窄地区。它于1857年至1858年间首先在香港岛被发现，1861年收录在乔治·班逊姆出版的《香港植物志》一书，一直被认为是香港独有的品种，100年内也未在其他地方被发现。直至1957年6月，才在广西龙州的常绿阔叶林里再次找到，植株数目稀少。而据1998年鉴定的《IUCN红色名录》记载，四药门花仅见于香港的薄扶林区及岛屿桥咀洲的黑山顶上，广西则仅见于龙州更岗山海拔约 590 米位置。四药门花的自然分布间断而狭窄，居群规模很小，长期的自交可能是其居群内遗传多样性过低的原因，因此植株极为稀少。五桂山发现的四药门花，是全国范围内的最大群落。五桂山生态环境之优越、植物群落物种种类之丰富，由此可见一斑。五桂山四药门花现已增补载入《中国保护植物红皮书》及《广东省珍稀濒危植物图谱》。生态环境优越、植物种类丰富是五桂山成为富饶博大的天然药物库的得天独厚的重要原因。

此外，五桂山药林还有两大特点。一是芳香类药材较多，比如著名的沉香（香山据此而得名）、玉桂、广藿香、降真香等，是防治南方高温多雨所带来的湿、寒、风、浊等特有诸症的上等良药。二是疗效卓著的地道药随处可见，比如蛤蚧、穿山甲、绣球茜、广东狼毒、三角草、牛耳风等，成为百姓防治虚劳喘咳、疮痈肿毒、上呼吸道炎症、跌打蛇伤等常发性、地方性杂病的天然妙药。可谓吾土吾民，地育滋厚。品类繁多、取之不尽的地产药材，使中山市中医药业如不尽江河，源远流长。

（二）祖传师承，名医辈出

原中山县卫生局局长杨悦生，评价中山市中医药发展时曾这样说："历史悠久，人才辈出，相传继承，历代不衰。有师传七代，祖传五代，各承家技，都有专长。"大体道出了中山市中医药业发展的成就与特色。

明清时期，广东经济的发展及沿海通商的特殊地理环境，使广东逐渐得到朝廷重视。南选入粤巡抚的京官多有一品大员，广东与南岭以北的道路交通也有了改善。许多才华横溢的学者、医家，从中原及江浙等文化、医学、教育发达地区南下入粤，促进了近代岭南文化事业的建设，也使岭南地区出现了不少"儒而通医"的医家。

中山市有文字记载的中医药史始于明朝。明嘉靖年间《香山县志》载"医学在县治西（今孙文西路），永乐元年（1402年）六月本学训术程胜禄创建"；清道光七年（1827年）《香山县志》金石篇，也有"郭定安医学训"一语。说明当时已设训科一职，管理卫生行政工作。宋绍兴二十二年（1152年），南海、番禺、新会、东莞四县各划出一部分设置香山县，隶属广州府之下。行政地位的强化，极大地促进了香山中医药业的发展，使之逐渐成为人才洼地。在中山市中医院提供的有关书籍和民间资料中，可以看到明清至民国时期的香山地区，杰出医药学人才不下一二十人。这是中山市中医药发展史上弥足珍贵的财富。

1711年，番禺人何克谏（名其言）撰写《生草药性备要》两卷，收载草药合计311种，注明其药性及功效，是广东现存第一部草药学专著。岭南医家运用草药治病至少有两千多年历史，但作为系统的岭南草药学专著，是从何克谏这部《生草药性备要》开始的。该书总结了明代以前岭南医家运用生草药防治疾病的经验，专门记述岭南生长的草药、岭南草药防治疾病经验、岭南草药运用与中医药理论相结合的三大特征，奠定了后世岭南草药学发展的基础，以其承前启后的作用流传广泛而影响深远。

1730年前后，南海人何梦瑶（号西池，1692—1764年）为民行医，撰写医书，一代国医高手由此冉冉升起。何梦瑶自幼聪颖，十岁能文，十三岁工诗，博学多通，对文史、音律、算术、历法甚有研究；于医学亦颇感兴趣，日喜诵岐黄家言，认为"医虽小道，亦道也"。雍正庚戌年（1730年）

进士后为官，却自愿为百姓治病，疗效甚佳。思恩县疠疫流行时，其广施方药，饮者辄起，存活甚众。58岁时弃官归里，悬壶自给，以医终老，享年72岁。

何梦瑶治学严谨，对学术流派不偏不倚。有感于医书"文繁而义晦，读者卒未易得其指归，初学苦之"，遂以明代医家王肯堂《证治准绳》为蓝本，"芟其繁芜，疏其湮郁"，加上个人见解，编成医学普及读物《医碥》。全书以杂病证治为主要内容，分析各派学说病证，深入浅出，不执不泥。对当时盛行的"不问何证，概从温补"很反感，认为是以偏纠偏，并不足取。书名有意用个"碥"字，既意为初学医者的阶梯，又是对时医痛下的砭石。何梦瑶一生医著甚多，主要有《幼科良方》《妇科良方》《追痨仙方》《痘疹良方》《神效脚气方》等，又有哲学、文学、音乐声学、算术等诸多著述。他的肖像及《医碥》木刻本，如今放在镇海楼广州历史博物馆内供后人瞻仰；卫生部也把《医碥》列为重点校勘整理的中医古籍，1995年由邓铁涛等名家点校、出版。

1753年，南海人郭治（字元峰）著《脉如》二卷。后人认为《脉如》可与李时珍《濒湖脉学》并美。岭南名医何梦瑶大为赞赏，为之作鉴并序，认为《脉如》与宗张景岳者有明显区别。另据同治年间《广东通志郭治传》载，郭治还著有《伤寒论》《药性别》《医药》各一，其《伤寒论》极少仲景原文，反而有不少暑病、温病、发斑、衄血、战汗、发颐等论述，实是岭南温病著作。

1805年，南海人邱熺在自己身体上试种牛痘，不久便成为我国第一位专施牛痘接种的专业医生。是时近代西洋医学从岭南登陆，作为近代中医面对西洋医学的一种积极性反应，新的中医学术流派——中西医汇通派应运诞生。其中不少是岭南医家，而邱熺、陈（定泰）氏三代和朱沛文等，则是其中的佼佼者。邱熺接种牛痘，取臂上消泺、清冷渊两穴交连处。他认为两臂是手少阳三焦经必经之地。三焦者，总领五脏六腑，营卫经络，通内外、左右、上下；三焦通，则内外、左右、上下皆通。此处种上牛痘，痘毒可通过皮毛、血脉、肌肉、筋络直接传入人体，引出深藏体内的胎毒，人就不会再得天花。邱熺成功引入牛痘后，著有《引痘略》一书。曾国藩之弟曾国荃、两广总督阮元，都曾请邱熺接种牛痘。十余年间，经他接种者据说超过万人，无一失误。

1844 年，新会人陈定泰（字弼臣）写下《医谈传真》，成为近代"中西汇通医家第一人"。他习读经史，屡试不第而专心医学。《医谈传真》引用了解剖图 16 幅，指出传统医学中一些不正确的表述，例如"九窍"指人身的双眼、鼻、双耳、口、舌和前后二阴等器官，其实前阴应分为精道和尿道，口也应分为咽和喉；另外全身的汗毛孔，也是一种"窍"。这是中医著作里首次系统引用西医解剖图谱，这也成了《医谈传真》的最突出特点。理论上的革新使陈定泰的临床医术也获得显著提高，成为名扬一时的医家。1875 年，陈定泰之子陈绥尊（即陈相静）校订《医谈传真》，并筹款刻印、流布此书。绥尊自幼随父学医，自称"于医虽不甚精，未尝不嗜之笃"。虽没有著述传世，于汇通方面也无剖见，但他专心业医，在陈氏三代中起到了承上启下的作用。1899 年，陈定泰之孙陈珍阁在新加坡皇家医院学习西医后回国，著成《医纲总枢》一书。该书主张借新知批判旧学中的玄理思辨倾向，呼吁重新确立中医传统的实证精神。作为卓有成就的中医临证家，陈珍阁在《医纲总枢》中对内科疾病的论述，采纳了大量西医知识，有的名词、病理完全是西医学的中医文法表达。例如以"肺炎"表述"肺热发烧"。虽然陈氏三代注重实用，缺少理论提炼，但其不自觉的务实态度，更能体现近代中西医汇通潮流之大势；而陈珍阁以《医纲总枢》一书，获得"临床汇通第一人"之誉。

1848年，新会人赵寅谷（名其光）著《本草求原》27卷。赵寅谷生平不详，《本草求原》由其子赵迁椿、侄儿赵迁芬共同校订而成。全书记载中草药共962种，中药部分，求原于刘（潜江）、徐（灵胎）、叶（天士）、陈（修园）四家；草药部分则以何克谏《生草药性备要》为基础，予以阐述发挥。《本草求原》是清代岭南地区重要的本草学著作，对民国时代岭南草药学的繁荣有明显的"启下"作用，其中最著名的是萧步丹的《岭南采药录》和胡真的《生草药指南》。

1878年，番禺西村人潘名熊（字兰坪，1807—1886年）著《评琴书屋医略》三卷，列外感、内伤共33症，集方77首；另著有《叶案括要》。两书症论简扼要，深入浅出，立法平稳，用药轻清，疗效神奇。潘少年喜猎叶天士著作，常用以疗己身疾病，并为亲友诊治，屡见良效。于是专志攻医，广泛研读张仲景及各家而归于叶天士。他认为叶氏《临证指南医案》一书"诚学医者暗室明灯，患病者擘河宝筏"，生平遵叶天士之法疗疾，又能结合岭南的气候特点加以发挥，力挽沉疴，妙手回春，盛极一时。与南海人陈任枚（1870—1945年）同为清末岭南著名温病学家。

1886年，南海人何守愚（字芥园）辑著《广嗣金丹》二卷。其例言说："是书专言广嗣之法，类分四门，曰种子、曰安胎、曰保产、曰福幼。各门中皆采昔贤格论及前人妙法、经验良方分类纂入，俾阅者一目了然，易于知所适从。"何生平喜欢岐黄之术，也爱研究方术，最可贵的是，他作为出色的妇科医生，同时具备丰富的儿科知识，而《广嗣金丹》书中专列有妇幼之篇，成为以妇科为主的妇儿科学专门著作。内容虽以汇辑前人文献为主，略加评述，画龙点睛，但取材广博而又不失其精要，体现了何氏妇科学的理论水平及临床治疗经验。此书"板存佛镇金谷楼书坊，印以数千计，盛传两粤"，可见影响流传之广大。

1888年，香山人林粹祥《霍乱经验良方》刊行，1894年顺德人钟贻庭撰写的《瘟毒霍乱约辨》问世。两书均论治瘟毒、霍乱、癍痧、火疗四大时疫，为治理1894年广州发生的鼠疫及流行于广东省沿海各县与水乡的霍乱，作出了很大贡献。

1893年，南海人朱沛文（字少廉，又字绍溪）辑著《华洋脏象约纂》（又名《中西脏腑图像合纂》），内载医学论文14篇、人体解剖图123幅，成为我国近代史上著名的"中西汇通四大家"之一（另三家为唐容川、恽铁樵、张锡纯）。朱出身医学世家，幼年随父习医，父卒后独立行医，兼读西洋医书并往西医院亲验真形脏腑，致力于中西医汇通。朱沛文提出汇通要以临床验证为准，中医与西医"各有是非，不能偏主，有宜从华者，有宜从洋者"，可通则通，不通的地方亦不必强通，可存疑互异。又提出外科宜求诸海外，因为"泰西医士授受既无私秘，器械又极精良"，中肯而有见树。朱另著有《华洋证治约纂》，但已佚。民国以后，广东中西汇通医家不断增多，其中南海谭次仲和番禺黄省三，都对后世有不少影响。

1924年，南海人陈任枚（1870—1945年）受聘于广东中医药专门学校，主讲温病学，撰写了《温病学讲义》上篇（下篇由刘赤选编写）。此书被公认为20世纪20年代全国中医学校教材的质量最佳者。陈任枚年轻时科举不就，在乡设塾课徒度日，适遇一归隐先辈，精于医而藏书甚丰，为忘年交，由是"抱济世心，敝屣仕途，笃好医学"。清末民初，陈在教学之余为人治病，求诊者日众，1921年迁居广州，设医寓于龙津西路，曰"陈敬慎堂"。时疫疾流行，多属急性高热症，陈对温病发生之机理进行深入研究，认为叶天士《三时伏气外感篇》之说有临床实践作依据；又受吴鞠通《温病条辨》湿温（疟、痢、疸、痹附篇）理论影响，深感温病学说乃治疗流行性、传染性、感染性、发热性疾病一大法宝，乃撰《温病学讲义》，成为近代岭南著名温病学家。

同年，南海人谢泽霖与陈任枚一同受聘于广东中医药专门学校，编撰教材《妇科学讲义》二册。全书分经事门、胎孕门、产子门及杂治门四大篇，囊括了经孕胎产及妇科杂病。如该书绪言所说："兹集诸家学说，弃瑕录瑜，务求证候备而治法详，意理深而词旨显，俾学者按图索骥，固可事半功倍，忘筌得鱼，亦可超神入化矣。"谢氏《妇科学讲义》是广东中医药专门学校最早使用的妇科教材。

1932年，南海人萧步丹搜集两粤出产之岭南中药480味，成书《岭南采药录》一册，1936年再版时增补200余味，使该书更充实，更具实用性。萧出身医学世家，祖父萧绍端为清代南海名医，著有《妇科微旨》一书；父亲萧巽平亦数十年采药行医。步丹得家传甚多，居乡时遇村民有疾，即采药或煎或擂给予医治，药到病除。《岭南采药录》流传较广，是岭南生草药学方面最有名的著作之一。

1942年，东莞人胡真（字莞瀹）著《山草药指南》。该书按人体部位和临床病症对药物进行分类，把岭南草药分为头面部药、口舌部药、胃部药、跌打药、疟疾药等65类，对指导草药的具体运用有一定帮助。胡本毕业于两广高级师范学校，后从事中医教学医疗行政管理，历任广东中医药专门学校学监、广东中医院筹建委员会委员、上海全国中医代表大会秘书、广东仁慈医院董事等职。对生草药研究多年，对其特殊效能感念之甚，谓其"往往一二味，应验如神，令人不可思议"。

清末民初，岭南阐扬仲景《伤寒论》《金匮要略》经方的医家者众，著名的有麦乃求、陈焕棠、陈伯坛、黎庇留、谭彤晖、易巨荪、赵学琴、陈月樵等近十人。其中麦乃求是香山人，陈伯坛是新会人，谭彤晖是南海人。他们在如今的中山都有众多徒弟，原中山市人民医院院长程观树的父亲程祖培，就是陈伯坛的大徒弟，也是石岐名医。这一时期岭南骨伤科名医鹊起，如梁财信（1763—1855 年）、林荫堂（1879—1964 年）、何竹林（1882—1972 年）、林俊英（1888—1966 年）、陈汉麟（1891—1970 年）等。他们治疗骨伤各有绝招，手法独特，有口皆碑。但其手法主要流存在徒弟们手里，多无文献记载，所谓"只有法传，而无书传"。故历代岭南骨伤科文献不多，广东骨伤科名医存世之作更少。中山作为中医骨伤科的"强市"，理论、技术上的承传与这些名家的关系，亦待查考。

（三）树仔为药，蔚为时尚

中山市中医药史上的一大亮点在五桂山脉北部的古香林寺。古香林寺是明清时期香山中医业的"小摇篮"，为明代崇祯年间僧人慧庸所建，在历史演变中几经兴衰。1958 年大跃进时期被拆，至今遗址尚在，古迹众多，文化界、医药界和海外有识之士，多次呼吁原址重建。

该寺位于古香林山（又有小岭、南岭、雪山、小雪山、二尖山等称谓）山顶的密林山窝，四周是原始森林，狐狼豺蛇出没其间。历史上有不少官员、富人在寺边隐居，后来附近的村落发展成香山寨、香山镇，因此自古就有"先有香林，后有香山"的说法。自明朝起，倭寇不断袭扰沿海，后清兵入关南下，香山地区的生产亦遭受严重破坏，百姓生活十分困苦。身为中草药医师的住持慧庸（《香山县志》记载为慧融），缩小寺院规模以减少开支，并创办香山县门诊部。内设精神病院，病床20张，长期收治精神病病人，以黄牛粪包裹内置朱砂的猪心，烤而为药治之。又制万应甘露茶和伤寒茶，施与游人以防治感冒和肠胃病。因供不应求，复增设小包装向商贩批发。此举开了香山县中医门诊、留医和凉茶生产之先河。

古香林寺向以佛学、医药、武术著称。山民日常疾病都是自采山草药外敷和煎服，门诊部开后，遇上严重一点的疾病，便到古香林寺求医。慧庸之后，古香林寺历届住持都设僧人行医，把脉开方，传授防病治病之法；又常赠送黄丝鸡烂（草药名）、倒扣草、铁包金、牛大力和松筋藤等，治疗肠胃炎、感冒发热和筋骨损伤。

清同治九年（1870年），僧人梅石一行外出化缘时，目睹一些"疯人"（精神失常而无理智者）缺乏治疗与管理，便收入寺中留医，常达二三十人。梅石先拿熟蕉及烟丝哄诱病人，让其洗手并乘机在其右手中指尖部绕缚丝线，待病人安静后再按脉诊症，开方配药，并辅以思想开解。经过一段时间治疗，绝大多数病人得以痊愈或好转。对极少数"疯症"复发、殴人毁物者，则以粗叶藤或铁链系其手、脚于石锁上看管，以免伤人。所用医药均不收钱，病人家人多以

"随缘乐助"方式偿补；也有好心香民送以小钱、菜蔬和米油，以作支持。

民国期间，中山县第二区溪角乡人（今沙溪镇龙瑞村、云汉村）刘胥平，拜古香林寺僧人惠普为师，学习中医。新中国成立后他去了香港，成为香港著名老中医。惠普原名杨友章，绰号"蹩足和尚"，南门杨家人氏，生于1888年，圆寂于1955年农历正月十日。他13岁出家，自幼勤奋好学，集佛学、医学、武术等于一身。在20世纪30年代，他是中山县名医，在古香林寺收治精神病人、麻风病人和肺结核病人，治愈者众。古香林寺声名愈著，除了万应甘露茶和伤寒茶，他还研制了小儿疳积散、小儿甘和茶，远销港澳、美国等地。

中国僧人历来武、医一家，古香林寺建寺以来从未遭受掠劫和破坏，与寺内僧人的高强武艺有关。相传梅石大师曾运掌打出装有沙子的香炉，击退10多个手持刀棍的强盗；惠普大师虽然腿跛，亦练就了不凡的腿力，其锁喉功武功超绝，可惜现已失传。1841年该寺僧人与进犯象角、渡头的红毛鬼（指英兵）交战，大获全胜。抗日战争和解放战争期间，惠普大师与其首徒量光大师，多次掩护、救治五桂山区游击队员，要出诊时必及时前往；对有急病而无钱医治的百姓赠医赠药。惠普大师曾被日本军队、国民党伪军捉去审问三次，但不管敌人怎样威胁利诱，惠普大师总是强忍拷打，不暴露游击队活动的情况。由于崇武习艺、精于医术，古香林寺僧人享寿大多达到80岁左右的高龄，梅石圆寂时已是98岁。

古香林寺300年来的中医药成就，及其所形成的医德医风，是中山地区中医药基石的重要组成部分，为后世中医药

14

业的发展起到了极强的传承作用。中医药治病传奇和群众信赖中医药的种种事例，也在民间广为流传。据在古香林寺生活过的原中山县卫生局局长杨悦生忆述：某年中山有小孩患上了麻疹、白喉，疫情很快蔓延到珠海斗门，死亡者过千。他临危受命，召集全市中、西名医成立专家组，共同商量控制疫情和医治患儿的方案。依一老中医的建议，用萝卜、白菜干等煮汤作药，配合西医治疗，疫情很快得到控制。有一次，中山一名 15 岁的少女突然下身流血不止，根据颜色判断绝不是正常的经血，而是少女体内异物所致，但究竟是什么东西，谁也想不出来。有西医生主张做手术，但担心病者家属不能接受而放弃，因为其时当地的封建习俗，处女的身体是不能动的。如何妥善医治？杨悦生想到女孩来自大沙田区的农村，生活条件很差，绝大多数家居没有冲凉房，通常要到河沟里洗澡，便怀疑是蚂蟥进入她的体内所致。根据这个判断，西医生先后用注入盐水、蜜糖的办法驱蚂蟥，但毫无效果。女孩的妈妈心急如焚，杨悦生想到一个民间验方，便把母女带回自己家中，以香料炒鸡，然后把汤汁倒进痰盂，让女孩坐在痰盂上，不一会儿，果然有蚂蟥被鸡汤的香气引了出来，流血也因此而止。

　　类似的验方治病还有不少。有一次，杨悦生一位朋友的孩子犯了严重咳嗽，每天光服西药就要 80 多元，加上验血、拍片，仅仅四天就花了 800 多元，病情却没半点好转。他记起两个验方：风寒咳嗽用黄皮寄生，风热咳嗽用红丝线草。又断定孩子为风寒引起，就让朋友以黄皮寄生煮水给孩子喝，结果几天就好了，每天仅花 6 毛钱。20 世纪 60 年代，中山曾有多人发生木薯中毒。杨悦生听说珊洲村有位老人家有"圣水"，喝了之后薯毒可不治而解！他找到老人说明来意，老人竟说"我不懂"！他意识到这是老人的家传验方，不会轻易外传，便天天下班后骑自行车到老人家里。天黑路陡，一个多小时才能到达，连续七八个晚上，终于感动了老人。原来，是用大蕉树上最后那片叶子煮水服用，他依方治疗，果然解了薯毒。蕉叶是否真有此效，为何要用最后那片叶子，都有待考证，但民间以怪方、偏方治愈某些疾病确有其事。这也说明民间的中医药土壤相当深厚。

清末至民国大部分时间，政治腐败，民不聊生，中医药业发展受到很大抑制，然而仍能生生不息。光绪期间，中山中草药医生共有 200 余人，分布在县城、小榄、黄圃、大岗、沙溪、斗门等人口较多的圩镇；县城圩日生草药档常年达 100 余个。1904 年，香山郑翼庭、洪子英、秦玉韶等 8 人被广州医学求益社录取，毕业后成立香山县医学会，成为香山中医史上第一批经过学校培训的中医生。辛亥革命胜利后，农村富有家庭纷纷迁入县城，在县城、圩镇挂牌行医或个人开业的中草药医生，全县达 260 人。乡村医生则日子多艰，往往要兼以务农才能维持生活，情景就如郑翼庭的诊所所题，右边是"半亩田　百尺书"，左边是"日出耕　夜归读"，横批是"半为医者半为农"。但尽管如此，弃医者并不多见。民国初期，小榄有中草药医生约 50 人，港商张星如创办崇德善院，请中医坐堂；黄圃中草药医生约 40 人，其他镇区各有十多人。至新中国成立时，全县中草药医生约 300 人，所用药材大部分采自本地山林，而凉茶铺更为兴旺，光石岐一地工商登记的就有 60 多间。福寿堂、万有堂、百芝堂都是百年老店，存德堂、万纬堂、岐和堂、大有益、邓清池、芝草堂、光明堂等也有十几年、几十年历史，它们既卖树仔茶（即中草药），也卖碗饮凉茶。由于货真价宜，疗效独到，深受各阶层人士信赖。而福寿堂、大明堂、胡恒济堂，除了经营药材与凉茶，还自制药膏出售。店主大多是本地人，靠祖传秘方为生，其中以黄汇的"黄潮善堂伤寒茶"最为著名，历经百年，风行港澳。新中国成立后"黄潮善堂伤寒茶"易名为沙溪凉茶，如今已入选非物质文化遗产。百业凋零而中医药业不衰，可见其在民间的传统深厚。

二、从弱到强，迈向现代
——中山市中医院新中国成立后的变迁

中山市中医院是一所集医疗、教学、科研、预防保健于一体的综合性三级甲等中医医院、国家示范中医院、广东省百家文明医院、广州中医药大学附属医院、广东省中医名院、广东省中医药文化养生旅游示范基地。先后荣获全国中医医院中医药文化建设试点单位、全国中医药系统创先争优活动先进单位、全国中医药文化先进单位、全国三八先进集体、广东省文明单位、广东省中医药强省建设先进单位、广东省创先争优"南粤先锋"先进基层党组织等荣誉称号。

2010年，在康欣路扩容升级的新院落成使用，此是中山市中医药发展的里程碑式的事件。新院那宏大开阔、舒适雅朴的建筑风格，和谐有序、温馨安宁的医患气息，让人更真实、更具体地感受到中山市中医院新中国成立以来翻天覆地的变化，领悟到中山市中医药事业所根植的深厚的民间土壤，以及中山市医院自强不息、顽强奋进的改革历程。然而50年前，中山市中医院只是一间小小的"林屋"。

（一）坎坷多艰，玉汝于成——50多年来的建制沿革

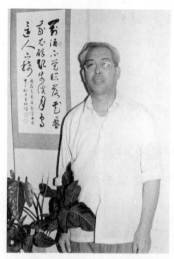

图1　中山市中医院首任院长林周藏

1957年3月1日，石岐市人民政府组织社会中医药人员，在石岐悦来上街2号和毗邻的晋元坊8号（俗称林屋），成立了石岐市中医院，结束了长期以来该地区中医药人员个人执业的历史；余子修、周伯尧、唐国华、雷金允、黎少初五位名医倾其所有，加入中医院。首任院长为林周藏。1958年随市改镇更名为石岐镇中医院。这是中山市中医院最早的由来。

当时医院规模很小，职工16人，工作用房面积900米²。到20世纪60年代中期有所发展，最高时职工达到60余人，床位54张，日门诊量300多人次，建筑面积1800米²。设

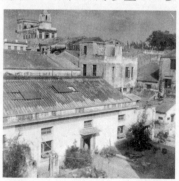

图2　1957年医院始建时旧址

有行政组、医教组、门诊部、住院部，综合收治骨伤、痔科和一般内科病人。设备仅有一台国产200MA X线机，主要靠中医中药诊治病人。

1969年初，石岐镇中医院迁入石岐南门（今民生中路38号）的新院；2月与石岐保健院、工人疗养院合并，统称石

18

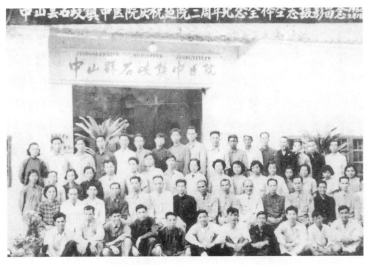

图 3　建院三周年（1960 年）全院职工合影

岐人民卫生院。不久，南门新院转给文化社（石岐纸箱厂前身）作厂房，中医院住院部搬到保健院内，门诊部迁回悦来上街旧址，石岐镇中医院实际上被撤销。1970 年，石岐人民卫生院与人民医院合并统称中山县人民卫生院。1971 年 11 月重新分出中医院，迁回悦来上街旧址，改名为中山县中医院，1984 年随县改市改称中山市中医院。这名称一直使用至今。

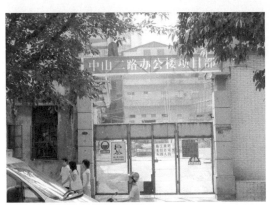

图 4　1969 年上半年，石岐南门新院建成迁入使用（今民生中路 38 号）

19

复办中医院时，从人民医院分回员工 78 名，门诊部除恢复原有 6 个中医科室外，还增设蛇伤科、西医内科、西医外科、急诊科和西药房。1972 年成立护理单元，有了第一任护士长。1973 年，在旧院舍改造后的三层楼房中成立住院部，共 599 米²、56 张床位；后又在侧楼加建 420 米²楼房，病床增至 67 张，还解决了制剂室、X 线室、检验室等辅助用房。1982 年设总护士长，下辖 4 名科护士长，初步建立起护理指挥机构。1983 年将林屋拆建为 2400 米²的四层大楼，作为中医院主要工作用房。经过近 20 年的努力，中医院总占地面积达到 2626 米²，建筑面积 5435 米²，职工 176 人，其中医护、药剂、医技人员 139 人。设一办（院务办）三股（人事股、医务股、总务股），住院部有内科（36 床）、骨伤科（40 床）、外科（30 床）三个病区，并有 300 米²的手术室，能开展一般普外和骨科手术。门诊则有中医内、外、妇、儿、眼、骨伤、蛇伤、痔瘘、针灸、推拿及急诊等 15 个科，另设中西药房、制剂室、X 线室、检验室、心电图室、B 超室等工作室，日门诊量 1170 人次。从那时起，医院开始接收广州中医学院和中山卫生中专学校毕业生，增添检测设备，从纯以中医中药治疗向"以中为主，中西结合"过渡，规模上已具雏形。

1986 年获卫生部授予"全国卫生文明先进集体"称号。

1988 年获广东省卫生厅授予"振兴中医先进单位"称号。由于当时医院年门诊量达到 40.5 万人次，病床位编制无法满足群众需求，遂在石岐悦来路增建新院（下称悦来南新院）。规划征地 26 640 米²（40 亩），主体建筑面积 17 000 米²，被市政府纳入当年十大工程项目之一。1990 年 12 月建成使用，包括 8149 米²的五层住院大楼和 1300 米²的四层制剂

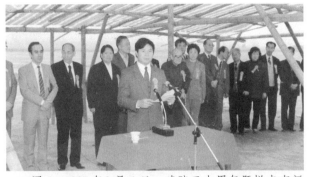

图5　1987年3月1日，建院三十周年暨悦来南新住院部奠基仪式，广东省副省长汤炳权发表祝辞

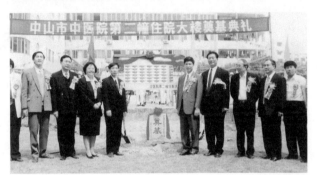

图6　前广东省卫生厅领导、广州中医药大学副校长及中山市委、市政府的领导在中医院第二幢住院大楼奠基仪式上合影

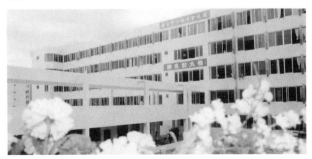

图7　旧住院大楼外观

大楼；1991年6月，7621米²的五层综合大楼和其他辅助用房相继落成。旧院重新装修，用作第一门诊部。2000年，中山市工人医院、岐江医院并入中山市中医院，成为中山市中医院第三、第四门诊部。

1989年成立护理部，邓倩云为护理部主任，护理队伍的结构、素质、科研水平均有较大提高。

1990年被评为广东省卫生系统"文明建设先进单位"。

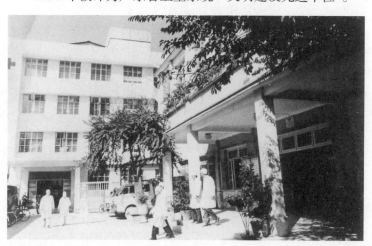

图8　1990年前医院院址（悦来上街2号）

1992年被评为"全国中医急症工作先进集体"——多项科研成果获市科技进步二、三等奖和省科研成果登记，研制出中草药剂型27个、品种79个，适用于急症的品种有20多个；当年抢救大涌镇特大火灾事故16名烧伤病人，大部分痊愈出院。

1993年，中医专科门诊达30个，坚持"以中为主，能中不西，先中后西，中西结合"原则；成立中山市中医药研究所，李旭副院长任所长，下设心血管病研究室、骨伤科研究室、护理研究室、剂改研究室，科研工作迈向规范化、标准化。同年获批为"三级甲等中医医院""国家示范中医医院"，李旭、何训昌获政府特殊津贴人员待遇。

1994年获省中医系统"文明医院"称号，蔡木杨、李旭获"广东省名中医"称号。

1995年，蔡木杨被评为"广东省优秀中医医院院长"，李旭被评为市"十杰市民"和"广东省劳动模范"。

1996年，被评定为广东省高等医学院校临床教学医院，学科分科工作也具雏形，心血管专科、中医急症专科、骨伤科三个重点专科建设初见成效。

2001年，被广东省委、省政府授予"广东省文明窗口单位"称号。

2003年抗击"非典"成绩卓著，荣获"广东省抗击非典先进集体"称号，院长林棉被授予"抗击非典一等功臣"称号，并获省五一劳动奖章；呼吸内科被授予"全国三八红旗集体"称号。同年，成为广州中医药大学附属医院（非直属）。

同年成立"中山市中西医结合创伤骨科治疗中心"，以大骨科为主干，以急诊科、普外科、脑外科、ICU、麻醉科等科室为依托，形成全面、连贯的骨伤、复合创伤等的急危重病救治系统。大力扶持中西医结合耳鼻喉科、中西医结合眼科、中西医结合妇产儿科、皮肤性病专科、中医肝病科、中西医结合肿瘤专科、中西医结合肾病专科等中医特色学科，以专科专病的发展带动全院整体水平的提高。

2005年，增设产科、儿科及中医养生保健中心；骨伤科、内科、外科均设二级分科。康复科成为国家中医药管理局"十一五"重点专科建设单位，急诊科、骨伤科、康复科、肛肠科、泌尿外科以及心血管内科为广东省重点专科。

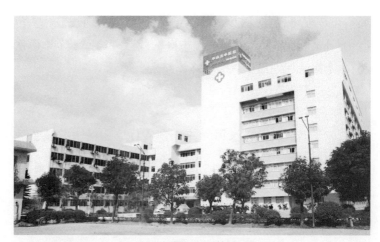

图 9　现住院大楼外观

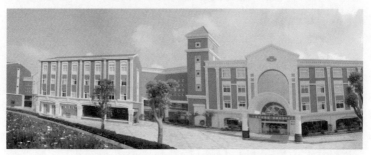

图 10　2005 年重建后的悦来门诊部外景

乘"创中医药强省"东风，中山市委、市政府决定新建中医院。新院规划占地 200 亩（1 亩约为 666.7 米²），总建筑面积 18.9 万米²，总投资 8 亿元，标准床位 1500 张。2010 年 7 月 26 日，位于西区康欣路 3 号的新中医院落成使用，为中山市中医事业迈向现代化的跨越式发展，铸起辉煌的丰碑。

2007 年与香港东华三院结为友好医院，同年成为广州中医药大学博士后科研流动站研究基地，被省授予"广东省建设中医药强省中医名院创建单位"。

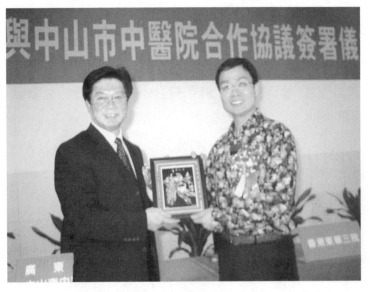

图 11　2007 年，中山市中医院与香港东华三院缔结友好，开展多方面的合作。图为双方互赠纪念品

近五年，成为广东省中医名院、广东省中医药文化养生旅游示范基地。先后荣获全国中医医院中医药文化建设试点单位、全国中医药系统创先争优活动先进单位、全国中医药文化先进单位、广东省中医药强省建设先进单位、广东省创先争优"南粤先锋"先进基层党组织等荣誉称号。

目前，医院分设 2 个门诊部、25 个临床科室以及 31 个病区，康复科是国家中医药管理局重点专科，康复科和肾病科是国家临床重点专科，骨伤科和耳鼻喉科是国家中医药管理局重点专科建设单位，同时建成 6 个省级重点专科、17 个省级重点专科建设单位、2 个省中医名科，以及 8 个市重点（特色）专科。涌现出中西医结合创伤骨科治疗中心、脑血管病康复技术全国示范基地等一批重点优势学科。大力扶持中医妇科、皮肤性病专科、中医肝病专科、中医肿瘤专科、肾病专科等中医特色学科，"专科专病"蓬勃发展，实现了传统中医内科走向现代化的跨越式发展。

（二）春雨杏林，繁花竞放——老中青人才队伍不断壮大

新中国成立50年尤其是近30年来，得改革开放的春雨沐浴，中山市中医院技术骨干队伍不断壮大，涌现出大批中青年技术骨干。他们大部分成为国家、省、市和中山市中医院重点专科和各个专科的学术带头人。

老一代名中医大多已故，他们的名字和医术，如今仍为众多后来者津津乐道。医院药学部的彭伟文，说起老前辈来滔滔不绝，如数家珍，景仰之情溢于言表。笔者根据他的忆述，整理出一批名医圣手，其中，尖儿顶的雷金允等8位名老中医，他们的杰出医术和不凡业绩，今天看来仍是难能可贵的，堪可名留医史——

雷金允：1911年11月出生，中山环城渡头村人。1925年拜石岐西山寺慧林大和尚学医，被授以中医典籍、眼科秘要。1930年赴广州专科学校学习，获行医执照。先后在石岐西山寺慧林中医诊所、石岐孙文中路中医诊所、石岐中医院执业。1952年参加省医疗队赴海南岛巡回医疗。为香山一带远近闻名的眼科名医，晚年号称"雷公"。1957年参与创建石岐中医院，为开院元老之一。

李尘：原名李妙婵，女，1915年4月出生，中山环城沙冲恒美村人，大专学历。父亲是加拿大归侨。1936—1939年在香港华夏国医学校学习针灸，后在澳门、香港、中山沙冲和石岐等地开诊所行医；1952—1953年任中山县中医进修班

针灸教师，1958 年 7 月起任职石岐中医院，1981 年 2 月退休。其医学造诣深厚，精通子午流注，善用灵龟八法，辨证取穴独特，疗效灵验，堪称针灸奇才。运针手法奇妙，针感可循经上传或下传，或传他经，给受针者酸、麻、胀、痛、寒、热、电等感觉。李尘是中山市中医院针灸科开创元老，自编子午流注取穴转盘，发明了电针机，远近闻名，获广东省名老中医称号。

李家权：1936 年 1 月出生，中山石岐人，父亲李烈功是正骨跌打医生。1948—1957 年在石岐兴宁里家中的医务所随家父学医。1957 年 9 月起到石岐中医院工作。1960 年 3 月赴佛山中医院进修骨科，学习李广海正骨医术，半年后回石岐中医院任骨科医生，成为中医院骨科开创者之一，工作直至退休。其带回来的跌打万应膏——桃花膏，定痛消肿甚灵，一直沿用至今。

唐国华：自小在中医陈溪生门下和崇正医学讲卫所学医，1938 年起自开中医诊所行医。1951—1952 年在中医进修班学习，随后参加广东省医疗队到海南岛巡回医疗。1956—1957 年加入民生联合诊所，1957 年 3 月起在石岐中医院任外科医生，为中医外科名医。

余子修：1892 年出生，中山县第八区（现珠海市斗门）小赤坎人，中山市中医院第一任副院长，省名老中医，中山市人大代表，中山市政协副主席、政协委员和爱卫会主席。自小在国药店当学徒，1917 年在斗门县中和堂学医，后在石岐、台山多处自开诊所。1957 年 3 月参与创建石岐中医院，为开院元老之一。其为人刚直勤奋，治学严谨，悟性极高。从医以来，勤求古训甚得要旨，认为中医典籍要多读、深读，百读生味、熟能生巧。崇尚仲景，视《伤寒论》为"方书之祖"，"医者之学问，全在明伤寒之理"。擅用经方，辨证施治，屡获奇效，为内科名医，同业敬仰。授徒众多，其中雷美韶、刘泽普等人皆成后辈名医；其三名儿女及一个孙女，均承家业，多得真传，备受赞誉。1958 年，余子修当选全国劳模。

余康平：余子修之子，1924 年 10 月出生，1942 年秋参加抗战，1951 年复员回中山。1952—1955 年随父研习中医，1957 年到石岐中医院执业，为中山市中医院首批职工。同年被派往佛山中医院进修，半年后回院创办痔瘘科。1967—1994 年在香港、澳门开办痔科诊所，后移居加拿大温哥华，赴加前夕把在香港的医疗器械悉数赠送给中山市中医院，对中山市中医院贡献良多。

周伯姚：1894 年 8 月出生，台山上下川芙湾村人。1911 年到江门"梁亦符中医"诊所拜师学医，1914 年在石岐开中医诊所。1956 加入石岐联合诊所，1957 年 3 月任职于石岐中医院。其崇尚仲景，精究方药，擅用经方，对《伤寒论》感悟甚深，辨证施治屡获奇效。行医历五十余年，远近闻名，晚年号称周公，为中医院开院元老之一。

周初：1914 年 1 月出生，开平茅冈上洞村人。自小在村私塾读书，当过国药店伙夫、理发店杂工。1956—1958 年以贩卖蛇药为业，1958 年 6 月到石岐蛇药厂工作，后蛇药厂并入石岐中医院，周初任蛇伤科医生。他社会经验丰富，善用三角草、蛇鳞草、了刁竹等治疗毒蛇咬伤，效果甚佳。中山市中医院的蛇伤科研药物"105"，就是取自周初的蛇伤经验方。

让我们更感可喜的是，新中国成立后出生、成长的专家，青出于蓝而胜于蓝，人才的涌现如雨后春笋。光是科主

岭南中医药文库

任、主任（中）医师、硕士研究生导师，名单就可列出长长的一串——翁桂扬、蔡木杨、孔祥廉、苏培基、林棉、赖海标、李旭、梁振钟、李浩森、何训昌、韩仁沛、戴滨泉、刘利、缪英年、伍中庆、缪灿铭、陈金泉、万恒荣、李云辉、陈一兵、刘志群、钟伟兰、何俊希、陈世忠、郭聂涛、濮欣（女）、杨泽武、李兆青、刘永恒、黎建义、李燕林、梅全喜、钟希文、孙健、顾向明、黄星垣、陈敢峰、郭应军、黄振炎、孙一帆、魏毅利（女）、何德根、王云庭、杨楠（女）……一个地级市中医院，如此卧虎藏龙、人才济济，足以说明中山市中医业的无比兴旺发达，预示着祖国中医业无比辉煌的前景。

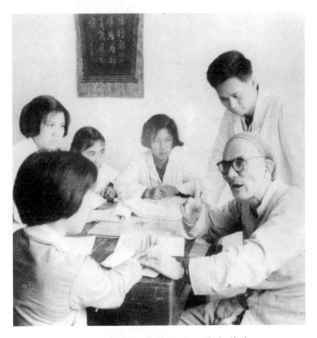

图 12　老中医带教医人，作育英才

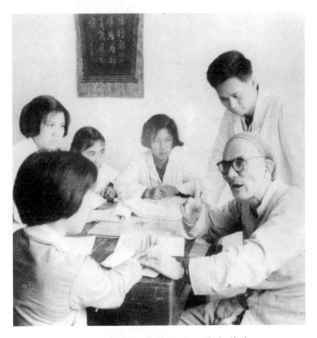

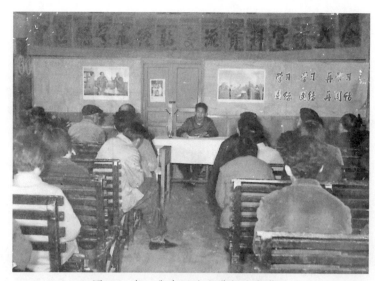

图 13　老一代中医院人进行业务学习

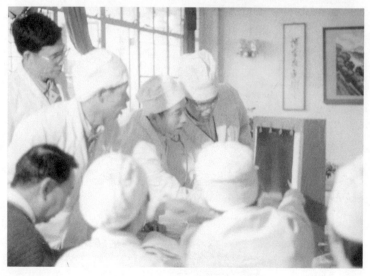

图 14　老一代中医院人探讨病情

崛起篇：

向现代化"三名"医院迈进

改革开放春风劲吹，"发展中医"锣喧鼓急，中山市中医院乘着高速奔驶的经济列车，走上宽广平稳的发展之路。

改革管理体制，突出专科建设，更新人事制度，改进薪酬分配……胜利进行曲奏响一章又一章。

——题记

一、破除旧习，锐意改革

——勇于在竞争中求发展

（一）革新管理，转变模式

说到改革，中山市中医院从院长、党委书记、副院长到科室主任，都用不同语言表达了"困难"两字。受计划经济的长期影响，干部职工中因循守旧、按部就班思想十分浓厚，习惯于上级要求干什么才干什么，混年资吃大锅饭。如何破除这种惰性是改革开放面临的难题，原中山市中医院党委书记孔祥廉回忆这段历史时仍深有体会：要谋求发展，就必须破除等、靠、要的旧习，更新观念，锐意改革，适应市场经济的需要，在竞争中做大做强。中山市中医院在改革伊始，正是对准管理体制这块硬骨头开刀，收到了意想不到的效果。

按孔祥廉的总结，这一改革大体经历了三个时期。

第一时期是从 1984 年至 1991 年，起点高、步子大。为适应经济发展和级别提升（随县改市升为地级市中医院）的需要，医院适时地扩充科室与服务，转变管理模式。1984 年设立科一级建制和总护士长制，设内科、外科两个科室；1989 年成立护理部、科研办公室；1993 年成立中山市中医药研究所，下设心血管病研究室、骨伤科研究室、护理研究室、剂改研究室等。同时，根据全国中医医院建设检查标准，逐步由西医模式管理和传统经验管理，向现代的标准化管理和目标管理迈进，改进、规范管理规章；配合实施"定人员、定任务、保质量、联劳计奖"的奖金分配方案，调动了职工积极性，强化了诊疗服务，提高了医疗质量。在此期间，医院出台"优质高效为病人着想"的总体要求，使改革制度的实施更具操作性、更具体化，管理的规范性和诊疗质量都获得了长足进步，医院各项工作也获得了迅猛发展，受到上级和社会高度赞扬。院长翁桂杨荣获"1988年全国医院优秀院长"和"1990年广东省中医医院优秀院长"称号；医院被卫生部授予"全国卫生文明先进集体"称号，被广东省卫生厅授予"振兴中医先进单位"和"文明建设先进单位"称号。

第二时期是从1991年至2000年，医院开始步入科学化、规范化管理轨道。管理模式从院长负责制向院党委领导下的分工负责制转换，实行院科两级管理。紧紧把握"突出中医特色，发挥中医优势"的办院方向，严格按照示范中医医院建设和三级甲等中医医院达标标准，充分利用现代科技，狠抓医疗质量和专科建设。主要措施是制定相关标准，实施院科两级目标责任制，并将目标管理分解到科室，科室再落实到个人，以完善的规章制度和明确的岗位职责，把医院推进到规范化管理轨道。同时，把层级管理中的制度、目标，与医德医风结合起来，坚持社会效益和经济效益"两手抓、两手都要硬"，而把社会效益放在首位的宗旨，树立和维护了医院在人民群众中的良好口碑和社会形象。1993年，医院被评为"三级甲等中医医院"，获"国家示范中医医院"称号；先后被省卫生厅授予"广东省高等医学院校教学医院""广东省百家文明医院"称号；院长蔡木杨获"广东省优秀中医医院院长"称号。

第三时期从2000年开始至今，医院规模不断扩大，现代化程度不断提高。行政领导班子充实为一正四副；部门设置进一步完善，共有院办公室、人事科、医教科、营养科、

岭南中医药文库

护理部、信息科、财务科、经管科、宣教科、监察室、设备科、后勤部、保卫科、院感科、工会等 15 个。医务机构也不断发展，先后增设了重症监护室（ICU）、妇科病房、高压氧治疗中心、中药药理实验室、产科病房、儿科病房、养生保健中心、介入室、内窥镜治疗部、综合科等，以适应社会需要。各项工作持续、快速、协调发展，也推动了人事、分配制度的完善和后勤社会化、管理民主化等多项改革。

医院实行了全员聘用制、定薪定酬，中层干部竞争上岗，科室实施"总量控制、结构调整"的目标管理责任制。每年将住院、门诊人均费用指标、药品比例指标、中医治疗率等下达到科室，严格实施，一票否决。不达标的科室，除扣罚季度科室劳务效益工资外，年终不得参加最佳科室评选。2006 年，医院出台"管理人员目标管理责任"制度，对中层干部、病区二线骨干实施责、权、利相结合的管理办法，有效激励了管理人员的积极性。

这一时期医院改革步子迈得很大，软硬件建设与实施成效目不暇接，颇难备述。孔祥廉归结为四个方面：

——确立"优质、高效、低耗"的经营目标，加强物资管理，规范医疗收费，实施院科两级成本核算。为抓住发展机遇，积极通过向银行贷款、融资来解决资金不足的问题，购置大批先进医疗设备、改善医疗环境。医院硬件设施在短期内得到普遍改善，为提高医疗质量和诊疗服务提供了必要的支持，受到社会好评。

——应用计算机辅助管理医院，以建立"具有中医特色的数字化信息医院"为最终目标，推进医院信息化进程。投入 1300 万元，重点完善计算机基础设施和相关网络等方面建设；相继完成以"临床医疗信息"为主线的住院医生工作站、门诊挂号及收费系统、门诊医生工作站、HIS 系统、PACS 系统等信息管理网络工程。工作站网络电脑达到 600 多台（套），服务器十多台，在线数据存储容量 6T，网络中心有交换机 3 台，网络主干速度达到千兆，还有四台联网触摸屏查询系统、十多米²的 LED 显示屏等等。基本实现全院数据共享，信息化建设走上科学化、规范化轨道。

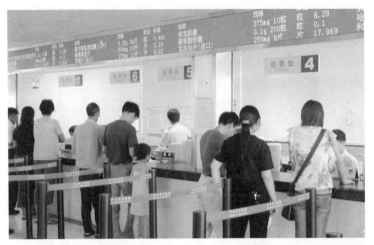

图 15　医院全面实行信息化管理

——对建院以来各种类档案资料进行收集、整理、统计、保管和利用，共建档十一大类、案卷 3652 卷（病案除外）。医院档案室 2001 年通过省市档案局评审验收，成为中山市卫生系统首获"科技事业单位档案管理国家二级标准"的档案室。

——坚持民主治院、民主管理。制定万元以上支出"双签名"制度；建立医院新闻内部网，开辟院长邮箱、科室园地和科务公开栏、留言板，及时将院务、科务情况公示于众，接受群众监督。院内民主气氛浓厚、院科人际关系和谐，凝聚力明显增强。

改革效果是明显的，2002年急诊科被确定为"广东省重点专科（中医急症）"，2003年医院被评定为广州中医药大学附属医院（非直属），2006年康复科、骨伤科、肛肠科、中药药理实验室等被确认为中山市重点（特色）专科，2008年康复科、骨伤科、泌尿外科、肛肠科、心血管专科等通过省重点专科评审。医院连年被评为"广东省精神文明窗口单位""广东省文明中医医院""广东省职工职业道德建设先进单位"，荣获省市卫生系统模范单位和先进集体等称号。院长孔祥廉先后被授予"全国卫生系统先进个人""广东省优秀党员""广东省优秀中医医院院长"等荣誉。至"十五"期末，医院固定资产总值达3.24亿元，其中医疗设备总值达1.24亿元，同比增长了189.2%和305.4%。一个现代化、综合性的中医院已现雏形。

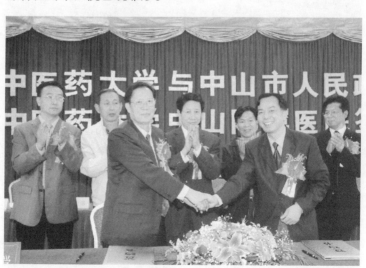

图16　2003年正式成为广州中医药大学的附属医院

（二）优劳优酬，优化服务

"实现如此巨大的跨越性改革与实质性进步，到底采取了什么灵丹妙药？"我们禁不住问。副院长翁桂杨和蔡木杨，不约而同指向薪酬制度，认为优劳优酬是实现改革的重要手段，也是体制改革一大重点。"1984年，我们推出'定人员、定任务、保质量，联劳计奖'奖金分配方案，2002年底启动'劳务效益方案'，在全国同行业率先启动劳务效益工资制度。"翁桂杨说，一开始我们就确立了"效率优先、兼顾公平、优劳优酬"的原则，具体做法是以收支结余为基数，按照服务效率、服务质量和经济效率等指标，考核科室工作绩效，核发劳务效益工资。"着重在两个层次实施分配倾斜：一是以临床为一线，行政为二线，后勤为三线拉开收入差距，适度向一线倾斜；二是行政岗位中兼医生和工程师的，与一般行政人员拉开差距，向带'医'带'工'者倾斜。助理（聘用）人员的待遇，则采取定薪制。"

"意见会不会很大？"我们问。

"那是肯定的。但是，"翁副院长语锋一转，坚定地说，"不改不行，这点我从一开始就把它说死了，想不通的就让他慢慢想通吧。关键是'拉差'要科学、合理，同时照顾到公平。"

"一线人员主要不是在乎给他增加多少钱，"蔡木杨接着翁桂杨的话说，"而是更在乎他们的劳动价值能不能得到承认。'拉差'让他们看到自己被尊重、被承认，因而心诚悦服地干活，焕发出应有的主动性和积极性。真正受到惩罚的，只是干得差又不愿努力改正的人，但那是极少数，又没人同情，'意见'闹不了多久就没了声息。"

"其实薪酬改革的最终结果是增收的人很多，而减收的却很少。"院长孔祥廉似乎看出我们疑问未消，接着话题说，"此后我们还进行了两次较深层次的薪酬改革，先是 2006 年实施全院全员岗位工资制，保留、冻结原有的档案工资，转为一岗一薪。以绩效为准则共设 16 个岗级，竞争上岗，岗变薪变；同时推行科内二次分配，根据工作业绩、岗位责任和技术风险的高低难易，适当拉开科内人员的分配差距。二是 2008 年开展的第三次劳务效益工资改革，应用'全成本核算软件'，对医院、科室进行全成本核算，完善已有的奖金方案，以更好地达到降低运营成本、提高结余率、促更好更快发展的目的。助理（聘用）人员则从原来的定薪制，变为'岗位工资＋绩效工资'，与在职员工相同；岗位工资也纳入职工工资系列，参与科室劳务效益分配。"

"分配体制改革步步深入，涉面广，力度大，最后连'拿职称待遇、吃档案工资'的'小锅饭'也打掉了。"孔祥廉不时挥着肯定的手势，显示他对改革的结果是十分满意。"在照顾一线利益的同时，行政、后勤人员也是水涨船高。一线、骨干人员普遍增收较多，行政、后勤中受影响的仅为十人，每人减收不到百元，后来奖金增加了，收入总额实际上并没有减少。全员总体收入在市属三家医院中首屈一指，因而无一人向上投诉。"对这一改革成果，他概括为两句话："一是在中山市走得最早最快，做到了政府放心、社会满意、医院发展、福利培加、资产增值。二是找到了经营性与公益性的较佳的平衡点，大大调动了职工积极性。"

对"经营性与公益性的较佳的平衡点"这个结论，我们甚感兴趣，这几乎是所有医院改革的焦点和难点。孔祥廉从文化建院的角度，以医院的旧貌换新颜和不菲业绩，让我们感受这个"平衡点"的实质。他特别强调业已形成的医院文化，如院歌、院徽、CI识别系统等等，强调医院树立了"好、便、廉"的管理目标，确立了"以病人为中心，全程优质服务"的办院宗旨、"精心服务，爱心关怀"的人性化经营理念、"大医精诚，爱院互助"的院训及"博爱、和谐、创新、奉献"的医院文化内涵；在此基础上，医院还树立了建设成为国内知名、省内先进的现代化综合性中医医院的中长期奋斗目标。良好的医德医风、优质的医疗服务、快速增长的业务量、不断提高的社会效益和经济效益，受到社会高度赞誉，而医院的成就和经验，更是受到上级与同行的肯定。翁桂杨因此荣获"1988年全国医院优秀院长""1990年广东省中医医院优秀院长"称号，被推荐为全国中医医院管理委员会成员，被聘为广州中医学院技术顾问。医院1986年被卫生部授予"全国卫生文明先进集体"称号，1988年被广东省卫生厅授予"振兴中医先进单位"称号，1990年被评为广东省卫生系统"文明建设先进单位"。

　　"'优劳优酬'并不是空洞的口号，而是与完善管理、改进医德医风紧密联系在一起的，其目的是努力使经营管理既按经济规律运行又能体现社会主义优越性，实现社会效益和经济效益的有机统一。"孔祥廉对"平衡点"的自我认同与高度

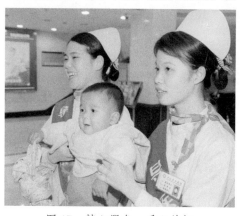

图17　精心服务，爱心关怀

评价，显得信心十足。

（三）全员聘用，建树人才

严格的全员聘用制是从2001年开始的，真正的优劳优酬、优质服务、建树人才，也是从2001年起得到显著体现的。从2001年起至今，中山市中医院实施了四轮全员聘用合同的新政，一般人员打破原有身份，竞争上岗、合同聘用；中层干部则采用竞聘上岗，通过自荐报名、竞争述职、群众测评、组织考查、公示评议、择优聘任等程序，让优秀人才进入管理岗位。人员聘用后，以科室目标管理责任制和中层干部目标管理责任制加以考核评定，与奖惩挂钩。从2004年开始，对录用的院校新毕业人员以及聘用的助理护士、技术人员，实行两年试用期制度，试用期内一律采用定薪制。2008年实施《助理级人员管理暂行办法》，把符合要求的聘用人员吸收为正式员工，以鼓励聘用人员加快自身发展，体现公平公正；新毕业人员则由中介培训公司代理，实施为期两年的规范化培训，以强化培训质量，降低培训成本。同时实行后勤工作社会化，把水电空调维修、绿化保养、清洁卫生、饭堂厨务、保安看护等工作交由社会专业机构承包，使医院"轻装简从"，减轻了负担，低耗高效地满足了医疗中心工作的需求。

全员聘用担负起"优劳优酬"攻坚战的重任，极大地促进了人才成长，从整体上构建起提高医疗服务水平的内在机制，经受住了长达20年的不断深化的实践考验。随着采访的深入，我们越来越清晰地了解到，中山市中医院的"优劳优酬"是个系统性工程，内涵极其丰富。它的竞岗、聘用，不单是在使用人才，也是在培养人才，是自始至终灌输着发

五桂山下的中医传奇

展科技与现代化管理的完整过程。医院通过以自身培养、学术交流、对外引进和成果奖励等方式，不断扩大人才队伍，优化人才结构与管理模式。最能体现个中特色的，是临床带教和继续教育两大工程。

1991年之前，医院接收中医院校实习生很少，每年不足20人。1991年开始接收广州中医学院、湛江医学院、顺德卫校实习生以及台山、开平、珠海、斗门等地乡镇、厂矿医务人员进修。人数增至一定规模后，在医务办建立了教师队伍，指定专人分管教学，按教学大纲负责带教。1996年成为广州中医药大学教学医院后，实习生由以往三个月轮流一次，改为全年安排，并制定了《中山市中医院进修实习生的要求》，进行规范化管理；实行轮科制，组织各科主任、主治医师及高资历医师进行讲课，每周一次，深受实习生欢迎。这一年，接收的进修实习生达到52人。

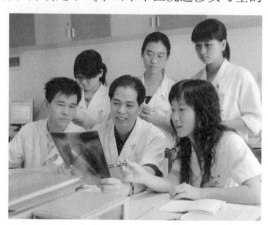

图18　带教老师对实习医生进行示范带教

1997年，按照广东省高等医学院校教学医院评审方案，制定了中山市中医院教学工作制度，使教学条例、教学管理和教学实施方面得到进一步加强，并以优异成绩通过了省教学医院专家评审团的检查。教学水平也有很大提高，以内、外、妇、儿科为主体，各临床专科及医技科室相配合，使实习生能全年度在中山市中医院完成各科实习任务。教学设施也不断完备，教师素质不断提高，教学大纲和教学计划都有章可循。在教学管理上，建立了以院长为核心、业务副院长抓临床教学、医教科负责教学管理的较为完整的教学体系。成立了临床教学领导小组，制定了教学院长、医教科科长、教学干事和教研室各级人员的（教学）岗位职责。医院建立临床教研室，各临床科设教学秘书和示教室，增购教学设备。接收规模进一步扩大，人员来自广东、广西、湖南、湖北、江西、四川等地；对内蒙古、西藏、新疆和本省紫金县、陆河县进修人员，还实行扶贫政策，免费接收。

1999 年承担广州中医药大学第一临床医学院、中药学院、针灸学院三个学院以及第一军医大学中药专业的临床实习，另有湖北、广西等院校实习生 34 人、进修生 8 人。此后，学员每年有增无减，2003 年成为广州中医药大学（非直管）附属医院后，医院成立了教学管理委员会及 13 个专业教研室，广州中医药大学给中山市中医院的教授、副教授、讲师名额增加到 45 人。中山市中医院还与香港大学中医药学院、香港浸会大学中医药学院、澳门科技大学中医药学院等院校建立了固定的教学协作关系，接收它们的临床实习生、见习生；实习专业扩大到康复、急救、检验、放射、ICU、麻醉、骨科、公共卫生、预防等领域。2004 年成立了科教科，2006 年开始带研究生，次年成为广州中医药大学博士后流动站科研基地和博士后科研工作站。

与广州中医药大学的合作，是优势互补、资源共享之举。事实证明，这种合作成为中山市中医院培养造就理论与实践相结合的高水平中医药科研人员，产出重大科研成果的重要手段；也是拓展中医药科研技术平台，储备专科高层次科研人员，促进医院产、学、研同步发展的积极探索。至今，已形成从中专到博士后的多层次的完整的教学体系。全院共有主任医师 63 人，副主任医师 112 人；博士毕业医师 14 人，硕士毕业医师 190 人，本科毕业医生 207 人。各学科带头人均为副高以上职称，省市重点专科带头人均为正高职称。中青年医师在职研究生毕业的有 85 人，硕士研究生导师 39 名，博士研究生导师 3 名。与广州中医药大学的合作，大大提高了医务、科研人员的学历层次和临床水平。

提高业务素质的另一重要途径是继续教育。1990 年前，中山市中医院开展继续教育的规模并不大，1990 年医院扩建后，自办培训、外送学习、对外交流才逐渐活跃起来，规模、人员逐年增加，涉及内科、外科、骨科、放射科、B 超、心电图、急诊科等专业。通过开办中医的基础学习班、急症学习班、主治学习班，举行 CT 扫描临床应用、医疗差错事故防范等专题讲座，组织频谱、动态心电图检查等的进修学习，以及举办学术会议、技能大赛等，多形式多渠道地为人才成长创造条件。1995 年医务科改为医教科后，设专人负责教学工作，各种学习班、提高班、岗前教育、学术讲座、成人教育及外派进修等，开展得更加红火。为进一步加强继续教育，医院制定了《在职医务人员医学继续教育规范》《中医理论三年培训计划》，使医务人员接受继续教育有章可循，鼓励医务人员参加继续教育。同时基本完成西医师的中医课程系统学习培训，为发挥中西医结合的优势创造了条件，提高了中医诊疗率和治疗质量。

培训、进修的层次也有很大提高。医院聘请专家讲授"超高速 CT 的临床应用""抗生素的合理使用""CT 及 MRI 临床应用新进展""钙离子拮抗剂的应用"，"2 型糖尿病研究进展""冠心病介入治疗"等临床专题，举办广东省中医骨科年会、广东省持续血液净化技术学习班，开办临床医学在职研究生进修班等，使继续教育蔚然成风，医务人员的理论、实践水平及学历层次都得到很大提高。制定了《住院医师规范化培训领导小组》和《中医住院医师规范化培训暂行管理办法》，举办中医、中西医结合执业医师技能操作培训学习班，规定住院医师、主治医师在晋升聘用前，都需经过急诊或 ICU 培训，以提高应急能力和医疗救治水平。开展远程教育，将禽流感、艾滋病、结核病、霍乱、鼠疫、非典型肺炎等七种传染病和三级防护知识，放在医院内部网上让医务人员自学；通过国家中医药管理局中医药传媒网、中国中医药卫星电视传媒网，组织学习"血瘀与活血化瘀""糖尿病临床中医治疗""中医骨伤科临床""医学检验"等三四十个项目。对主治医师以下医务人员，则进行三基（基础理论、基础知识、基本技能）培训，《医学临床"三基"训练》人手一册，全体医务人员均以"合格"成绩通过了考核。开展"平安医院"建设，要求做到"基本责任明确，基本技能掌握，基本制度落实"，从制度和执行上让各类培训、学习成为医务、管理人员的迫切愿望，并持之以恒地开展。

以上一系列人才培养措施，由于培训质量有一定保证，又与聘用、考核、奖惩、定薪、转正（聘为正式职工）等联系一起，事关员工切身利益，因此很受欢迎，员工的学习积极性持续高涨。为扶持继续教育，鼓励人才成长，2003 年，医院成立了科研领导小组和科研工作小组，规定科研任务与个人晋升和科室绩效管理挂钩。科室设科研秘书并享受医院科研津贴，科研项目负责人每年可申请科研休假；获得中山市科技进步一、二、三等奖项目者，医院以政府奖金的三倍、二倍和一倍加以奖励，获国家级奖项的则给予重奖。2007年又出台新规：两年一次召开医院科研工作表彰大会；设立科研工作先进科室奖、先进个人奖和医院科技进步一、二、三等奖，给予奖金和证书；获国家级、省（部）级科研立项项目，给予上级资助金额5%～8%的奖金；适度放宽科研经费的使用、报销范围及科研立项项目的科研休假时间。

积极、开放的人才政策，使中山市中医院涌现出一大批中、青年技术骨干，其中大部分人成为中山市中医院国家、省、市、院重点专科和一般专科的学术带头人。医院现有高级职称的医务人员175人，其中广东省名中医2人；教授52人、副教授28人；硕士研究生导师39人，博士研究生导师3人。形成了比较合理的老中青专业技术人员队伍。

二、强化诊疗，创建品牌
——以核心竞争能力赢取市场

（一）突出专科，综合完善

发展专科医疗，以"专科专病"提升综合服务，是中山市中医院改革探索的另一设想。1982年，全国中医工作会议强调"突出中医特色和中医优势"，更坚定了他们对这一改革的决心和信心。

正骨、针灸、肛肠、蛇伤、眼科，都是中医的传统优势专科，特别是骨科，发展较好的中医院，骨科都是强项。中山市中医院当时的中医优势也是这几大科，骨科、蛇伤科、肛肠科更是全院的拳头科室，中山市和周边地区的骨伤、蛇伤、痔疮病人，基本上都找他们治疗；有些骨科病人不愿做手术而转求中医，有些港澳病人打了石膏也要拆掉而到中山找中医。但是，受到设备严重不足和中医某些传统局限的困扰，某些专科的某些顽症，光凭中医难以完全治好。比如中医的断骨驳接着眼于功能复位，对闭合性骨折问题不大，但遇上开放性、粉碎性骨折，驳口就未必能完全对上。病人觉得你不行就要转院，直接影响到治疗效果和中医声誉。中山市中医院清醒地认识到，要发展专科医疗，一要提高医生的诊疗水平，二要发挥西医优势，走中西医结合之路。

他们采用了三种方式，一是"送出去、请进来"，动员针灸、正骨、肛肠、眼科的年轻医生，跟老中医进修学习，持之以恒，不断造就中医专科的技术骨干。二是有计划地引进硕士研究生和博士研究生，逐渐形成较合理的老中青专业技术梯队，提高科研与临床水平。三是开展中医急症研究和中草药剂型改革，组织专人攻关，先后研制出中草药剂型27个、品种79个，适用于急症的品种有20多个，为中医急症治疗和提高中医治疗率奠定了基础。随着治疗质量的提高，门诊量也不断增加，逐渐与同级西医院持平。名科名医的号，常常有病人深夜就带着板凳来排队；住院的床位常常不够用，1987年医院扩大重建，并纳入市政府工程，之后于2005年又增设了产科、儿科；成立了中药药理实验室，并通过了省实验动物SPF级检测。之后，又设立了健康管理中心和养生保健中心，延伸保健养生服务链。一级临床科室、医技科室和专科专病门诊不断增加，并在骨伤科、内科、外科设立二级分科。心血管专科整合了心内科、综合ICU、功能科、放射科等资源，成立了中西医结合心血管病防治中心，传统中医内科在一定程度上实现向现代化的跨越。2003年组建中山市中西医结合创伤骨科治疗中心，以大骨科为主干，以急诊科、普外科、脑外科、ICU、麻醉科等科室为依托，组成骨伤、复合创伤等急危重病救治中心，形成了全面、连贯的急危重病救治体系。在此基础上，具有中医特色及优势的病种学科也得到大力扶持，如中西医结合耳鼻喉科、中西医结合眼科、中西医结合妇产儿科、皮肤性病专科、中医肝科、中西医结合肿瘤专科、中西医结合肾病专科等。"专科专病"蓬勃发展，也带动了医院整体水平的提高。

改革的效果是明显的。1989 年，有病人被银环蛇咬伤，自主呼吸停止 406 个小时，当时还未有抗蛇毒血清，但医院就是单凭中医抢救，使病人完全获得康复；香港（中山）同乡会一位名誉会长患多脏器衰竭，也被中山市中医院救治成功……2008 年，全院建筑面积增至 5.8 万米²，分设 2 个门诊部和 14 个病区，拥有 1.5T 核磁共振诊断系统、十六层全身螺旋 CT、1000 毫安数字减影 X 线机等一流设备价值 1.6 亿元，固定资产 5.9 亿元，员工增至 1300 多人，年门诊、急诊量达到 170 多万人次，出院病人 2.7 万人次。同时，承担多项国家和省级重点科研项目，获得省市科技进步奖 100 多项，80 多项课题通过成果鉴定，其中获国家自然科学基金资助项目 1 项、申报国家发明专利 3 项、科技部"十五"攻关计划分课题 1 项、省科技进步二等奖 1 项、市科技进步一等奖 4 项。康复科成为国家中医药管理局"十一五"重点专科建设单位；急诊科、骨伤科、康复科、肛肠科、泌尿外科、心血管内科为广东省重点专科；医院 1992 年被评为"全国中医急症工作先进集体"；党委书记孔祥廉被评为"全国卫生系统先进工作者"，院长林棉被授予"抗击非典一等功臣"并获省五一劳动奖章，苏培基、林棉、赖海标被评为市"十杰市民"；呼吸内科被授予"全国三八红旗集体"称号。以林棉、苏培基、赖海标、缪灿铭、缪英年、陈金泉等国家及省重点学科带头人为首组成的专家团队，提供了强大的医疗技术保证。医院还承担着广州中医药大学、南方医科大学及香港大学、澳门科技大学等的教学任务，并成为中山市中医、中西医结合执业医生技能考试定点基地和住院医师培训基地。

（二）创"中医三甲"，建"国家示范"

"实践证明，'专科专病'的路子走对了，产生了深远的连锁效应。"老院长蔡木杨对此深感欣慰。他说，就在"专科专病"取得长足进步的 90 年代初，"三级甲等中医医院"和"国家示范中医医院"的规范与评审工作正式开始。这是医院发展的一件头等大事，医院也有基础和能力创建"三等甲级中医医院"和"国家示范中医医院"。"1991 年 10 月，我和副院长李旭为首的新领导班子，成立了专门领导机构，制订'第一年打基础，第二年上台阶，第三年全面达标'的创建规划，以强化专科建设，提升综合服务为基础，加强医院内涵建设，开展以全面质量管理为中心的系统工程，力争早日实现创'三甲'、建'示范'这两大目标。也正是有了'专科专病'建设这个强势的基础，这两大目标才能够如愿以偿。"

蔡老院长回忆，他们当时采取了三大措施，首先是健全科质检员、科主任和院质控办这三级质量监控网络。设立院质控办公室，强化医疗质量委员会、学术委员会的功能，实行全面的质量监控；坚持院长查房、三级医师查房和死亡疑难病例讨论制度。其次是发展自我优势、坚持中医特色，继续强化专科建设。增购先进的急救设备，调配人力组成技术梯队，以急诊为前沿，内科病房为主要阵地，中风、胸痹、血证、厥脱和急性虚证为主攻方向，积极开展心血管病和急症的研究。"急症攻关"很快收到成效，并带动了专科建设进一步发展。1992年"10·18"大涌镇特大火灾事故中，中山市中医院收治了16名烧伤病人，大部分痊愈出院，体现了医院的综合应急能力和救治水平。1993年，中医专科门诊已达30个，做到专科人员有专长、诊疗有特色，坚持"以中为主、能中不西，先中后西、中西结合"的原则，充分发挥中医防病治病的优势。再次是加快"科技兴医"的步伐。成立护理部、科研办公室和中山市中医药研究所，下设心血管病研究室、骨伤科研究室、护理研究室、剂改研究室，并将其纳入规范化、标准化的管理轨道。加强药事委员会建设，抓好药品产、购、供、管、用的管理，使药品管理和使用的整体水平得到很大提高。

1993年，经国家中医药管理局中医医院评审委员会严格评审，中山市中医院获批"三级甲等中医医院"，随后通过相关验收，又取得"国家示范中医医院"光荣称号；李旭、何训昌获国务院特殊津贴人员待遇。1994年，医院被评为省中医系统"文明医院"，蔡木杨、李旭获"省名中医"称号。1995年，蔡木杨被评为"广东省优秀中医医院院长"，李旭被评为市"十杰市民"和"广东省劳动模范"。

蔡木杨老院长是土生土长的广东人，身材瘦健，相貌平平，衣着简朴，不认识他的人，谁也不会想到他是广东为数不多的名老中医，倒像是个平头百姓。交谈之间，他精神矍铄，目光敏锐，谦逊平和，言简意赅，让我们感受到一个医院建设带头人的不凡气质。我们多次表示要他多谈一点，情节详尽一点，可惜他这个退休的名医返院的消息"泄露"

了，有病人"追踪"而来要他看病，他对我们说声"对不起"便匆匆离去。

我们通过院办公室了解到，创"三甲"、建"示范"的成功，为医院开创了通往现代化综合性中医医院的大道。一方面，医院在"九五"期间，继续巩固和发展"三级甲等中医医院"和"国家示范中医医院"的评审成果，加强医院内涵建设，1996年通过评审验收，被评定为广东省高等医学院校临床教学医院。尝到"特色中医"的甜头后，他们没有就此止步，而是再接再厉，坚持既有的医疗发展方向和服务宗旨，加强医疗质量管理。重点健全与完善各项医疗规章和质量监控制度，规范医疗行为；培养和引进高级专业技术人才，促进医疗水平和服务质量不断提高、医疗业务进一步拓展。在持续努力下，学科分科得到进一步完善，心血管专科、中医急症专科和骨伤科成为省重点专科，使"专科工程"更上层楼，同时促进了全院科研工作的整体发展。"九五"期间，全院共获市级科技进步奖20项，以苏培基为主进行的"改良Dick微型外固定系统治疗胫腓骨骨干骨折临床研究"，获市科技进步一等奖。

另一方面，在"内抓素质，外树形象"的口号下，医院强化精神文明建设，取得卓著成果。他们投身"创百家文明医院"活动，把"全员聘用"、药品采购招标和"整体护理"服务等工作改革纳入精神文明建设轨道。改革的感召力和内驱力由此升华，极大地提高了员工的工作效率和服务质量，医疗费用持续下降，门诊量、住院病人数和医疗收入稳步增长，社会形象得到进一步提升。"九五"期间，连年获得市卫生系统"先进集体"、市"精神文明医院"、市"模范单位"，省中医系统"文明医院""放心药房"，省"百家文明医院"等光荣称号。

10 年下来，中山市中医医院发展为规模宏大，特色鲜明，集医疗、教学、科研、预防保健为一体，在珠三角闻名遐迩的现代化综合性三级甲等中医医院、国家示范中医医院、广东省百家文明医院、广州中医药大学附属医院、广东省中医名院、广东省中医药文化养生旅游示范基地。先后荣获全国中医医院中医药文化建设试点单位、全国中医药系统创先争优活动先进单位、全国中医药文化先进单位、全国三八红旗集体、广东省文明单位、广东省中医药强省建设先进单位、广东省创先争优"南粤先锋"先进基层党组织等荣誉称号。

（三）进军"三名"，迈向现代

一个地区级中医院，发展至此不能不说是功成名就了，在不少"稳健派"心里，只要不出现什么问题，凭着医院发展的惯性，也可以躺下来享受若干年了。然而在中山市中医院看来，服务无止境，改革不能停步，从 2000 年开始，他们又提出向"名科、名医、名院"进军的目标。孔祥廉认为，"名科是核心内容和重要基础；名医是优势所在，其美誉度高，具有地域辐射性，能有效地扩大医疗市场占有率；名院则能大幅提升品牌的附加值，促进跨越式发展。"一句话，"三名"工程是医院迈向现代化的必由之路。

他们清醒地认识到，虽然经过近 20 年的努力，中医特色的"专科专病"已有较好基础，但专业水平和专科的涵盖面还须进一步拓展。他们从"名科名医"建设入手，在原有轨道上，将名科建设扩大到保健美容和"治未病"方面。2005 年 8 月 28 日，医院创建了中医养生保健中心，内设养

51

生保健中心、美容中心两大部门，共有床位 120 张，保健技师 30 多人，美容师 8 人。仅仅经过两年时间，通过医德医风、礼仪服务和专业技术培训，以及"顾客至上、诚信服务"的职业道德教育，中医养生保健中心已具备相当水平。工作人员从衣着到言行举止，个个文明大方、高雅得体；保健技师发展到了 90 多人，全部来自医科院校，具有专业化的理论知识和临床经验，能进行个性化保健方案的设计、精准周全的护理操作，力求让顾客百分之百满意。接待的客户层次越来越高，受到社会各界的好评和上级肯定。2008 年，又增设了保健部，开设具有中医特色的养发、美体项目，"人无我有，人有我优"，进一步完善服务体系、拓宽服务领域。

更值得关注的是新成立的治未病中心。他们协调、整合医院的现有资源，推出"治未病"服务系统，一是将治未病中心与养生保健中心对接，增设健康调养咨询门诊、传统养生技术治疗门诊、中医妇女保健门诊和中医特色服务部，通过独特的中医保健养生技术和"治未病"的理念、方药，为客人提供个体化的预防、保健、康复、诊疗和美容服务。二是将中医辨识体检的内容整合到体检管理软件中，以中医辨识体检和现代医学检查相结合的健康调养，服务于高端客户。比如，在传统养生治疗门诊，发扬中医药理优势，开发出别具特色的保健灸、平衡火罐等养生技术；还将中医的保健养生、防病治病与饮食文化相结合，融传统与现代为一炉，提供多种食养与食疗的选择。美容中心和妇女保健门诊，则运用中医推拿按摩、足浴、美容、熏蒸等传统方法，开展养发、美体等保健服务。现代化和大众性的"未病治疗"，吸引了越来越多的健康、亚健康人群光顾，成为他们休闲憩息、健体美容的好去处。治未病中心还融合各专科资源，组织"循环利用"，发挥彼此的病源优势，扩大"治未病"的服务范围，探索开展"治未病"的有效途径和实现模式。如今，中医养生保健中心拥有 3000 米^2 用房、100 多名员工，涵盖"治未病"、保健养生、美容和药膳四大项目，环境幽雅、技术正宗、管理专业，成为广东省 11 个中医"治未病"试点单位之一，也是中山市中医院核心竞争能力的知名品牌。

在培养名医上，他们把学科带头人、高层次人才、基础人才这三个层次人才的培养作为系统工程来抓，全方位提升其业务素质与实际能力。对学科带头人，选拔上注重专业精、能力强的中青年骨干；培养上重点倾斜，鼓励岗位成才；使用上压担子、重成效；管理上实行目标责任制、竞聘上岗；宣传上着重其技术专长和工作业绩，利用医院网络、报纸、电台、电视等传播渠道，提高他们的学术知名度和美誉度，不断优化学科带头人队伍。

在夯实"名科、名医"基础的同时，他们把"名院"的创建放到侧重科学管理与发展战略上来，深化运行机制改革，以技术高、服务优、声誉好作为"名院"的基础目标。一方面实施管理标准化，从行政管理、医疗技术、人才建设、医疗服务及医院文化等多方面，积极推行现代化中医医院的管理模式，全方位提升内涵质量，扩大医院品牌影响力。另一方面认真贯彻落实"建设中医药强省、强市"的战略部署，进一步扩大医院规模，以提高中医药医疗服务水平。他们以改善中医医疗、保健、教学、科研条件为宗旨，建成总建筑面积 18.9 万米^2 的新医院，目前编制床位数 1500张，日接诊能力约 10 000 人次，年收治入院病人 5 万多人次。同时发挥三甲医院的龙头作用，推进中医药进社区、进

岭南中医药文库

农村工作，以派出人员、办班培训等方式，积极向社区、农村推广中医药适宜技术和疗法。特别是在防治常见病、多发病、慢性病方面，发挥中医药价格低廉、诊疗简便、疗效确切的优势，服务周边群众。仅办班一项，近三年就达 28 次、培壤超过 2300 人次，扩大了自身的影响力，体现了名院在医疗上的辐射、带动作用和应尽的社会责任。

"三名"工程提升了医院的核心竞争力，获得人民群众和政府各级部门的广泛认可，使医院各项工作在跨越式发展的轨道上突飞猛进。

五桂山下的中医传奇

战略篇：

荆山之玉，大放光华

"根之茂者其实遂，膏之沃者其光晔。"中山市中医院实施特色专科战略的各种措施，令人想起唐代大家韩愈的这句名言。

在介绍"三名"工程的时候，中山市中医院党委书记、院长林棉深有体会地说："在医院建设中，发展'专科专病'是关键，名科建设是'三名'战略的核心内容。在目前激烈的医疗市场竞争中，只有抓好'专科专病'建设，体现中医特色，发挥临床疗效优势，才能赢得医疗市场。"

——题记

一、十年磨剑锋出鞘

宁静的庭院，草坪绿茵，绿树奇石，相映成趣。

乳黄色的外墙，线条简洁的楼房，宽敞明亮的特色专科诊室，仿如巨大的五线谱；身穿白色工衣的医务人员，宛若一个个音符，汇成壮美的乐章。

"发展特色专科，是中山市中医院迅速崛起的关键。"林棉院长侃侃而谈，描绘出中山市中医院实施特色专科战略的轨迹。

1991年10月，蔡木杨担任院长之后，医院管理模式从院长负责制向院党委领导下的分工负责制转换，开始实行院科两级管理。新班子带领全院职工加强医院内涵建设，紧紧把握好"突出中医特色，发挥中医优势"的办院方向，充分利用现代科学技术，想方设法调动全院职工积极性。坚持社会效益和经济效益"两手抓、两手都要硬"的方针，始终把社会效益放在首位，狠抓医德医风建设，把中医院人良好的医德医风作为医院的传统，代代承传和发扬，树立和维护中医院在人民群众中的良好口碑和社会形象。

与此同时，新班子严格按照"全国示范中医医院"建设和"三级甲等中医医院"达标标准，狠抓医疗质量和专科建设，实施院科两级目标责任制，制定相关标准，将目标管理分解到科室，科室再落实到个人，制定和完善医院各项规章制度、岗位职责，医院驶入规范化管理轨道。

就在这一时期，中山市中医院吹响了发展特色专科建设的号角。

中山市中医院发挥自我优势，坚持中医特色，加强专科建设。医院花费近百万元增购了先进的急救设备，并调配人

五桂山下的中医传奇

力组成技术梯队，继续以中风、胸痹、血证、厥脱和急性虚证为主攻方向。他们以急诊为前沿，以内科病房为主要阵地，积极开展心血管病和急症工作的研究，取得了初步的成效。

1992年10月18日，大涌镇发生特大的火灾事故，16名烧伤病人被送进中山市中医院。医院上下紧急动员，全力抢救，使大部分病人痊愈出院。

这一战役的胜利，充分体现了中山市中医院的综合应急能力和救治水平，体现出特色专科建设的威力。

至1993年，中山市中医院已开设了30个有中医特色的中医专科门诊。每个专科，基本能做到有专长、有特色、有辨证施治规范、有专科专病门诊病历，坚持"以中为主、能中不西、先中后西、中西结合"原则，充分发挥中医防病治病的优势。

这一年，经中山市卫生局批准，中山市中医药研究所成立，由李旭副院长任所长，下设心血管病研究室、骨伤科研究室、护理研究室、剂改研究室，从而使医院的院科研工作纳入了规范化、标准化的管理轨道，更为特色专科建设插上了科技的翅膀。

从1996年至2000年的"九五"期间，医院各学科分科工作已具雏形，为学科发展打下了良好的基础。心血管专科、中医急症专科、骨伤科3个重点专科建设已初见成效。科研水平也得到较大的提高，"九五"期间，医院共获市级科技进步奖20项，其中以苏培基为主进行的《改良Dick微型外固定系统治疗胫腓骨骨干骨折临床研究》获中山市科技进步一等奖。

2000年，中山市中医院的领导班子发生变更，孔祥廉负责全面工作，并在党委改选时任党委书记，林棉担任院长助理，协助孔祥廉负责医疗、器械、药品等工作。

就在这一年，中山市中医院开始打造"三名"工程，即开展名院、名科、名医工程和"专科专病"建设。

2010年，林棉担任院长后，中山市中医院的特色专科建设驶上了快车道。

二、莫让浮云遮断眼

历史的车轮滚滚驶入新世纪，人们的健康需求日新月异，医疗市场的竞争烽火连天。

"面对医药卫生体制改革和医疗市场进一步开放的新形势，中山市中医院确立了做大做强的发展思路，通过加强对干部职工的思想引导，促使大家积极、主动地参与改革，及时、准确地把握医疗服务市场的发展方向。"林棉的语气显得深沉而有力，"近年来，我们确定了突出中医特色、发挥中西医结合优势，以专科专病建设为重点，以完善综合服务功能为目标的业务发展战略，大力突出专科治疗特色，拓展重点学科品牌优势，将中医药与现代科技相结合，以点带面，逐步形成了'人有专长、科有特色，院有优势'的技术格局。"

这一业务发展战略的制定，闪烁着当家人睿智的灵光——

医院发展必须重视专科建设，专科建设必须重视特色专科建设，特色专科建设必须重视特色专科规模建设。只有这样，现代化医院才有可能保证可持续发展速度。特色专科创新就是要在特色专科规模建设上创新，这是特色专科创新的永恒主题。

医院要生存、要发展，必须有技术超强的拳头科室，即特色专科，用特色专科去拓宽市场，用特色专科去服务群众。特色专科就是名牌专科，就是群众慕名而来的专科。

特色专科是群众的需要。

随着人们生活水平的不断提高，人们的健康需求日益增加，人们需要有高精尖的专业技术人才和设备，人们需要有超强的规模科室来为他们服务。普通专科、专业专科、特色专科、有规模的特色专科，这是人们在求医的时候根据不同的疾病与心理需求，而对"专科"这个概念产生的不同的理解：普通的科室为一般病人和一般疾病服务；专业科室为稍微重些的病人服务，可以找专家诊治；特色科室要比一般专业科室技术水平高，医生诊治病人多，重病人、疑难病人要去特色专科诊治；有规模的特色专科则可治疗专业科室或一般特色专科治不了的疾病，即主要是治疗疑难病人。有规模的特色专科一般有上百张床位，设备国际化，医生是国内或省内的知名专家，这种专科或者能治疗最疑难的病症，或者能让病人在治疗疾病的基础上享受到更好的服务。因此，建设有规模的特色专科，是医院专科建设追求的目标之一。

特色专科，也是医院人才发展的需要。

客观地讲，我国二级以上医院医务人员均应该是专科人才（一级医院通科医生更普遍），必须有自己的专业，按照专科方向发展，做到院有优势、科有特色、人有专长，是现代医院发展的关键策略。在城市大中医院的技术建设上，更应是如此。专科需要专业人才，人才需要专科环境。一个医院如果要参与市场竞争，要增强医院的竞争能力，就必须打造特色专科。只有在当地形成强大优势，医院才能在激烈的市场竞争中立于不败之地。特色专科需要一流专业人才，而一流专业人才需要特色专科的业务环境。只有一流的特色专科，才能造就一流的专科人才。

特色专科，还是医院业务建设的需要。

特色专科诊治的大多是疑难病症，而疑难病症也大多在特色专科才能更好地得到解决。因为特色专科的病人多，知名专家多，医护人员为疑难病人进行诊治的实践机会多，所以就能促进特色专科的业务建设。大的特色专科床位在百张以上，除日常工作外，还要承担当地乃至国家的医学科研项目。这些科研项目对推动医学的进步和发展起着非常重要的作用。

特色专科，又是医疗市场竞争的需要。

医院在市场竞争中会遇到多种情况，其中专科竞争是必不可少的。一个医院如果没有一个特色专科，没有顾客信任的专科和相当数量的专家，要想占领医疗市场是不可能的。病人到医院看病，医院要能为他解除痛苦。如果不能做到这一点，医院就没有竞争力。医院的核心竞争力，从管理角度来说，主要是指特色专科的技术实力、专家实力、服务实力和品牌实力。市场经济是竞争经济，竞争经济是自由经济，医疗市场也是如此。病人的选择是自主的，他必定会选择那些能为他的健康带来益处、能提高他的生命质量的特色专科服务。

正是参透了这"四大需要"，中山市中医院决定全力推进特色专科建设。

三、率先垂范带头闯

开展特色专科建设，必须要有学科带头人，而且必须要有当地一流的学术带头人。只有这样，才能适应特色专科技术建设和发展的需求。

在中山市中医院门诊大厅的宣传橱窗中，可以看到一个个名医的介绍。其中，就有医院领导班子成员，他们正是特色专科建设的学术带头人。

原中山市中医院党委书记孔祥廉发挥中医特色，促进了肝病专科的发展。

孔祥廉从事中医肝病专科 20 余年，擅长运用中医和中西医结合方法治疗病毒性肝炎、肝硬化、脂肪肝等，积累了丰富的临床经验。他先后在国家、省级医学杂志发表专业论文近 20 篇。他主编的《脂肪肝中医治疗》一书，多次再版，深受读者欢迎。他主持并参与省、市级科研项目 10 多项次，荣获广东省科技进步奖二等奖和三等奖各 1 项、中山市科技进步奖一等奖 2 项、二等奖 2 项、三等奖 3 项。他主持开发了以地产药材为主的两个中药新剂型，并获得国家专利 1 项。

中山市中医院肝病科技术力量雄厚、设备先进，是运用中医和中西医结合疗法专治各种肝炎、肝硬化、脂肪肝等疾病的中医优势专科。它设置有住院病区和 2 个门诊专科，年门诊量 4 万余人次，在中山及周边城市乃至港澳地区有较好的声誉。

中山市中医院肝病科运用现代先进的检测手段和中西医结合的方法治疗乙型肝炎、肝纤维化、肝硬化，具有疗效好、病情稳定的特点。尤其是抗肝纤维化治疗，可有效地干预乙型肝炎向肝硬化甚至肝细胞癌发展。他们研发的复方田基黄胶囊（原名转阴灵胶囊）获 1996 年中山市科技进步二等奖。他们运用纯中药制剂——昆藻调脂胶囊治疗脂肪肝，取得了良好的疗效。

中山市中医院党委书记、院长林棉，20 余年一直孜孜不倦地工作在临床和管理第一线，在业务上精益求精，尤其擅长风湿类疾病、内分泌疾病和呼吸系统疾病等的诊治。他是广东省著名中西医结合风湿病专家、广州中医药大学教授、广东省中西医结合风湿病学会委员。

林棉教授建立了中山市最早的中西医结合风湿病专科，是风湿免疫学科带头人。风湿病专科富有中西医结合治疗风湿性疾病的成功经验，诊疗手段先进，检验设备齐全，对红斑狼疮、干燥综合征、风湿热、类风湿等能做到早期诊断、早期治疗，赢得了广大病人的赞誉。

林棉主持或参与的科研项目中，《内科危重症中医评分系统的临床研究》《中山市中医院 SARS 患者的发病特点及中西医防治研究》等 13 项研究成果获得中山市科学技术进步奖，《羌银解热汤对甲 1 型流感病毒 FM1 株的抑制作用研究》《中西医结合治疗传染性非典型肺炎 20 例疗效观察》等 30 多篇学术论文在国家、省级学术刊物发表。他还主编了《流感的中西医治疗》《ICU 医师简明读本》《脂肪肝的中医治疗》等 3 部著作。

副院长苏培基，长期致力于骨伤科学科建设。

苏培基是骨伤科主任医师、教授、博士研究生导师，担任中山市中西医结合创伤骨科中心主任、骨伤科研究所所长，中山市中医药学会外科专业委员会主任委员，中国人才研究会骨伤人才学会副会长，中华中医药学会骨伤科分会创伤专业委员会委员，中华中医药学会骨伤科分会管理委员会委员，广东省中医药学会脊柱病专业委员会副主任委员，广东省中医药学会骨伤科专业委员会常务委员。

苏培基从事中医骨伤科医、教、研近 30 年，擅长骨伤科创伤、骨病的临床诊治，主要研究方向为中西医结合治疗骨与关节损伤。他在创伤骨折、脱位治疗中充分发挥中医正骨手法复位、小夹板固定、动静结合、内外用药的长处，精于辨证，专于手法，善于用药，大大提高了中医治疗骨折和脱位的临床效果。特别是在多发性、开放性、复合性骨折及脱位手术治疗方面，他总结出一套成熟的治疗经验，对解决骨伤科疑难症有显著疗效。

苏培基在充分发扬中医骨伤科的特色的同时，重视吸收消化现代医学最新科技成果，与时俱进，中西医并重，微创为先。他主持开展的临床医疗新项目达30多项。

副院长赖海标，主任医师、教授、硕士研究生导师，是泌尿外科的学科带头人。

赖海标为中国中西医结合泌尿外科学会委员、广东省中西医结合泌尿外科专业委员会副主任委员、广东省中医外科专业委员会副主任委员。他擅长运用中西医结合方法治疗泌尿外科疾病，特别是在前列腺疾病、尿路结石、泌尿系肿瘤、男性不育症等方面具有丰富的临床经验。他能熟练开展各种泌尿外科手术，尤其擅长泌尿外科微创手术。

赖海标带领业务骨干，积极稳妥地开展泌尿外科微创技术：输尿管镜取石术、经皮肾镜取石术、经尿道前列腺电切术、后腹腔镜下肾癌根治术、后腹腔镜下肾上腺肿瘤切除术等。中山市中医院泌尿外科的业务量，在国内中医界居于前列。

赖海标发挥中医药在治疗专科传统疾病方面的特色和优势，如对前列腺炎、泌尿系结石、男性不育症等的中医中药治疗，他总结和挖掘疗效好的中药方剂、本院制剂和中医传统的治疗方法，形成专科的特色和优势。如针对慢性前列腺炎的不同证型，已总结出5种疗效好的方剂进行常规应用；排石汤、尿石清等制剂，在治疗泌尿系结石等方面获得良好疗效。

赖海标还开展针刺足三里、委中治疗肾绞痛的特色疗法实践，并在省内其他基层医院推广了尿石症中西医结合诊疗经验，反响较好。

赖海标组织医务人员编写泌尿外科常见病的中西医结合诊疗常规，总结现阶段泌尿外科疾病和男科疾病的证治规律，弥补了教科书的不足，规范了泌尿外科的诊疗行为。

在泌尿系结石、梗阻性肾病、泌尿系统肿瘤的科研和临床研究方面，赖海标也取得了一系列的科研成果。

四、根之茂者其实遂

"根之茂者其实遂，膏之沃者其光晔。"中山市中医院实施特色专科战略的各种措施，令人想起唐代大家韩愈的这句名言。

林棉在介绍"三名"工程的时候，深有体会地说："在医院建设中，发展'专科专病'是关键，名科建设是'三名'战略的核心内容。在目前激烈的医疗市场竞争中，只有抓好'专科专病'建设，体现中医特色，发挥临床疗效优势，才能赢得医疗市场。为此，多年来，我们坚持突出中医特色、发挥中西医结合优势，以'专科专病'建设为重点，以完善综合服务功能为目标的业务发展思路，突出专科治疗特色，以重点学科品牌为辐射点，以点带面，做大做强，有效地拓宽了医疗市场。"

中山市中医院在全面发展、综合提高的基础上，对基础好、潜力大、特色和优势明显的专科给予倾斜政策，优先发展，大力发展。他们召开科室发展战略研讨会，集思广益，解剖"麻雀"，加强分类指导。

中山市中医院为重点专科投入资金，改造房屋，购置设备，培训人员，开展科研。"十一五"以来，投入资金1180

万元。

目前，中山市中医院的康复科是国家中医药管理局重点专科，康复科和肾病科是国家临床重点专科，骨伤科和耳鼻喉科是国家中医药管理局重点专科建设单位，另外，康复科、骨伤科、泌尿外科、心血管内科、急诊科、肛肠科共6个专科成为省级重点专科，肺病科、肾病科、肿瘤科、脾胃病科、皮肤病科、妇科、眼科、耳鼻喉科、老年病科、临床护理、脑病科、儿科、内分泌科、预防保健科、乳腺专科、中医临床药学科、中西医结合重症医学科共17个专科成为省级重点专科建设单位，康复科和肛肠科是省中医名科，骨伤科、康复科、肛肠科、中药药理实验室、眼科、耳鼻喉科、泌尿外科、重症医学科共8个专科是市重点（特色）专科。中山市中医院已形成了国家级、省级、市级的一整套较为完善的重点专科建设体系，拥有在中山市乃至周边城市颇具影响力、具有中医优势的特色专科。

中山市中医院脊柱专科（骨一科）就是一个典型例子。

脊柱专科是以中西医结合治疗脊柱疾病为主并治疗四肢躯干创伤骨折的临床专科，拥有床位120张，为国家中医药管理局重点专科建设单位、广东省中西医结合重点专科及中山市重点专科。它开设有2个专科门诊，是中山地区规模最大、设备最完善、技术力量最雄厚的临床骨科。

脊柱专科能开展各种治疗脊柱疾病的手术，建立了整脊手法治疗、中药辨证治疗、微创手术治疗等一整套临床治疗腰椎间盘突出症的中医综合保守疗法、路径，临床保守治疗腰椎间盘突出症具有规范性、可重复性的特点。

脊柱专科还研制成功新的腰腿痛和骨科熏洗方药，使熏洗治疗达到了专病专方的水平。

与脊柱专科交相辉映的是显微手外科。

中山市中医院显微手外科组建于 2001 年 1 月，现已发展成为中山市最著名的显微手外科中心，中山市唯一的工伤、康复一体化的康复治疗中心。这个中心在珠江三角洲享有很高知名度，成为国家中医药管理局重点专科建设单位、广东省中西医结合重点专科及中山市重点专科。

显微手外科不但能游刃有余地开展普通手外伤手术，进行单指断指再植、多指断指再植、断肢再植、局部皮瓣转移修复创面、四肢骨折复位固定、肌腱修复等，更能开展拇指再造、游离皮瓣转移修复缺损创面、周围神经损伤修复、四肢功能重建、先天畸形矫形、手功能康复等技术，还能将显微外科技术与骨科临床相结合，利用修复与重建措施处理复杂而严重的骨科创伤，实现形态和功能的修复和重建改造。

显微手外科设有手功能康复治疗室，拥有各项先进的手外科专用功能康复设备及物理治疗仪，能够提供手功能评定、理疗、运动疗法、作业疗法、中药熏洗、手矫形支具等多种康复治疗手段。在这里，专业康复治疗师根据病人的伤情、手术愈合情况、康复阶段制定相应的康复治疗方法，包括减轻手部肿胀、处理增生性瘢痕、恢复手关节活动度、锻炼肌力、感觉再训练、恢复日常手功能、手部矫形等。手功能康复室的建立，使手术与康复形成了一个相互关联的、完整的治疗体系，可帮助手外伤病人恢复生活自理能力，早日重返工作岗位。

同样属于骨科的关节专科（骨三科），也是特色专科中的明珠。

中山市中医院关节专科成立于 2001 年 1 月，是国家中医药管理局重点专科建设单位、广东省中西医结合重点专科和中山市重点专科，实际开放床位 120~150 张。

关节专科对四肢及关节创伤、骨折、脱位、骨盆骨折的治疗，除了应用传统的石膏、小夹板固定、牵引、中药内服、外敷、熏洗等方法外，还应用国内外流行的 AO 系列内固定、关节解剖钢板内固定、交锁髓内钉内固定、单臂支架外固定、骨盆外固定支架固定等方法，术后复位好、功能恢复良好。

他们在中西医结合治疗关节疾病、关节损伤、骨盆骨折、骨质疏松等方面有丰富的经验。

他们采用带股方肌骨瓣、带旋髂深血管髂骨瓣、带旋股外血管转子骨瓣治疗陈旧性股骨颈骨折、股骨头坏死，取得了较好的疗效。

他们采用国际上先进的人工关节置换的方法，重建接近正常功能的关节，共为 500 多例病人进行了人工全髋、全膝、肩关节置换术，人工双髋、双膝关节同时置换和人工全髋关节翻修术，均取得良好的疗效。

他们成熟的关节微创手术技术，如关节镜下膝关节交叉韧带重建术、关节镜下半月板切除术、胫骨平台骨折关节镜下复位经皮内固定术、胫骨髁间嵴骨折关节镜下内固定术、肘关节滑膜切除等新技术，令许多病人恢复了正常的生活。该专科技术达到省内先进水平。

五、俊采星驰斗志昂

在中山市中医院，特色专科岂止是骨科？众多的其他专科，也争相绽放出奇异的医学之花。

中山市中医院心血管内科成立于 2000 年，通过 10 多年的不断开拓与创新，目前已发展成为集临床、教学及科研于一体的省中西医结合重点专科，科室不仅配备了国内领先的医疗设备，而且还拥有一批勇于攀登的高科技人才。

心血管内科对各种危重心血管疾病，如急性心肌梗死、心绞痛、心脏瓣膜病、心肌炎、高血压病、高血压性心脏病、风湿性心脏病、肺心病、各种心律失常及周围血管疾病等，运用中西医结合治疗，取得显著效果。目前可独立进行冠心病的诊断和介入治疗，包括冠状动脉造影术（CAG）、经皮冠状动脉腔内成形术（PTCA）、支架置入术（STENT），以及食道调搏、心脏起搏器安置术、主动脉内球囊反搏术等，还可独立进行漂浮导管、中心静脉压、有创血压等有创性的血流动力学监测等。在采用心室再同步化治疗重度心衰方面，在全市居于领先地位。

心血管内科致力于中西医结合防治心血管疾病的研究，克服西药的局限性及毒副作用，研制了治疗高血压、冠心病等的一系列方剂，如研制了参麦针、复方丹参针、黄蛭口服液等中药制剂治疗冠心病、心力衰竭、高脂血症等，并取得了较好的疗效。这样的中西医结合，使中山市中医院心血管内科在冠心病尤其是急性心肌梗死的诊疗方面达到省内先进水平。

肾病专科作为国家临床重点专科之一，多年来采用中西医结合诊治各种肾病，筛选对肾病行之有效的中药，结合国内外最新研究成果，在多种肾病治疗上都有较好疗效。比如，在慢性肾衰治疗方面，应用两获中山市人民政府科技奖的专方配合结肠透析，延缓肾衰进展；对有残余肾功能病人，可减少透析次数，减轻经济负担；对蛋白尿、血尿的肾炎肾病病人，应用中药和经络等综合疗法，提高了治愈率，降低了复发率及西药的毒副作用。此外，肾活检技术成功率高，并发症少，使许多肾脏病获得明确诊断，减少了治疗的盲目性，提高了疗效；开展的肾移植术后阶段的中西医结合抗排斥治疗，有利于减轻移植肾的排斥和降低药物的毒副作用。

中山市中医院是中山市最早开展血液净化的三甲医院之一。这里的血液净化中心具有先进的设备，拥有10多台常规血液透析机、血液透析滤过机及连续性肾替代治疗机；更拥有强大的技术实力，由中华中医药学会肾病专业委员会委员、广州中医药大学教授、硕士研究生导师李燕林主任医师为病人提供一流的诊治和咨询服务，已开展血透（洗肾）、血液灌流、血滤、血浆置换、连续肾替代治疗、人工肝、腹膜透析、腹水超滤回输等技术。

呼吸科也是中山市中医院的省级重点专科建设单位之一，集医疗、教学、科研于一体。其学科带头人黄振炎主任为中国医师协会呼吸医师分会委员、广东省中医学会呼吸分会常务委员、广东省中医哮喘联盟委员及中山市感染学会副主任委员。

呼吸科拥有呼吸机（有创、无创、高频喷射多种型号）、支气管镜、肺功能仪、呼吸治疗仪等先进医疗设备，掌握国内外先进诊疗技术和最新医疗动态，已开展支气管镜检查、肺功能检查、肺活检术、胸膜活检术等先进技术。他们运用中医传统理论，与西医先进技术相结合，诊疗呼吸系统疾病（如上呼吸道感染，急、慢性支气管炎，支气管哮喘，肺炎，支气管扩张，肺脓肿，胸腔积液，气胸，肺癌，肺气肿，肺心病，肺间质性疾病等呼吸系统疾病），疗效显著。

中山市中医院肿瘤专科，是广东省中医学会肿瘤分会委员及广东省中西医结合学会肿瘤分会委员单位。肿瘤专科充分发挥中医药优势，开展恶性肿瘤的诊断和中西医结合治疗，运用目前国际上最先进化疗药物及最新化疗方案进行化疗，同时配合中药进行辨证与辨病相结合的治疗以减轻化疗的毒副反应、提高疗效，运用中药对肝癌开展中药介入治疗，以提高病人生存质量，延长病人生存期，使病人能够"带瘤生存"。

神经外科（颅脑外科）是广东省重点专科建设单位，由科主任、神经外科主任医师李云辉教授担任学科带头人。它以中西医结合为特色，以微创神经外科技术为发展方向，注重中西医并举，在继承传统中医药的基础上，不断引进最先进的医疗设备和技术，经过多年的努力，现已发展成为技术力量雄厚，业务门类齐全，集医疗、科研、教学、预防于一体的临床特色专科。

神经外科拥有开展神经外科专业手术和治疗的各种设施，诸如显微镜、神经外科显微手术器械、脑深部冷光源、万向手术头架、脑立体定向仪、脑室镜、双极电凝器、冰毯冰帽、颅内压监护仪、偏瘫治疗仪、脑功能康复治疗仪等。

神经外科在采用中西医结合方法治疗各种颅脑外科疾病，特别是颅脑外伤和脑出血的抢救治疗及康复方面具有独到之处，在利用脑立体定向技术治疗功能神经外科疾病、利用显微神经外科技术治疗脑肿瘤和脑血管病，以及各种微创神经外科技术的开展等方面颇具特色，在省内中医系统同级医院（三级甲等医院）中达到先进水平。

中山市中医院神经内科·康复科，拥有康复治疗部和住院部康复治疗中心。

康复治疗部拥有 14 位康复治疗师，总面积约 600 米 ^{2}，环境一流，配备中央空调、中央供氧设施和太阳能热水，康复设施完善，配备英国进口的爱克龙电动起立床、多体位电动升降治疗台、减重支持系统、康复专用慢速跑台、失语症计算机系统、腰背旋转治疗台和日本进口的温热式低周波治疗仪、智能干涉波治疗仪、温热磁场振动治疗仪、顺序循环治疗仪以及半导体激光治疗仪和汽化药热疗器等一大批国内外最新、最实用的康复器械和设备。

神经内科·康复科的业务主攻方向是中风及其并发症和颈肩腰腿痛的治疗和康复。他们以独特的运动疗法、作业疗法、物理因子疗法、语言训练和心理治疗等现代康复治疗技术为特色，开展针灸、理伤推拿和中药熏蒸等传统康复治疗技术，为中风偏瘫、失语、吞咽障碍、头痛、眩晕、颈椎病、肩周炎、腰椎间盘突出症、关节炎等神经系统和风湿类疾病病人提供优质的康复医疗服务。

特别是在中风康复方面，他们以现代康复理论为指导，与国际先进的康复医疗体系接轨，采取康复协作组的治疗方式，采用国际最新的康复治疗技术，针对每个中风病人的不同情况制定康复方案，适时合理地选用运动疗法、作业疗法、物理因子治疗、语言训练和心理康复以及针灸推拿、中西药治疗等治疗方法，有效地降低了中风病人的致残率和复发率。

此外，白内障专科、鼻咽癌专科、听力中心、蛇伤专科、热病（发热）专科、激光治疗中心、过敏反应（变态反应）专科、眼科玻璃体切割（眼底病）专科、眼部整形专科、胸外专科也各有特色。

正是如此众多的专科，使中山市中医院雄踞波诡云谲的医疗市场。

六、欲致鱼者先通水

"欲致鱼者先通水，欲致鸟者先树木。水积而鱼聚，木茂而鸟集。"想起古代名著《淮南子·说山训》中的这段话，是在林棉继续介绍医院实施特色专科战略的措施的时候。

"只有培养名医，才能夯实'三名'工程的基础。"林棉说，"名医就是有名气的医生，不仅知名度要高，而且美誉度也要高。名医具有地域的辐射性，这种辐射性能够较好地扩大医疗市场占有率，形成优势。近年来，我们着力把学科带头人、高层次人才、基础人才梯队等三个层次人才的培养作为医院的一个系统工程来抓，全方位提升业务队伍的整体素质与能力。"

林棉特别提到学科带头人具有不可替代的作用，"对于学科带头人，我们在选拔上注重专业精、能力强的中青年骨干，在培养上给予重点倾斜、鼓励岗位成才，在使用上敢于压担子、重成效，在管理上实行目标管理责任制、竞聘上岗，在宣传上着重于技术专长和工作业绩，充分利用医院网络、报纸、电台、电视等的专题节目进行有效宣传，提高名医的学术知名度和美誉度，从而不断优化学科带头人队伍。"

中山市中医院早在初创时期，就拥有名医的宝贵资源。

医院成立之初，有余子修、周伯尧、雷金允、唐国华、黎少初这5位老中医坐诊。

20世纪60年代初，医院不断吸收个体执业中医师。其中，有针灸老中医李尘、骨伤老中医曾仲平、蛇伤老中医周初、痔肠老中医余康平、内科老中医缪章宏等。

进入新世纪以来，中山市中医院更加注重学科带头人队伍的优化。

在骨科，苏培基根据专科发展规划，有计划、有目的、有重点地通过多种形式、多种途径培养人才，大胆使用人才。2001年初，中医院在原有骨一科（脊柱科）、骨二科（显微创伤科）的基础上成立了骨三科（关节科），3个科室分别侧重于脊柱、显微和手外、关节3个领域，形成了以创伤为基础的广泛治疗和专病专治相结合的新格局。经过半年快速发展，2001年下半年，中医院在骨一科、骨二科、骨三科的基础上，分别成立了脊柱中心、显微与手外科中心、关节中心，创建了骨一科的自然疗法室。

发展至今，以苏培基为学科带头人的中医院骨伤科，已经拥有主任医师5名、副主任医师16名，形成了专业知识结构、年龄结构合理，医疗技术力量雄厚的技术梯队。

其中，学术继承人黎建义主任医师，是广州中医药大学教授，创伤骨科专业硕士研究生导师，其主要研究方向为中西医结合创伤骨科与手足显微外科。

黎建义从事骨科临床工作近20年，先后到上海华山医院、天津医院、山东八九医院等国内权威医院进修学习，多次参加国内骨科医师学习进修班，具有娴熟的骨外科技术与扎实的业务水平，擅长治疗各种骨折、骨肿瘤、骨结核、骨病及骨科疑难杂病；尤擅长治疗各种高难度骨折、小儿骨折、手足外伤、四肢创伤修复、全髋置换、四肢血管与神经损伤修复与功能重建，以及各种组织缺损的修复与功能重建治疗。他在充分发扬中医骨伤治疗特色的同时，重视吸收消化现代医学最新科技成果，对多发性、开发性、复合性骨折脱位以及各种复杂断肢、断指再植、手足先天和后天畸形的矫正与功能重建等手术治疗均有较深的研究，并已总结出一套成熟的中西医结合的治疗经验，对解决骨伤科疑难症有着很好的疗效。

作为硕士研究生导师，黎建义培养的硕士研究生有 4 人（含在读）。

伍中庆副院长，曾任关节专科主任，是主任医师、广州中医药大学教授。他曾先后在德国汉堡 ENDO–CLINIC 骨科医院学习骨与关节重建技术，在新加坡中央医院交流学习。他还经常参加国内外的学术交流，及时掌握专科发展的最新动态，并且多次到北京、上海、广州、大连、香港等地的先进医院取经，从国内外带回新技术应用于临床，填补了市内以及院内多项空白。

作为硕士研究生导师，伍中庆培养的硕士研究生有 5 人（含在读）。

在心血管内科，缪灿铭主任医师是中山市科技兴医"十五"规划学术与技术带头人，担任广东省中医心血管病专业委员会常务委员、广东省介入性心脏病学会周围血管和瓣膜病介入学组委员、中山市中医学会理事、中山市医学会内科分会常务委员。他长期致力于中医心血管病的临床研究，系统熟练掌握了中医治疗心血管病的理、法、方、药，基础扎实，在治疗心血管疾病（包括冠心病、风心病、肺心病、高血压病、充血心力衰竭等）方面积累了丰富的临床经验。他曾参加中国中医研究院举办的当代名家临床经验高级学习班，从老一辈名老中医及中西医结合专家、教授那里学到了许多宝贵经验，提高了对疑难疾病的认识及治疗效果，在中山市具有很高的声誉。

肾内科的学科带头人李燕林，是主任医师、广州中医药大学教授、硕士研究生导师，担任广东省中医药学会肾病专业委员会常委、广东省中西医结合学会肾病专业委员会委员、中国中西医结合学会抗风湿病联盟常委等职。他出生于中医世家，师从全国著名中医肾病专家、国家中医肾病学科带头人、博士研究生导师黄文政教授，主要从事中西医结合肾脏病学及风湿免疫病学、血液净化领域（包括血液透析、血浆置换、连续性肾替代治疗和人工肝、腹膜透析等）研究，其有关血液透析的中医证候学系列基础研究在国内处于领先水平。90年代后期，他开展肾活检病理诊断，其中药结合病理分型治疗肾病诊治水平处于国内中医同行的领先地位。他擅长用中西医结合方法治疗肾炎、肾衰、系统性红斑狼疮、高血压病等，精通血透（洗肾）、腹透及肾活检技术。

其余专科的学科带头人，也有着令人称赞的深造经历。

七、众志成城育英才

中山市中医院在培养名医的过程中，既继承了中医师带徒的人才培养模式的精华，又注入现代优才计划的元素。

中山市中医院重视本专科名老中医学术经验继承，注重加强专科学术继承人的培养。在中山市政府的支持下，中山市优秀中医临床人才研修项目于2009年10月启动。经过考试遴选，中山市中医院有20名中青年骨干参加了这一项目，涉及内科、外科、康复科、肛肠科、骨伤科、眼科、耳鼻喉科、妇科、皮肤科、肿瘤科、针灸科等专科，指导老师有国家级、省级名老中医、珠江学者、博士研究生导师，如周岱翰、劳绍贤、刘茂才、赖新生等。通过"读经典、跟名师、勤实践"，传承名老中医的学术思想及临床经验，这些中青年骨干提高了自己的中医临床诊疗水平。

此外，中山市中医院还开办了优秀中医临床人才研修项目，导师为广东省名老中医李旭、广东省有突出贡献专家何训昌主任中医师。6名中青年骨干参加了这一项目。

在学科带头人的指导下，各个专科的后起之秀纷纷涌现。

中山市中医院心血管内科成立之初，医生只有何训昌、缪灿铭、李雪山、林凯旋等人。为了加强人才的培养，科室先后送6人至省级以上心脏中心进行冠脉介入、电生理及心血管内科临床的学习进修，招收研究生4名，培养硕士研究生4名，使研究生的比例超过20%，从而为科室的可持续发展提供了保障。而今，心血管内科已经拥有主任医师1名、副主任医师6名、主治医师2名、住院医师3名。

中山市中医院脾胃科，由老一辈消化专家郭锐兴副主任医师、罗凤英主管护师创建于1985年。而今，该科更加重视医护人员的专科培训、规范化学习。新来的医护人员要轮流进行内科、急诊、ICU科的学习，然后进行胃镜等专科学习，再后是专科进修。目的是培养基础扎实、技术过硬的专科人员，培养在专业领域内的专家型人才。

中山市中医院肝病专科一直致力于走中西医结合之路，要求每位医生必须熟悉中医和西医两套诊疗手段，充分发挥中医中药在肝病治疗上的优势，把中医传统理论与现代医学科技相结合。该科医生不但有扎实的中医基础理论，还通过研究生课程、培训学习、到西医院进修学习等方法获取西医基础理论和丰富的临床经验。由于拥有B超、彩超、螺旋CT、MRI、ABI7000荧光定量PCR检测仪、全自动生化分析仪、全自动酶免检测仪等先进设备，他们在发挥中医特色的基础上，提高了专科的诊疗水平。

中山市中医院肾病科在病区实行主任指导下的三级医师

诊疗制度，即"病区主任—二线医师—管床医师"的诊疗制度，由科主任严把医疗质量关，根据每位病人的不同病情给予相应个体化的诊疗方案。除每天由管床医师、二线医师查房外，每周还由科主任查房，负责解决疑难和危重病人的诊断和治疗难题。这样做，既能够为每位病人提供最好的医疗服务，也能促进人才的培养。

除了利用医院内部的学科带头人进行传帮带之外，医院还注意利用院外资源进行人才培养，这也是医院加强人才培养的重要途径。

中山市中医院肿瘤科（内五科）就是一个例证。

中山市中医院肿瘤科（内五科）以广州中医药大学附一院肿瘤中心为技术依托，聘请广州中医药大学附一院肿瘤科林丽珠教授、吴玉生副教授为技术顾问，充分发挥中医药优势，积极开展良恶性肿瘤中西医诊疗工作。

中山市中医院肿瘤科（内五科）的医师，均曾多次赴国内知名中西医肿瘤中心进修学习，专业理论扎实，临床经验丰富。他们既能按照循证医学的原则做好规范化诊疗，又能根据病人实际情况做好个体化诊疗；不仅擅长肺癌、胃癌、大肠癌、食道癌、鼻咽癌、乳腺癌、卵巢癌、恶性淋巴瘤等各类癌瘤的化疗，还能充分利用中医药扶正补虚抗癌的特点，辨证与辨病相结合治疗，在减轻手术损伤、化疗或放疗毒副反应的同时，还能治疗晚期癌症病人因广泛浸润或转移而致的身体虚衰、消瘦、贫血、疼痛等症状，提高病人的免疫功能、改善其生活质量、延长其生存时间，从而达到"带瘤生存"的目的。

他们开展中医药配合介入放射学治疗原发性肝癌等特色诊疗项目，积极引进先进技术，开展射频消融（聚能刀）治疗肝癌、肺癌等微创疗法。射频消融对早期实体瘤的治疗效果可与手术切除相媲美，与中医的全身辨证治疗相结合，对中晚期肿瘤的治疗，能起到全身与局部、标与本兼治的目的。他们还按世界卫生组织倡导的"三阶梯止痛"方案给药治疗癌性疼痛，减轻中晚期病人痛苦，并且开展锁骨下静脉穿刺、PICC等技术操作，建立静脉输液通道，降低化学性静脉炎的发生率，使病人在无痛状态下接受治疗。

普外科自从教授、主任医师、硕士研究生导师万恒荣主持工作以来，也一直致力于对医务人员的正规化培训，强调外科医务工作者对当代外科各种基础理论的深入理解。普外科专门制定了《普通外科医护人员三基培训计划》，定期组织科内业务学习和专业基础理论、基础知识、基本技能培训，每月组织业务考核。

普外科还选派多位医师前往广东省人民医院、中山大学附属医院等进修学习，先后与多家国内先进医疗机构建立了技术学习交流关系，将多项外科先进技术率先引进中山地区并推广应用。同时还不定期参加国内学习班及学术会议，请知名专家、教授来院会诊及参与专科手术，从而了解和把握国内外发展新动态、新技术和新方法。

胸外科的学科带头人是黎伟文副主任医师。他从事胸外科临床、教学、科研工作10余年，擅长应用胸腔镜微创技术治疗胸部疾病，尤其擅长以胸交感神经切断术治疗手足多汗症，以及漏斗胸微创成形术、胸腔镜肺大泡切除术、微创连枷胸内固定术、胸腔镜纵隔肿瘤切除术等。在中山市首次将胸腔镜技术引入肺癌根治及食道癌根治术的，就是他。他还在深入研究晚期肺癌的射频消融及冷冻技术治疗。

胸外科不断加强人才培训，多年来选派多位医师前往中山大学附属第二医院心胸外科、广州医学院第一附属医院胸外科进修，并且先后与广州医学院微创中心、广州呼吸疾病研究所胸外科、广州医学院附属肿瘤医院放疗科、广州军区总医院放疗科等建立了技术学习交流关系，率先将多项外科先进技术引进中山地区。

肛肠科在科主任、学科带头人陈金泉主任医师、教授的带领下，先后派出 10 余名医护人员到成都中医药大学附属医院、南方医院、广东省中医院、南京市中医院、江苏省中医院、辽宁中医药大学肛肠医院、广州医学院第二附属医院、中山大学附属第一医院等进修学习痔瘘肛肠、消化内科、大肠肿瘤外科、结肠镜诊疗与保养等新知识、新技术。他们还制定了人才培养计划，采取"请进来、送出去"短期进修与长期在职学习提高相结合、院内培训和院外学习相结合以及参加继续医学教育和自学等一系列措施，提高专科人才素质。该科先后有 4 名青年骨干在职修完广州中医药大学硕士研究生课程并考核合格。

加强医院与高校的合作，更是中山市中医院培养人才的高招。

作为广州中医药大学的非直属附属医院及博士后科研流动站研究基地，中山市中医院现有教授 52 人、副教授 28 人，博士研究生导师 3 人、硕士研究生导师 39 人。他们开展包括本科生、硕士研究生、博士研究生的多层次的教学，现有在院研究生 34 人，每年接收大专院校及港澳实习生近400 人；已培养在职研究生近 100 人，引进硕士研究生 58 人、博士研究生 6 人。全院逐渐形成了老中青梯队比较合理的专业技术人员队伍。

中山市中医院还在 2002 年、2005 年与广州中医药大学合作，举办了 2 期中医在职研究生课程进修班，共有 74 人毕业；2006 年、2007 年，举办了 2 期西医学习中医班，共有 100 人结业。全院共有 667 名护士，其中 492 人已经接受中医药知识培训，占 73.76%。全院护理人员 100%接受了中医岗位技能培训。

八、创新云帆济沧海

创新是一个民族的灵魂。现代化医院的建设和发展需要创新，专科的建设和发展需要创新，特色专科的建设和发展更需要创新。创新，是医院永恒的主旋律。

"特色专科的创新，至少体现在 3 个方面。一是特色理念创新，二是特色技术创新，三是特色服务创新。"林棉娓娓而谈——

特色专科理念主要指核心技术理念、全满意服务理念、一流管理理念、一流品牌理念。有什么样的理念就有什么样的技术，有什么样的理念就有什么样的服务，有什么样的理念就有什么样的特色专科品牌。

特色技术创新就是要通过科室管理对全科整合后形成核心技术。特色就特在技术上：人家不能诊治的疾病你能；人家不能开展的业务你能；人家诊治的病人少，你诊治的病人多；人家技术一般，你必须技术精湛。

特色服务创新主要指特色专科必须有别于普通科室，服务必须一流，服务必须规范，服务半径必须逐渐扩大，服务必须令病人满意。

这一切，正是中山市中医院的特色专科战略的核心内涵。

这一核心内涵，已经化成各个特色专科的累累硕果。

中山市中医院泌尿外科，在全市率先开展经皮肾镜治疗各种复杂肾结石和输尿管结石，与国内外先进治疗手段接轨，用现代的微创治疗方法真正地代替传统开放手术，使得泌尿系结石的治疗完全进入微创时代。

男科学是近年来在全国乃至世界上发展比较迅速的学科之一。男科疾病（如前列腺炎、性功能障碍、不育症等）不仅仅是个人的健康问题，已经成为家庭甚至社会的问题，男性的健康越来越受到人们的关注和重视。由于男科疾病隐蔽、病人容易讳疾忌医，且病因复杂、治疗周期长、疗效欠佳，因此许多病人不能得到及时的、全面的和系统的治疗。

中山市中医院在全市最早设立了男科门诊及前列腺病区，结合现代的医疗诊疗技术，运用中西医结合的方法，通过多年的临床实践，自行研制了青乳合剂、龙浦合剂、坐盆汤、清热利尿合剂等，配合前列腺微波、射频治疗，性功能穴位电刺激治疗，使到这些疾病得到明确诊断和有效的治疗，为广大病人带来了福音。

中山市中医院的骨伤科，近几年来开展了多个填补医院及中山市空白的创新性项目。其中有复方四黄液在感染伤口的实验与临床研究、中药消肿痛水离子导入治疗四肢外伤性肿痛的临床疗效观察、应用倒打交锁钉内固定治疗股骨髁间髁上粉碎性骨折的研究、同种异体肌腱在手部肌腱缺损中的应用研究、指侧方皮下组织蒂 V-Y 皮瓣修复指端和指腹缺损、应用交胸皮瓣修复指端和指腹缺损、应用邻指皮瓣修复指端和指腹缺损、臂丛神经损伤一期修复、四肢重要血管神经损伤一期修复、骨片钉在手部骨折的应用研究、手部残缺病人的心理社会调适与家庭支持的相关性研究、应用皮肤牵张带延期缝合皮肤缺损伤口、钩钢板治疗肩锁关节脱位或锁骨远端骨折、改良尺骨假关节成形术治疗下尺桡关节陈旧性脱位、带血管蒂骨膜瓣移植加同种异体骨植骨治疗胫骨缺损、Link 解剖型钢板内固定治疗股骨粗隆骨折、逆行小腿后侧筋膜蒂皮瓣治疗小腿跟腱缺损及皮肤缺损、移位皮瓣治疗胫前皮肤缺损骨外露、小腿腓肠神经伴行血管蒂逆行岛状皮瓣移植治疗小腿及足跟部皮肤软组织缺损、神经移植术治疗前臂桡尺神经缺损等。

中山市中医院的关节专科坚持治疗手段多样化，研制出7 种速效、方便的内服和外用制剂。这些自制制剂已获广东省药监部门批准批量生产并推广使用。关节专科应用骨科系列协定处方治疗关疗创伤，应用院内专科内服制剂田七口服液、镇痛眠胶囊、驳骨汤等药物治疗关节骨折，应用院内专科外用制剂骨科洗剂 1 号和 2 号方、跌打镇痛液、伤科洗剂浓缩液等系列药物治疗关节骨折，均取得良好效果。

中山市中医院的肛肠科注重自主创新。他们采用本科独创的结肠镜微观辨病辨证结合中医整体辨证治疗，以自行研制的中药结肠康、溃结康、便秘通等经验方及中西医结合方法内服、保留灌肠、理疗等治疗急慢性结肠炎、肠易激综合征、溃疡性结肠炎、顽固性便秘、放射性直肠炎、缺血性肠炎、伪膜性肠炎等，见效快，无毒副作用，远期效果显著。其中，结肠镜微观辨病辨证施药治疗慢性结肠炎、肠易激综合征、溃疡性结肠炎、顽固性便秘、缺血性肠炎等技术居国内先进、广东领先水平。

中山市中医院的眼科，在全市创造了 4 个"第一"：

2000 年，以白内障超声乳化技术为突破口开展的透明角膜切口超声乳化、植入器植入折叠人工晶体手术，是中山市内唯一真正的小切口白内障手术。

2004 年 1 月 17 日，用中山市第一台准分子激光原位角膜磨镶术（LASIK）治疗近视，开创了中山市激光矫治近视的先河。

2005 年 11 月，以中山市级医院唯一的美国博士伦玻切机，开展了中山市级医院中首例玻璃体切割手术（PPV）。

2006 年，建立了中山市第一个眼部整形专科。

2006 年 1 月，全面升级开展角膜非球面＋波面像差引导个性化切削（ORK-Q 及 ORK-CAM）；2007 年 6 月，又将切削软件升级到最新的 07 版 ORK-CAM，在国内也是第一批运用此项新技术的医院。同时充分运用中医药优势，处理术后单纯用西药难以处理的并发症，如干眼、单孢病毒性角膜炎等，始终让该项目在技术上走在国内前沿。

中山市中医院的麻醉科，也有两个"第一"令人难忘：

2004 年，在国内率先开展并报道了瑞芬太尼复合丙泊酚用于胃镜检查，该项技术已被公认为是目前无痛胃镜检查的最佳方法；在中山市率先开展了七氟醚吸入全麻和瑞芬太尼静脉复合全麻，支纤镜引导下经鼻气管插管以及无创心排量监测和双频指数（BIS）麻醉深度监测等。

"我们大力提升学科发展的技术含量，通过鼓励引进新技术、开发专药制剂、召开科技工作大会等激励手段，加快医院科技创新的步伐，先后在高级别科研课题以及科技成果等方面取得新的突破。近 3 年来，我们已经获得国家自然科学基金资助项目 2 项、广东省自然科学基金资助项目 1 项、广东省科技进步三等奖 1 项、中山市科技进步奖 17 项。"林棉不无自豪地说，"以重点专科技术为主的服务网络，在不断扩大市场占有率，促进业务快速、持续发展中发挥了重要的作用。"

九、辐射社区赢美誉

2010年7月27日的网上，有这么一则新闻，题为"'公交迷'绘制新中医院路线图方便群众就医"。

新闻中说，在中山网论坛流传着一份到新中医院的"公交助手"，详细介绍了各镇区到新中医院的公交路线。绘制图表者"鱼鱼儿"自称"公交迷"，经常坐公交、拍公交、想公交，像迷恋偶像一样关注公交车的"一笑一颦"。

"鱼鱼儿"上传到中山网论坛的公交指南叫"公交出行助手之新中医院"，用图文并茂的方式，介绍了市内各地到新中医院的乘车路线、转乘路线、车辆的发车时间及途经站点。

"鱼鱼儿"发布的这些乘车路线图，还在不断更新，目前已升级为3.1版本，到7月24日，已经介绍线路近百条，而且把将要开通的线路也纳入其中。

网友们对"鱼鱼儿"的专业赞扬声一片，鼓励他继续努力做一份全市的公交全集。也有网友对"鱼鱼儿"的身份产生了兴趣，发帖问："鱼鱼儿是规划局的吗？否则就是抢了规划部门和交通部门的饭碗。"

昨日记者联系上"鱼鱼儿"，他是一位中学生，姓黄。小黄说，他是一位"公交迷"，迷公交车、迷站牌、迷路线。他背后有一群公交迷，成立有"中山公交迷基地"的QQ群，现在有成员四五十人，这次绘制到中医院的乘车指南，就是一群人一起收集的信息，目的是方便大家就医，成就感就像介绍自己的偶像给别人认识，并得到认同。

……

这则新闻，还配了一张网友"鱼鱼儿"绘制的到新中医院的公交路线导乘图。

"桃李无言，下自成蹊。"大家对中山市中医院如此感兴趣，不正是"名院效应"的真实写照吗？

中山市中医院坚持一切以病人为中心，打造优质服务品牌，大力加强以诚信为本、操守为重的品质教育，全院形成了医风廉洁清新的良好氛围。

中山市中医院坚持每年8月开展主题月活动。近几年来，已经连续开展了"满意服务月""和谐服务月""医院文化月""低耗高效服务月""金点子服务月"等主题活动。

中山市中医院持续不断地提高医院服务品质，先后制定并实施的便民措施共150余项，主动为病人提供优质、便捷的医疗服务，坚持做到合理用药、合理检查、合理治疗，切实减轻病人的负担。近年来在住院人数、门诊人数不断攀升的情况下，药品比例持续下降，药比长年仅为30%左右。

中山市中医院不仅积极练好"内功"，还积极推进中医药进社区、农村工作。

中医药在防治常见病、多发病、慢性病方面有着独特的优势：价格低廉，诊疗方法简便，疗效确切，贴近群众，易于为群众接受。

在全社会和社区卫生站推广中医药适宜技术，可充分发挥中医药"简、便、效、廉"的特点，对解决群众"看病难、看病贵"问题有着积极的意义。

为此，中山市中医院加大作为市内中医药龙头的辐射作用，带动、扶持和指导社区、农村中医工作，积极向镇区农村推广中医药适宜技术和疗法。

中山市中医院在市卫生局的支持下，成立了中山市中医药适宜技术推广指导中心，作为全市中医药适宜技术推广、

岭南中医药文库

培训基地。

近年来，中山市卫生局与中医院合作，连续举办了2期以各医疗单位中医药人员和全市乡镇医院、社区卫生院医生为主要培训对象的中医药适宜技术推广班，共有300多人参加。在培训班上，专家们分别作了中风的预防、脑卒中的康复治疗、针灸特色疗法的应用、推拿疗法的社区运用、物理治疗在社区康复中的应用、中风病人的社区护理、颈肩腰腿痛的推拿治疗、穴位注射等简便易用的实用技术。

中山市中医院还举办了"中山市社区康复培训班"，对社区康复医务人员进行培训、业务指导，为康复进社区打下了技术基础。

近年来，中山市中医院共开办中医适宜技术培训班28次，有2300多人次参加。这些培训班在帮助乡镇、社区医院提高中医临床疗效和服务水平方面，取得了一定的成效。

为了推动中医药进社区，中山市中医院协助市卫生局制定了《中山市社区卫生服务中医药示范站点考核评审标准》，组织中医药专家对全市有一定中医药服务基础的社区卫生站进行指导、扶持。而今，已经有27家社区卫生站成为市的中医药示范站点建设单位。

为了加强、巩固中医药适宜技术人员的实际操作能力，中山市中医院接收各镇区医院的中医医生进行临床进修学习，特地选派临床经验丰富的中医专业人员"传帮带"。近2年来，已经有20多人来院进修。这些基层医生经过培训，都能够做到较熟练地掌握、运用中医药适宜技术，既能为病人解除病痛，也提升了镇区医院的社会效益、经济效益。

除了"请进来"，中山市中医院还"走出去"——每年都派出各专科的中医专家，参加"百名医师下乡帮扶农村卫生活动"。近 3 年来，每年持续 2 个月，共派出 24 支医疗小分队共 73 人，到全市 21 个镇区共 217 个社区卫生站进行帮扶。他们帮助卫生站建立、健全基本的业务规范和制度，利用讲座、座谈、会诊等多种形式提高镇村一级卫生人员的基本诊疗水平，指导卫生站开展健康教育活动。

与此同时，中山市中医院采用多种方式，为群众提供中医药服务。

对于肾病病人来说，短期的住院治疗远不能满足其对健康的需求，更长时间的康复保健过程需在院外进行。为此，中山市中医院成立了中山市唯一的"肾友之家"，为全体肾病病人提供全方位的服务。服务内容包括：健康教育、回访服务、联谊活动、健康咨询，以及联系知名专家会诊、为需器官移植者联系一流器官移植中心等。

中山的婴幼儿及其家长，忘不了中山市中医院的白衣天使们。早在 2001 年，中医院的听力、眩晕专科就和市内及镇区的 8 所医院联合开展新生儿听力筛查工作。此后，他们一直对合作医院进行指导，做好新生儿听力的初筛、复筛，高危儿的听力监控追踪，建立和完善听力筛查网络档案。

听力筛查的后续工作是确诊程序和康复。中医院听力中心担负着已开展听力筛查医院（包括新会妇幼保健院）筛查有听力减退婴幼儿的确诊工作，建立了完善的听力筛查—听力诊断—听力康复网络。

中山市中医院利用显微微创手术，以及与南方医科大学附属珠江医院共建听力中心的优势，最大限度地为病人恢复听力功能，对感音神经性耳聋及中耳炎术后听力康复不理想者予配戴助听器达到听力补偿。

为了服务广大社区群众，中山市中医院成立了社区卫生服务中心，下设岐江、孙中及阳光花地 3 家社区卫生服务站，开展上门体检，为辖区居民建立健康档案，按照省级标准建设规范化预防接种门诊，开展多种形式的健康促进活动。

该中心将健康教育和健康促进作为打造科室优质品牌的战略环节，举办各种健康咨询和义诊，在老年大学开设健康课程，办糖尿病学校、爱心学校。此外，他们还为居委会办健康教育专栏，在社区开办各种健康讲座。自 2002 年以来，已经开办健康讲座近 200 期，听众达 2 万人次。

针对社区的慢性病人，中山市中医院开展了"以健康教育为主导的慢性病社区综合干预模式"的探索和实践，通过综合干预手段控制慢性病危险因素，提高慢性病人的生活质量。2005 年 12 月，该项研究成果获得中山市科技进步三等奖。

中山市中医院的各种措施，大大提高了中医药在社区群众中的影响力。

"近年来，我们不断深化内部运行机制改革，实施岗位工资改革和全成本核算，加强科学管理，从医院管理、医疗技术、人才队伍、医疗设备、医疗服务以及医院文化等多方面着手，积极应用现代化中医医院的运行模式，全方位提升内涵质量，大幅提升了医院品牌。目前医院 10 多个中医专科有特色、有优势、有名医、有专药、有市场，与新中医院的落成使用相呼应，使名院建设实现了跨越式发展。"林棉简要地概括了中山市中医院实施专科战略的历程，露出了阳光般灿烂笑容……

品牌篇：
特色服务勾勒品牌丰碑

什么是品牌？

经济学家说："品牌包含了三层意思：一是'大'，即有相当的社会影响力；二是'精'，即通过创新取得了突破，占领了行业高端；三是'深'，即通过文化构建品牌内涵，使品牌厚重且富有深厚底蕴，使社会、客户从认知到认同，并无限延伸、传承，从而能做到百年长青，越久越醇。"

中山市中医院通过多年发展，在"大""精""深"方面做足了文章，以特色服务勾勒品牌丰碑，从而赢得了社会的广泛认可，也赢得了市场……

——题记

一、国粹宝树绽新芭

——神经内科·康复科侧记

上下千年，纵横万里，"中药诗"如闪烁的晨星：

"遥知兄弟登高处，遍插茱萸少一人。"总惹人心头酸楚；

"远志去寻使君子，当归何必问泽兰？"是窗下修织姑娘的一腔宿怨；

"庭前教女红娘子，笑与槟榔同采莲。"是一卷江南姑娘无邪浪漫的青春像；

"秋菊开花遍地黄，一日雨露一茴香。"多少思乡情寓于其中……

来到中山市中医院神经内科·康复科，闻到空气之中淡淡的中药香，想起这些"中药诗"，怎不觉得这里非同凡响？

跟科主任杨楠交谈，她柔和的嗓音，牵来近 20 年来的风云际会——

（一）三个台阶步步高

中山市中医院神经内科·康复科的发展，主要经历了 3 个阶段。

第一阶段，是 1992—1996 年。

1992 年，中山市中医院神经内科·康复科的前身——综合科成立。其业务范围包括内科、妇科、儿科、针灸科。科主任是资深副主任医师王顺鸿。全科 5 名医生中，全院仅有的一位硕士研究生谭吉林医师主攻针灸专业，其余的则为妇科、儿科医生。护士只有 10 名。

一直到 1994 年，综合科才又引进数位年轻医生。

综合科只有 20 张住院床位，病区面积约 300 米²。

一直到 1996 年，全科门诊量约为 5600 人次／年，出院人数仅 352 人次／年，病床使用率仅达 68.5%，年总收入仅约 200 万元。

第二阶段，是 1997—2002 年。

相对于快速发展的其他科室，滞后的综合科严重影响医院的总体发展。院领导意识到要使医院立足于中山市卫生系统发展前列，必须改变这种不平衡状态。

1997 年，妇儿科从综合科分离。时任院长蔡木杨和王顺鸿科主任、谭吉林科副主任抓住这个契机，对科室医务人员的学历结构及研究方向进行深入的研究分析，重新进行专业定位，决定组建中风病房。

中风病房的业务方向主攻中风及其并发症和颈肩腰腿痛的治疗和康复，临床以针灸推拿、中药内服和中药药物熏蒸等传统的专科康复治疗为特色，同时开展运动疗法、作业疗法、物理因子治疗、语言训练和心理治疗等现代康复治疗技术。

这一举措可为病人提供高质量、全方位的医疗服务，收到良好的社会效益，为今后科室的发展打下了坚实的基础。综合科更名为康复科。

1999 年王顺鸿退休后，谭吉林担任科主任。

2001 年，为了形成住院、门诊一体化良性运作模式，第二门诊的针灸医生郭瑞兰副主任医师归并康复科。医院为康复科配备了先进的康复理疗设施，如颈腰牵引装置、电动起立床、腰背旋转治疗台、多体位电动升降治疗台、康复专用慢速跑台、温热式低周波治疗仪、循序循环治疗仪、半导体激光治疗仪和汽化热疗器等一批运动、作业治疗和物理因子治疗器械，增设中风、颈椎病、腰腿痛 3 个专科门诊以及针灸治疗室、理伤推拿室和物理治疗室。

经过 6 年的专科建设，2002 年，康复科住院病区面积达 800 米²，住院床位增至 43 张，还开设了面积约 150 米² 的康复治疗部；医务人员增加至 26 人，其中有副主任医师 3 人、主治医师 5 人、住院医师 4 人、康复治疗师（士）5 人、推拿中医师 2 人、心理治疗师 1 人，基本构建了一支较为合理的专科技术团队。这一年，门诊量达到 8500 人次，出院病人达 537 人次，业务收入达 699.5 万元。

康复科还承担了中山市科技局科研立项项目 7 项，发表论文 20 余篇（其中国家级 12 篇、省级 10 篇）。2002 年 9 月，康复科成为中山市科技兴医"十五"规划重点专科。

第三阶段，是 2003 年迄今。

2002 年，国际卒中组织通过大量的循证医学研究，提出治疗中风病的新方案，即"卒中单元"。

这一全新的病房管理模式，与康复科的运营理念不谋而合——中西医结合治疗中风病、尽可能早地进行康复治疗、把传统康复方法和现代康复技术进行有机的结合。院领导班子和谭吉林主任大胆提出改革设想，在康复科的基础上创建具有中西医结合特色的卒中单元。

创建卒中单元，首先要把神经内科、康复科两科合并。当时有人提出反对意见，说神经内科急危重病人较多，大多数都是老年人，内科合并症复杂，易出现病情变化，作为康复科，能否承担病人的急危重症抢救的任务呢？院领导和谭吉林科主任顶住压力，果断地对院内的神经内科、针灸科、现代康复、传统康复的专业专科技术力量进行整合。

2003 年 5 月，从事神经内科专业的主治医师杨楠从内一

五桂山下的中医传奇

科调入康复科。

过了不久，康复科引进神经内科专业硕士王本国，从而使神经内科的抢救技术力量得到进一步加强。

至此，一个中西医结合的卒中单元基本搭建完毕。康复科再次更名为神经内科·康复科。

神经内科·康复科在陆续引进人才的同时，不断扩大规模。

——2005 年完成了康复治疗部和病房的改建、装修工程并购置了设备，住院病区面积达到 1500 米²，开放病床达 98 张，住院部康复治疗中心占地面积达 500 米²。

——门诊内设 5 个专科（中风、癫痫、头痛、颈椎病、腰腿痛）和 2 个门诊治疗部，面积达到 1000 米²，配备了急危重症监护、抢救、治疗、康复的专科诊疗设备。

——2006 年，科里派出 1 名副主任医师、1 名主治医师和 1 名主管技师全力支持悦来门诊，加上从三、四门诊归并的 5 名医护人员，共同组成悦来门诊工作团队。由于加强了医护力量，悦来门诊神经内科、康复科就诊的病人逐渐增多，尤其是天灸治疗人数逐年攀升。

随着门诊、病房业务的高速发展，神经内科·康复科步入全省较具影响力的卒中单元，受到同行的广泛关注。

到 2007 年，神经内科·康复科全年业务收入超过 3000 万元，比 2002 年增长 3.5 倍。此后，

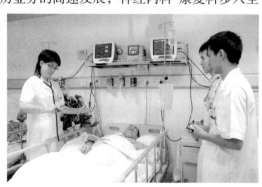

图 19　广东省重点专科——神经内科·康复科

也是逐年递增。

（二）中风顽症的克星

"特色是专科发展的生命，没有特色就没有竞争的实力。纵观全国发展较好的医院和专科，无不具有自己的特色。"杨楠主任畅谈体会，"我们是中医医院，中医治疗中风历史悠久，疗效确切。充分发挥中医特色，使中西医取长补短、融会贯通，这才是我们科室的优势所在。急性脑血管病常导致运动、语言、吞咽、智能障碍，不仅会给病人、家属带来巨大身心损害，也会给社会带来巨大的经济负担。我科在急性脑血管病西医规范化的治疗方案基础上，积极探索中医传统治疗方法，在开展专科中药的规范化研究及应用等方面取得了明显疗效，形成了鲜明的中医特色。"

为了提高中风病的治疗效果，科里的老专家们对过去的诊疗经验进行深入研究、认真总结并在临床反复验证，逐步建立起各自的研究方向和学术体系，形成了三大主要特点：

一是运用中西医相结合的模式，对中风及其并发症和危险因素进行全面有效的干预。除注重运用溶栓、降纤、抗凝、抗血小板等西医治疗方法外，还充分发挥中医药整体调节和个体化治疗即辨证论治的优势，使临床疗效显著提高。如采用息风通脑口服液结合尿激酶溶栓或巴曲酶降纤治疗急性脑梗死、三位一体解毒醒脑法治疗急性脑出血、安宫牛黄丸结合抗癫痫药治疗症状性癫痫，均有效降低了病死率、致残率和并发症，已经形成科研成果。

二是充分发挥针灸治疗中风的优势。针灸在改善中风病人肢体、语言和认知功能等方面，有独特的疗效。如分期针刺治疗，就是高招之一。

三是及时引进现代康复治疗技术，与针灸疗法有机地结合起来，弥补针灸治疗中风的不足。如采用分期针刺结合神经促通技术治疗脑梗死、息风利咽法配合吞咽训练治疗中风吞咽障碍等。

治疗中风，中山市中医院的神经内科·康复科有五大高招。

第一高招是分期针刺治疗脑血管病运动障碍。

中风分为急性期、恢复期（软瘫期、痉挛期）和后遗症期。中风的不同时期，病理机制及临床表现不同。在中风的急性期早期干预，已被证实能有效提高治愈率，减少中风并发症及后遗症的发生。

他们结合中风病人的不同病理特征，给予不同的针灸治疗方法，辨证施治。如此分期针刺，疗效优于常规针刺。

中风急性期，病人除了出现运动、语言功能障碍外，多有不同程度的感觉和认知功能障碍，中医辨证属于"窍闭神匿，神不导气"。他们采用天津中医药大学石学敏教授所创的醒脑开窍法治疗，以开窍启闭。

在中风软瘫期，他们采取健患侧同针的治疗方案，通过调动同经真气来驱逐邪气。此种针法，与现代康复医学中枢性促进技术有异曲同工之妙。即通过健侧用力收缩，利用低位中枢的联合反应、共同运动来促进患肢肌力的提高。

在中风痉挛期，主要表现为联合反应、共同运动、肌张力增高和痉挛状态，但各肌群的肌张力增高是不一致的，上肢的屈肌比伸肌张力高，下肢的伸肌比屈肌张力高。故而，他们在针刺之时，上肢选穴以手少阳三焦经和手太阳小肠经的穴位为主，下肢选穴以足太阳膀胱经和足少阳胆经的穴位为主，以促进痉挛劣势侧肌力的提高，对抗痉挛优势侧的肌肉痉挛，达到缓解痉挛、平衡阴阳之目的。

分期针刺，是根据中风恢复过程不同阶段的病理和临床特征采取相应的针刺方法，体现了个体化治疗的思想。

分期针刺，不但能显著促进病人神经缺损功能的恢复，还能明显提高病人的日常生活实际完成能力。

第二高招是针刺配合吞咽训练，以治疗中风合并吞咽障碍。

约45%的中风病人存在吞咽障碍，而吞咽障碍影响进食，可引起脱水及营养不良，也可引起吸入性肺炎，严重者会因窒息而危及生命。

中风所致吞咽障碍，症在咽，病位在脑。他们在针刺之时，取位于颈项部、直接或间接联系于脑部及咽喉的穴位，刺之可充脑髓、通经活络、利咽开窍。

就西医而言，针刺局部穴位对真性球麻痹或假性球麻痹均具有兴奋或抑制的双向调节作用，可加速吞咽反射弧的修复和重建。在针刺的同时配合吞咽训练，可提高神经系统的兴奋性，或抑制异常的反射，从而形成新的传导通路，残留的神经元通过功能重组，以新的方式代偿失去的功能，使病人进食时吞咽功能反应良好，从而避免误吸，防止肺部并发症的发生，保证病人能及时得到足够的营养补充。

针刺配合吞咽功能训练，减轻了吞咽障碍，改善了吞咽功能，显示了中西医结合的优势。这一项目，获得中山市科学技术奖励三等奖。

第三高招是针刺配合语言训练治疗中风失语症。

中风后失语，是大脑皮质语言功能区受损造成的，严重危害病人的身心健康。目前通过药物治疗，只有少部分病人语言功能会出现好转。

对中风失语，中医典籍早有记载，多与痰、瘀阻于心、肝、脾、肾经脉有关。心经系于舌体，故开窍于舌。肝经沿着喉咙后方与督脉会合于巅顶，肝血不足，筋脉失养，则舌短失灵。脾经连舌根散舌下，故舌为脾之外候。肾经沿着喉咙挟于舌根部，肾阴不足，不能滋养舌根，则舌体僵硬。以针刺舌下七穴，能开枢机、疏通经络气血、调节脏腑功能、醒脑开窍，既可促进咽喉肌的功能恢复，又可改善六神之府大脑的生理功能，均有利于语言功能的恢复。

现代医学认为，大脑具有巨大的可塑性。在正常情况下，中枢神经只有部分突触经常活动，处于活化状态，阈值较低，其他突触则呈休眠状态，阈值较高。当中风造成中枢神经系统正常活动的突触受损伤后，休眠状态的突触可因频繁的训练而使阈值降低，从而弥补变形坏死的脑细胞功能，改变大脑皮质的抑制状况，通过自我调节，加快语言功能的恢复。

他们结合中西医理论，一旦病人被确诊为失语，就进行头舌针治，并且尽早进行语言训练，坚持不懈，创造良好的语言环境，并重视出院后的家庭康复训练。

头舌针配合语言训练，可加快神经元的代偿活动，帮助病人尽早恢复语言理解能力及表达能力，总有效率较高。

第四高招是电针夹脊穴治疗卒中后痉挛性瘫痪。

中风后痉挛性瘫痪严重影响患肢运动功能的康复，甚至会造成终身残疾，对病人的生活质量造成极大影响。

大量的临床实践证明，针灸疗法对中风后运动功能障碍有显著疗效。夹脊穴是临床常用的经外奇穴，由于其取穴方便、治疗范围广泛、疗效确切，自古至今都被临床医师所青睐。通过电针刺激夹脊穴可以通调督脉和足太阳膀胱经二经脉之气，降低患肢的肌张力，达到治疗中风后痉挛性瘫痪的目的。

第五高招是开发专科用药进行脑保护治疗。

整体观念和辨证论治是祖国医学的精髓。随着对中风病基础和临床研究的深入，缺血性脑血管病发病机制的复杂性和发病后复杂的细胞损伤过程，与中医整体观念下的辨证论治有吻合之处。中国工程院院士王永炎认为，中风急性期所产生的病理产物主要为风、火、痰、瘀等毒性物质，而在中风始发时以风、火、痰为主。这些毒邪可破坏形体、损伤脑络，与现代医学研究所认为的脑梗死急性期所产生的乳酸堆积、氧自由基释放、细胞内钙超载、兴奋性氨基酸的毒性作用等存在着必然联系。

他们根据对缺血性中风软瘫期、硬瘫期和脑出血等病症的病机特点的研究，开发了3种专科用药：息风通脑口服液、息风解痉口服液、解毒醒脑汤。这些专科用药，具有息风、降火、除痰、化瘀等作用，能够清除及抑制有毒物质的产生。

给病人服用这些专科用药，与西医的脑保护治疗有异曲同工之效。

中风后抑郁是中风病常见的并发症，主要表现在住院时间延长、死亡率上升、使疾病治疗复杂化、影响肢体及语言的康复等。抑郁的出现，不仅影响病人的生存质量，也妨碍其神经功能的恢复。

该科紧随医学模式由生物医学模式向生物－心理－社会医学模式的转变，努力探讨安全有效的治疗中风后抑郁的中医药治疗方法。自拟的舒乐汤，具有疏肝解郁、涤痰开窍、活血通络之功效。

现代药理研究证实，舒乐汤方中的药物可调节大脑去甲肾上腺素和5-HT的水平，从而达到抗抑郁的效果。

(三）卒中单元国际化

2004 年 11 月 3 日的《中山日报》，刊登了一篇新闻——

市中医院卒中单元建设获好评

本报讯　日前，北京市天坛医院副院长、神经内科主任、中国卒中培训中心主任王拥军教授以及省内各大医院的神经内科、康复科的专家、教授，聚集我市中医院，就脑血管病的现状、诊疗进展和热点、难点等问题进行了为期两天的研讨交流。期间，专家们对市中医院经过多年努力创建的中西医相结合的卒中单元予以了高度评价，认为中山市中医院的卒中单元建设已经具有国际化标准，在治疗脑血管病方面也已走在国内前列。

据专家介绍，卒中单元最早起源于欧洲，它是指在医院的一定区域内，一个针对脑卒中病人的、具有诊疗规范和明确治疗目标的多学科专业人员讨论治疗和护理的医疗综合体。它不是一种具体的疗法，而是一种改善住院卒中病人医疗管理模式、提高疗效的科学的管理系统。卒中单元并不需要多大规模，但需要诊疗的系统和规范，充分体现以人为本的医疗服务理念。卒中单元对卒中病人提倡多学科的密切配合，为卒中病人提供药物治疗、肢体康复、语言训练、心理康复和健康教育。它把病人的功能预后以及病人和家属的满意度作为重要的临床目标，而不像传统的病房只强调神经功能的恢复和影像学的改善。卒中单元的核心工作人员包括临床医生、专业护士、物理治疗师、职业治疗师、语言训练师和社会工作者。

市中医院康复科主任谭吉林表示，我国正逐渐步入老龄化社会，建立和完善有中国特色的脑血管病综合管理模式迫在眉睫。目前，我国一些大中城市的教学医院已经在开展卒中单元的研究。但国内还缺乏可操作性的标准化脑血管病诊断和治疗指南；其次，应引进什么样的卒中单元，如何使急性监护与康复融合，如何将早期康复落到实处，引入卒中单元会不会增加病人的总体费用，如何解决费用和疗效的矛盾，等等，这一系列问题还需广大医学工作者在实践中摸索。

具体印证这篇新闻的，就有杨楠举出的例子："我们开展中西医结合治疗卒中后痉挛性瘫痪，取得了较为满意的疗效。"

脑卒中的高致残率严重影响病人的生存质量，给家庭和社会带来沉重的负担。而痉挛性瘫痪是脑卒中的主要后遗症状之一，多在中枢病变恢复时出现，肌张力增高和痉挛如不及时治疗或治疗不当，将会严重影响脑卒中病人患肢运动功能的恢复。

因此，早期抗痉挛治疗在中风康复中，既是核心，又是难点。寻求有效药物，积极进行早期抗痉挛治疗，在脑卒中偏瘫的康复中占有非常重要的地位。

杨楠、谭吉林、王本国以自拟滋阴养血舒筋汤加妙纳片治疗脑卒中后痉挛性瘫痪。他们为了观察临床疗效，将脑卒中后痉挛性瘫痪病人 106 例，随机分为治疗组 56 例和对照组 50 例，两组均予西药妙纳片治疗，治疗组加服自拟滋阴养血舒筋汤剂口服，6 周后进行临床疗效评定。

观察结果表明：治疗组病人肌张力改善情况、Fugel-Meyer评分和 Barthel 指数评分均优于对照组。

他们得出结论：中西医结合治疗可明显改善脑卒中后痉挛性瘫痪肢体的肌张力，同时可促进患肢功能的恢复，改善

五桂山下的中医传奇

病人的运动功能，提高其生存自理能力。

中山市中医院神经内科·康复科根据自身的实际情况，制定并完善了中风病分诊指南、缺血性中风、出血性中风、颈椎病、腰痛症的中西医诊疗规范，制定并优化了中风、颈椎病、腰痛症和癫痫的临床诊疗路径。

诊疗规范的制定，不但能够为脑卒中病人提供在急性期的规范的抢救、监护和中西医结合治疗，预防各种并发症，还能为脑卒中病人提供早期的康复指导，为促进恢复期内的功能恢复打下良好的基础；对于恢复期的脑卒中病人，不但能够提供规范的肢体、语言、认知、吞咽和心理康复等医疗服务，还能有效地管理好脑卒中的各种危险因素，为顺利实行康复治疗方案提供保障。在脑卒中的治疗过程中，强调中西医结合，针对脑卒中病因、病性、病位、病情、病期和病变特征的不同而采取个体化医疗，适时运用中西药以及传统和现代康复治疗技术，为病人提供"一站式"服务。

中山市中医院神经内科·康复科特别重视早期康复。

脑卒中的早期康复，是指发病后 2 天至 4 周内的康复治疗，应与临床治疗同时进行。早期的综合康复训练，既能减少脑卒中后并发症的发生，如下肢深静脉血栓的形成、关节挛缩的形成、呼吸道误吸及窒息等的发生，也能促进神经功能的恢复，提高病人的生活质量。

中山市中医院神经内科·康复科还重视辅助特色护理。

他们制定了脑梗死、脑出血、颈椎病、腰椎间盘突出症的中西医诊疗护理常规，并在脑卒中后吞咽障碍、失语及脑卒中后抑郁症的护理方面，采用特色护理方法。

发展至今，他们在脑血管病急性期的监护、抢救、药物治疗，以及肢体、语言、吞咽、认知、心理障碍的评估和康复等方面都积累了丰富的临床经验；在中枢神经系统感染、血管性痴呆、癫痫、帕金森病等的中西医结合治疗和康复方面也形成了疗效显著的特色疗法；在中西医结合、传统康复方法和现代康复治疗技术相结合治疗颈肩腰腿痛方面进行了深入的研究，形成了中西药物治疗结合针灸推拿、中药熏蒸、颈腰牵引、光疗、磁疗以及中低频电疗等的特色疗法，可有效缓解病人的疼痛症状，改善其生存质量。

如今，中山市中医院神经内科·康复科已经发展成为在省内及国内同行业中具有一定规模、一定影响力、中西医结合实力雄厚、技术先进的卒中专科。

中山市中医院神经内科·康复科，发扬"爱岗敬业、潜心钻研，精益求精、锐意进取"的精神，本着"以病人为中心，提供全方位服务"的思想，全心全意为广大病人服务，充分体现了"以病人为中心"的服务理念。

"优质的服务，高尚的医德医风，是品牌专科竞争的另一个重要条件。在医疗水平相当时，谁的服务意识好，谁的医德医风高尚，谁就能迎来病人。"杨楠主任说，"多年来，我们一直将'强化服务意识，狠抓医德医风'工作落实到临床医疗的各个环节中，使科室医护人员在病人心目中树立了良好的形象。"

天灸，就是全方位服务中众人称道的项目之一。

俗话说："冬练三九，夏练三伏。"根据中医理论，三伏天是一年中天气最热、阳气最盛的时间，在这段时间内，人体经络气血最为畅通，有利于药物的渗透和吸收，是温煦肺经阳气、驱散内伏寒邪的最佳时机。因此，中医在这段时间为病人施针敷药效果特别好，逐渐形成了中医特有的"天灸"。

用谭吉林的话来说，所谓天灸，就是"冬天的病夏天

五桂山下的中医传奇

治"。天灸对过敏性鼻炎、哮喘、反复呼吸道感染、慢性支气管炎，以及素体虚寒所致的病症，如胃疼、慢性结肠炎等有较好的疗效。而西医对于上述疾病，目前还没有特别好的根治方法，套用俗话讲就是"治标不治本"。

一年中最热的三伏天即将到来时，广州就已经开始为市民进行"天灸"，中山市中医院则把"天灸"日期定在传统的初伏天开始的日子。

临近初伏天，不少市民已经开始准备接受"天灸"治疗，纷纷打电话给中医院。中医院每天都能接到上百个咨询电话。

初伏天一到，中山市民往往就会全家出动，来到中山市中医院康复科接受"天灸"治疗。

网上有这么一则趣文，是一个叫林可的小朋友写的——他才读小学四年级。

2010 年 7 月 19 日　星期一　天气　小雨

今天下午 2：30 左右，我和妈妈、哥哥还有外公、外婆一起去中山市中医院康复科做天灸。

来到了中医院康复科室里，我看到了许多男女老少在做天灸。在等待的时候，我看见有两位医生正在用中药制作药粒。第一位医生把中药制作成的药条平压在木板上，然后用长尺量好长度，再用刀把它切成一粒一粒的。第二位医生把第一位医生切好的药粒装在一个杯子里，如果有黏在一起的就把它掰开来，给别的医生做天灸。

轮到我们做了，哥哥先贴。我看见哥哥贴了 10 粒，到我了。医生先贴在我的脖子后，再贴在我的背上。一贴上去，就感觉痒痒的，好像有很多条虫子在蠕动，我真想把那几条"虫子"拔掉！3小时过去了，我自己把它撕掉了。啊！舒服多了。我感觉像吃了两粒薄荷糖一样舒服！那几条"虫子"终于被我拔掉了！我如释重负，整个人都"弹"了起来。

舅妈说，我的动作实在夸张了些。

从这则充满稚气的文字可以看出，人们来到中山市中医院康复科，不仅能够得到治疗，还能在治疗得到一种别样的乐趣。

（四）人才济济医术精

专科要发展，人才是关键。

中山市中医院神经内科·康复科之所以享有盛誉，是因为拥有人才济济的优势。

这里有一批名医——

谭吉林，医学硕士、主任医师，广州中医药大学教授、博士研究生导师，现任中华中医药学会脑病分会委员、广东省中医药学会脑病专业委员会常务委员、广东省医学会物理医学与康复学分会常务委员、广东省康复医学会委员、广东省针灸学会理事、中山市中医学会常务理事，被人民日报海外版网络信息部授予"中华名医"荣誉称号。

谭吉林擅长中风偏瘫、面瘫、失语、血管性痴呆、癫痫、帕金森病、头痛、眩晕、颈肩腰腿痛和关节炎等神经系统和风湿类病症的中西医结合治疗及康复。

多年来，他致力于脑血管病的临床、科研和教学，在脑血管病急性期的监护、抢救、药物治疗，肢体功能康复，语言、吞咽、认知、心理的评估和康复，以及健康教育等方面都积累了丰富的临床经验。

他开展的国家和省市级科研课题有 10 余项，为科技部"十五"攻关计划"急性缺血中风辨证规范和疗效评价的示范研究"协作课题分中心负责人；主持开展的"分期针刺治疗缺血中风临床研究"和"针刺配合颈椎牵引治疗椎动脉型颈椎病临床研究"获中山市科技进步三等奖；指导开展的"针刺配合吞咽练习治疗中风合并吞咽障碍疗效观察"获中山市科技进步三等奖。

　　他在国家和省级医学刊物发表学术论文 20 余篇，还是人民卫生出版社出版的《实用针灸处方学》的副主编。

　　他已招收硕士研究生 5 人，多次参加内地和香港的学术交流，在省内外有一定影响。

　　杨楠，主任医师、教授、硕士研究生导师。她长期从事脑血管病的中西医结合治疗和康复的临床、科研和教学工作，现任中华中医药学会脑病分会常委、广东省医学会神经病学分会委员等职务。

　　杨楠师从国内神经内科知名专家陆雪芬教授，擅长运用中医、中西医结合诊治脑血管疾病、神经重症及其他神经内科疾病，如痴呆、帕金森病、偏头痛、眩晕、脊髓病变、中枢神经系统感染、多发性硬化、格林巴利综合征、重症肌无力等。她在脑血管病肢体功能康复、语言、吞咽、认知、心理的评估和康复以及健康教育等方面，也有丰富的临床经验。

　　何希俊，主任医师、教授、广东省针灸学会常委、广东省康复医学会脊柱伤病委员会常委。他擅长运用中西医结合疗法、针灸疗法和现代康复技术治疗急慢性脑血管病、脊髓病、多发性硬化、格林巴利综合征、帕金森病、肌病、头痛、眩晕、颈椎病、腰椎间盘突出症及各种神经痛症等杂病。

　　王本国，副主任医师、副教授，医学博士。他从事神经内科临床及科研工作 20 多年，擅长癫痫、中风、脑炎、帕金森病、头痛、眩晕、肌病、神经疑难及危重症疾病的抢救诊疗。

杨璀健，主任医师、教授，对中西医结合治疗颈椎病、腰椎间盘突出症、脑血管病及眩晕症等有丰富经验。

罗卫平，主任医师、医学硕士，擅长应用中西医结合的方法治疗头痛、眩晕、中风偏瘫、失语、吞咽障碍、面神经炎、颈椎病、腰椎间盘突出症、各种神经痛、格林巴利综合征、帕金森病、各种睡眠障碍、焦虑等。

郭瑞兰，副主任医师，临床经验丰富，擅长运用各种传统针灸疗法结合脊柱推拿整复、物理因子疗法治疗颈椎病、腰椎间盘突出症、颈肩腰膝关节痛症，以及眩晕、面瘫、中风、各种神经损伤及神经痛症等。

白伟杰，副主任医师、副教授，是北京神经病学学术沙龙成员、天坛国际脑血管病会议会员、世界卒中协会会员，现任广东省康复医学会中西医结合委员会委员、广东省针灸学会康复专业委员会委员。他擅长脑血管疾病（中风）、各种头痛、眩晕、失眠、面瘫、三叉神经痛、帕金森病、癫痫、多发性硬化、各种肌肉萎缩症、周期性瘫痪、重症肌无力、多发性肌炎、各种脊髓病变、周围神经损伤、中枢神经系统感染（各种脑炎、脊髓炎）、神经系统变性性疾病的诊治。

在这些名医的带动下，全科强调以人为本和个性化管理，充分发挥每个医护人员的创造性和主观能动性，真正做到人尽其才、人尽其用。该科还通过"请进来、送出去"的方式，完善科室人才梯队建设和专业人才的培养。

作为广州中医药大学的非直属教学单位，中山市中医院神经内科·康复科每年还承担着广州中医药大学、香港大学、澳门科技大学等的 100 余名实习生的教学任务。

而今，中山市中医院神经内科·康复科已成为国家中医药管理局重点专科、国家临床重点专科、中风及腰椎间盘突出症重点疾病攻关协作组的副组长单位，全国脑血管病康复示范基地，广东省中医药管理局重点专科，中华中医药学会全国脑病常委单位，广东省中医药学会脑病专业委员会、广东省康复医学会、广东省物理医学及康复医学分会的常委单位，中山市科技局"十五"及"十一五"重点专科、中山市唯一的工伤康复定点科室。

二、传奇色彩笼罩下的急诊室
——急诊科侧记

急诊科里，那些道不尽的故事流溢着传奇的色彩，吸引着人们去探索。

特别是在已创造了好几个"神话"的中山市中医院急诊科里，那些传奇故事经久不衰。笔者带着好奇之心走进了急诊科，在科主任缪英年的讲述下，一幕幕往事拉开了序幕——

（一）蛇伤：15 年零死亡零残废的神话

2007 年 8 月的某一天凌晨 5 时，天色渐渐亮起，天边还微微泛起一些红光，8 月本应是酷暑时节，然而这个清晨却让人感到阵阵凉意。中山市中医院急诊科的静谧突然被一声声急促的电话铃声打破，打电话的人称附近乡镇有一少年晨起锻炼时被银环蛇咬伤，情况十分危急，需立即转到中山市中医院进行急救。电话一挂下，中山市中医院便响起了急救车的鸣叫，留守的急诊科医生和护士做好万全的准备等待着病人。急救车像是也体会到了这股焦虑，在高速公路上快速地行驶着，急救人员在车内护着少年，不敢有丝毫怠慢。然而因路途遥远，还是经过了4个多小时，至上午9时，少年才被送到医院。此时的少年已是唇角发白，面色发绀。他的家人惊慌失措地跟在旁边，满脸焦虑。一见到急诊科医生，宛如看见了救星，紧紧抓着医生的手，身体微微颤抖着，眼睛里流露出惧怕的眼神。该少年已经停止了呼吸，也失去了所有意识，他瞳孔放大，全身都已瘫痪，像是个已死之人，然而该少年的心脏却还在微弱地跳动着，似乎是人求生的本能使他在用仅存的一点力量向外界求救着。

中山市中医院的急诊科医生在最短的时间内为该少年做了气管插管，接上呼吸机，并立即为其注射抗蛇毒血清（研发过程以马作为试验动物，让蛇不断反复地咬马，让马对蛇毒产生免疫，再以马血治疗溃疡、久不愈合的蛇伤），也使用了复方三角草片、蛇黄散，用中西医结合的方法对其进行救治。抢救室外，少年的家人悲痛欲绝，情绪万分不安，然而中山市中医院急诊科的技术是值得信任的，经过几个小时的努力抢救，少年终于在20个小时后，开始对外界的呼唤产生反应，更是在30个小时后脱离呼吸机。经过不断的清洗换药和留院观察，该少年最终痊愈，并且没有任何后遗症。

缪英年表示，银环蛇咬伤后致多器官功能衰竭是我国华南地区多见的一种急危重症，其死亡率及致残率高。中山市中医院蛇伤专科采用中西医结合疗法已成功救治21例病人，取得满意疗效。

还有一病人被眼镜蛇咬伤，2个星期内手背腐烂5~6厘米见方，大面积缺损，已是血肉模糊，肌肉都显露出来。外科医生认为需要植皮，但该病人因家庭条件十分差，负担不起植皮的费用。因此急诊科便用自主研发的外敷草药不断为其清洗、换药，一直坚持了80天，该病人手背上的肉才完全长成，痊愈出院，并且没有留下后遗症。

据缪英年介绍，自1957年中山市中医院创院开始，著名的中山市蛇伤专科即由周初等老中医运用自己的祖传药方创立起来。当时周初有一套治疗疮疡肿痛的中医中药方法，也有治疗蛇伤的中药验方，主药是三角草，可以外敷、可以内服，主要用于各种毒蛇咬伤，有解毒排毒、消肿止痛的功效。蛇伤专科随着中医院建院而诞生，中山市民都知道周初专治蛇伤，是中医院绝无仅有的一大中医特色专科，同时也是中医院急诊科的雏形。

"当时中山市有三大类毒蛇——银环蛇、眼镜蛇、青竹蛇，平均每年可造成10多人死亡。"缪英年表示，其中以银环蛇最毒最致命。银环蛇喜欢在水边活动，夜晚出动捕食小鱼小虾。银环蛇毒性大，但被咬后不痛不肿，感觉像是被蚂蚁咬了，因此也最容易使人放松警惕。当1~2小时后开始出现四肢无力、呼吸性麻痹的症状时，表明蛇毒已侵入神经系统，致使神经系统出现问题，喘不上气，便急需使用复方三角草片。20世纪70年代中期，由周初献方，翁贵阳、何训昌、陈华旭等人研制的蛇药105-3片在中山市中医院正式投产，105-3片的研究成果在1976年获中山科技进步一等奖，佛山地区科技进步二等奖，此后发展为105-4片，也就是被用于少年诊治中的复方三角草片。

该药物于80年代被制成注射剂，对不同蛇毒都有破坏作用，同时可用蛇黄散外敷消肿。1991年以来随着抗蛇毒血清的广泛应用及急救设备的添置，蛇伤的治疗效果不断提升；1999年医院订立了中西医蛇伤诊疗常规，将105-4片

（现称复方三角草片）、复方蛇鳞草散外敷内服以及抗蛇毒血清的使用标准、中医蛇伤分型、治疗方案列入常规；2003年将蛇伤救治流程化，使蛇伤救治更加规范。

"1991年至今我们急诊科共收治各类蛇伤病人2300多人，重症400多人，其中涉及银环蛇、眼镜蛇、竹叶青、五步蛇、眼镜王蛇、蝰蛇和蝮蛇。当中，有银环蛇咬伤致呼吸麻痹、急性左心衰，眼

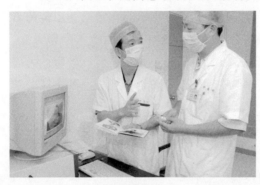

图20　广东省重点专科——急诊科

镜王蛇咬伤致急性呼吸衰竭、中毒性心肌炎、伤口溃疡坏死，蝰蛇及竹叶青蛇咬伤致DIC等重症，抢救成功率100%，没有出现任何致残现象。中西医结合治疗蛇伤达到国内先进水平，并创造了15年无一例蛇伤死亡或致残的神话。当然，中医的神奇起了很大的作用。"缪英年总结道。

（二）纯中医治疗大放异彩

说起中药治疗在热病专科的运用的渊源，缪英年讲述了一段典故。

"那是1984年的时候，正逢力倡中医发展的衡阳会议召开，主张中医院用纯中医治疗，不经批准不得使用西药。当时的内科主任何训昌每天都查房，把关非常之严。我那时单独值班不久，有一天晚上遇见一个何姓大叶性肺炎病人高烧40度，嘴唇发紫，呼吸急促，当时还没什么经验的我感到十

分害怕，赶紧去请示何主任。何训昌表示用麻杏石甘汤治疗，那时科室都自备有药罐，装有常用药材（晚上中西药房都关门）。于是我迅速煎煮了一剂给病人服用，半小时就为该病人测量一次体温，很快，病人的发热便慢慢退下去了，呼吸也开始平稳了，而这一过程未超过48小时。"

正是缪英年遭遇的这一病例，让中山市中医院发现了中药在治疗热病方面的作用，才开始大力发展中药制剂。当时的药剂科主任林锦焕，艺高心细，对制剂生产流程工艺有很深的造诣，在他的主持下各种中药口服液、膏、丹、丸、散，静脉注射用的针剂，如红参针、参脉针、高丽参针、参附针、增液针等源源不断地生产出来，还有众多的中药片剂，如105-4片等蛇伤专药，有效解决了临床的中药应用问题，促进了中医治疗率的不断提高，那时病区最高的纯中医治疗率达85%，西药治疗率只有15%~25%，当然这跟那时的病种不复杂也有关系。

后来又经历了2003年的"非典"疫情。在寒热夹杂的时节，许多人会患上外感疾病，即感染性发热，多由病毒引起。西医对此的治疗作用不大，中药的对证治疗更适宜，这又为中药在急诊科大展手脚制造了机会。为此，中山市中医院急诊科于2005年开始研制羌银解热汤，经过4年的时间研发成功。针对病毒感染引起的外感发热，医院应用羌银解热汤进行了临床研究。研究结果表明，针对岭南地区风寒、风热、风寒风热夹杂、暑湿的天气造成的各种时行感冒、病毒性上呼吸道感染引致的发热，采用中山市中医院协定处方羌银解热汤进行治疗，能有效缩短病程，迅速减轻症状。48小时退热率达80%左右，无须使用西药。该研究获得了中山市科技进步奖一等奖。

缪英年回忆，1985年底，中医院急诊科正式独立组建，摆脱了以往由门诊部负责、西医生担任急诊值班的状况。急诊科由广州中医学院1957届毕业生王顺鸿主治医师领衔。科内附设蛇伤专科（没有挂牌），急诊科独立成一个部门，有医生4~6人，设主任1名，形成了专人固定的架构，24小时开诊。场地130米²，共有1个抢救室，1个清创室，3张留观床，添置了国产呼吸机、进口除颤仪、床边心电图机各1台，没有专用心监仪，基本没有院前出车任务。急诊人数平均每天102人，峰值达到200人。

1984年8月，缪英年开始进入中医院内科病区工作，当时还没有现在的基础专科。2001年才设立热病专科，制定有中医热病分型及诊疗常规，研制有治疗常见外感热病的专科专药热病1号口服液和热病2号口服液（现称银蒿解热合剂），配合穿琥宁、清开灵、醒脑静针剂，安脑丸、瓜霜退热灵、圣济感冒灵、强力银翘片等药，对各种感染性疾病引起的发热，如感冒、流感、伤寒、肺炎、麻疹、肝胆道感染、支气管炎、扁桃体炎具有较好的疗效。尤其是对病毒性感染发热，能够单纯用独立研制的中药方剂、口服液以及中药针剂进行治疗，其疗效比单纯西药更优越，且价格低廉。年均收治外感热病9000多人，治疗效果优良，许多中山市各镇区病人慕名而来。

此外，针对腹痛、头痛等各种痛症，中山市中医院急诊科通过传统的中医手法，即拔火罐、针灸进行治疗。对各种非外科性腹痛，采用腹三针加足三里穴位（中脘、下脘、关元、足三里）针灸方法，能经济有效地控制和减轻腹痛。半个小时内即可缓解痛感，有效率达85%，唯一的缺点在于现代感不够。

（三）规模如小型医院

急诊科的病人多半为重症病人，这些重症病人病种不一，使得急诊科像是一个浓缩的小型医院，设有急诊内儿科、骨外科、蛇伤专科、热病专科等，配有救护车（120）三台，各种先进抢救设备一批。"小型医院"领头人缪英年，对心脑血管急症、呼吸及消化急症、急腹症、各种心理创伤、毒蛇咬伤、各种中毒等的诊治及抢救有丰富的临床经验；对儿科常见病、多发病的诊治更具有独特的经验；对热病（发热）、外感咳嗽、各种腹痛、中风、冠心病等急症的诊治更为有效。

在这个浓缩的"小型医院"里，缪英年见过无数个生死的画面，也救治过无数在鬼门关徘徊的病人。然而在他的回忆里，最令他感到有成就感的是1990年夏季他单枪匹马救治一名呼吸心跳停止的患儿。

那个夜晚，大约10点左右，忽然响起一阵急促的脚步声，一对年轻夫妻抱着个不足1岁的小孩匆匆忙忙来到急诊科。缪英年正在值班，见此情况立刻接过小孩，发现小孩脸色发青得厉害，已经停止了呼吸，瞳孔已在散大。询问家长后才得知当晚家长喂完小孩稀饭后，就把小孩放床上做家务去了，回过头发现小孩一动不动没反应，惊觉不对劲，才赶紧将其抱到只有5分钟路程的中山市中医院。情况似乎很不理想，缪英年对孩子家长说："人已经没了。"却见患儿的嘴角抽动了一下，于是，缪英年脑子一闪：人还没死透，很可能是窒息。他赶紧把孩子面朝下放在检查床上，开始背部挤压，只见患儿口鼻不断流出稀饭，3分钟后，患儿恢复了自主呼吸，10分钟后，患儿居然会哭出来，清醒了。缪英年自己也呆了，笑着说："恢复得真快。"

据缪英年介绍，目前中山市中医院在悦来门诊部及悦来南本部都设有急诊科，设有抢救室及监护室，共拥有床位34张，实行24小时应诊。现有66名工作人员，24位医生，42个护士，其中60%都是中医。

缪英年2003年正式任急诊科主任，范玉梅任护士长，2005年增加吴志光、梁玉玲为副主任、副护士长，充实新扩建后的悦来上街中医院（旧中医院原址）的急诊科领导力量。在医院领导的大力支持下，全体科室人员共同努力，主要在中医急症治疗的规范化建设、必备中成药及中药制剂的推广应用、中医科研的开展、现代化急救设备的购置使用、急救的人员培训、一系列的院前院内急救技术专业培训等方面加大建设力度，促进了医院整体急救水平的提高。

1991年，医院急诊科申报省中医急症重点建设单位，7年后，即1998年获得省中医药管理局批复同意。成为省中医急症重点建设单位后，急诊科获得了更大的发展动力。针对中医的热点和急诊科的优势，进行了很多在省市内具有一定水平的研究，多次获得中山市科技奖。其中《急性虚证的研究》获中山市科技进步一等奖，表明急诊科对中医急症的研究达到省内领先水平。急诊科的门诊量2009年为16万人次，平均每天400多人。与同级医院相比，已位于广东省前三的前沿位置。

此外，在非典型肺炎（SARS）出现的时候，急诊科获得了广东省"抗击非典型肺炎嘉奖集体"荣誉称号。当时广东省卫生部门注意的"非典"的中山市首发病例就出现在急诊科临时建筑内，迅速导致数十名病人、医护人员受到感染，急诊医生1名染病，但全院没有发生死亡病例。为研究非典型肺炎特征及其中西医治疗问题，中山市中医院开设专门课题"中山市中医院 SARS 病人的发病特点及中西医防治研究"进行研究。科研课题"清瘟败毒饮治疗蛇伤 DIC 的研究"正在进行中，同时考虑在治疗眼镜蛇伤所致患肢伤口肿胀、坏死溃疡方面立一个研究课题，旨在探索一种能迅速消肿及抑制减少溃疡发生的外用中药制剂。

2006 年，中山市 120 急救中心统一调配全市院前急救资源，急诊科摆脱过去单打独斗的局面，正式成为中山市 120 急救中心下属分站，接受院前急救指令，院前急救出车时间做到了白天 3 分钟、晚上 5 分钟，可胜任任何级别的院前急救任务，并且每年都会举行群体性创伤急救演习。

让缪英年最难忘的一次手术经历是某天他值夜班时，内科病区林棉医生（现为院长）突然跑来叫醒他，说病区有个老人心跳突然停止了，要他一起去抢救。缪英年不敢怠慢，赶紧随其抢救病人。只见老人躺在床上一动不动，情况十分紧急。林棉医生立即对病人做心脏按压，缪英年则硬着头皮开始做他唯一的一次口对口人工呼吸，也没有用什么纱块隔一隔。急救很快就起效了，病人 10 分钟后就恢复了自主心跳呼吸。那感觉至今还伴着缪英年。

那么，这些传奇故事背后的中山市中医院急诊科，到底是怎样的情况？

（四）创写传奇故事的幕后

经过 1999—2001 年三年的广东省中医急症专科建设，中山市中医院急诊科进行了大量的设备、人才、技术、科研投入，在 2001 年 12 月已通过广东省中医药管理院局验收，成为广东省中医急症重点专科。成为省中医急症重点专科后 7

年的发展规划里，重点是完成急诊科的扩建，以及人才梯队、学术科研、管理制度建设并加强技术培训，添置必要设备。截至 2008 年 8 月，科内医护人员中有高级职称人员 6 名，硕士研究生 3 名，中级职称人员 16 人，住院医生 2 人，中级护理人员 7 人，护士 32 人，共 63 人，拥有工作面积 1160 米^2，拥有大小型呼吸机共 5 台，心电监护仪 6 台，监护型救护车 2 台，转运型救护车及其车载除颤起搏监护仪 1 台，小型呼吸机、吸痰机、气管插管设备、吸氧止血包扎固定运输器材一批。

急诊科的建设，离不开人才梯队的建设以及独具中医特色的临床科研。

急诊科有两个颇具中医特色、具有省内外一定社会影响力的专科：中医蛇伤专科和热病特色专科，有独立研制的复方三角草片（蛇药 105-3、105-4 片变革而来）、蛇黄散治疗毒蛇伤，有银蒿解热合剂（热病 1 号、2 号口服液发展而来）、清解汤、甘杏止咳糖、复方土牛膝糖浆、羌银解热汤专病专药治疗外感热病，所建立的 9 种中医急症诊疗规范覆盖了主要中医急症病种，能采用中药参类针剂参附针、复方丹参针、参脉针、灯盏细辛针等治疗各种休克和心律失常、冠心病、心肌梗死、脑梗死，能采用腹针、拔火罐治疗各种内科性腹痛，能采用外敷外洗类本院中药制剂桃花膏、骨科 1 号和 2 号洗剂、骨科药酒治疗各种跌打肿痛、腰腿痛，能用小夹板法固定治疗闭合性骨折。

此外，有达到省级中医院标准的现代抢救设备和操作技术水平，能开展的急救技术项目有心肺脑复苏、各种蛇伤的抢救、心肌梗死和脑梗死紧急静脉溶栓、体外心脏紧急起搏术、气管插管术、气管切开术、深静脉穿刺术、胸腔闭式引流术及各种骨外创伤的紧急抢救，每年抢救各类危重病人6000多人，其中骨外科病占58%，内科病占35%。

能取得这样的成果，也是因为急诊科拥有一支由高级职称医生、硕士、中级职称医生为主组成的急救队伍和一定的科研力量。

中山市中医院是广州中医药大学附属教学医院，因此每年要承担一定数量实习生、研究生的带教，科室根据实习大纲要求制定了带教规范，建立起相应的专门课程21项，急救必须掌握的操作技术11项，实习生连同轮科医生一起，都必须按照专门课程进行学习。急诊带教遵循的原则是：强化医德医风，树立为病人服务意识；强调风险意识，善于发现危重病；制订完善教学计划，教学相长；以实习大纲为依据，实施多种形式教学；理论与实际相结合，注重实践与操作；强调中西医结合，突出中医特色；重视抢救操作，规范出科考试。

带教形式有专题小课、临床带教、操作培训、病例讨论，同时突出中医特色，对中药治疗蛇伤、热病以及中药参类针剂在危重病救治中的应用，针灸、拔火罐对急性痛证的治疗均要求掌握，出科必须通过考试。急诊科已带教实习生240多人，效果良好。急诊科历年在国家级医学杂志上发表的文章有42篇，在省级医学杂志上发表的文章有75篇，举行省级学术会议4次。

当然，急诊科的发展也离不开护士队伍的努力。

中山市中医院急诊科也十分注重护士的护理技能的培养，并采取了一些措施，主要有：加强急诊护士专业核心能力培训，结合护理部开展护士岗位训练阶段性的培训计划，科室制定出详细的分级培训计划，制作了急诊科护士核心能力培训考核评价的小册子等，并以《广东省临床护理技术规范》作为培训的蓝本，加强三基、三严训练。通过培训和考核，从以往只注重操作程序，逐渐向提高对病人整体情况的综合评估能力转变，使护士从过去被动执行医嘱到现在主动关注病人，整体护理水平获得长足的进步。各种操作形成规范流程：查对医嘱→病情评估→知情告知→操作流程→健康指导→观察记录，重点培养护士们科学的临床工作思维。

此外，每个月都会利用护理查房的时间以小组为单位进行应急预案的演习示范，示范前由 A 班护士评述模拟病例的抢救程序、适应证、禁忌证、抢救注意事项，抢救完毕由大家当场讨论演习过程中好的方面和存在的问题，最后由护士长综合评述。模拟演习提高了护士们应急处理的能力、配合抢救的能力、解决问题的能力。每到月底由护士长对护士进行全面的考核。

对护士全员进行了气管插管的技术培训，以适应院前院内急救的需要，对新护士分别进行模型与手术室实体操作观摩并严格考核，目前全科护士已能掌握气管插管技术并在院前院内抢救工作中发挥作用，抢救更加迅速且有条不紊。

经过不断的探索和努力，急诊科先后获得了广东省抗击非典型肺炎嘉奖集体、广东省南粤女职工文明岗、广东省模范职工小家、中山市五四红旗团支部、中山市卫生局五四红旗团支部、中山市青年文明号、全国模范职工小家、医院优秀护理团队等称号，并获得广东省护理操作技能大赛二等奖和中山市护理技能大赛一等奖等。中山市中医院急诊科在未来的路上还将继续创造更多的奇迹，守护更多的生命。

三、十年磨一剑，"剑"指世界难题
——心血管内科侧记

十年，一共是三千六百五十天，数起来很长，过起来很短。

中山市中医院心血管内科在这场时间之河中跋涉前行，缓慢却坚定地成长，十年磨一剑，终于到达挥洒恣意的境界。

科主任缪灿铭表示："中山市中医院内一科（心血管内科）2000年成立至今，一直把'剑'指向世界难题。心血管内科就像是一个专门解决心血管疾病的'杀手团队'，我们的技术就是'剑'，直刺向心血管疾病，我们还有一些辅助的自制的药剂以及服务过程中的一系列人性化关怀，一站式地为心血管疾病病人服务。"

（一）如何"白手起家"？

2000年心血管内科成立之初，设备十分简陋，只有心电图机等；人才也十分不足，只有何训昌、缪灿铭、李雪山、林凯旋等医生。

那么，心血管内科是如何"白手起家"的呢？

且从他们的奋斗史中探寻他们聪明的头脑和敏锐的"嗅觉"。

"加强自身建设，不断提高业务水平，不断引进人才，扩大专科技术力量是我们首要的目标。"缪灿铭如是说。

首先通过加强人才的培养，提升人才的素质。科室先后送6人至省级以上心脏中心进行冠脉介入、电生理及心血管内科临床的学习进修，招收了心血管专科研究生4名，同时培养了专科硕士研究生4名，使科室成员的研究生比例超过

20%，从而为科室的可持续发展提供了保障。

其次，不断引进新设备、新技术，提升技术水平。通过不断的努力，心血管内科目前已拥有数字血管减影系统、主动脉球囊反搏泵、多导电生理记录仪、射频消融仪、起搏器程控仪、心电除颤仪、人工呼吸机等多种心内科先进的医疗设备，从而为冠心病的介入治疗、心律失常的射频消融、起搏器的植入及心源性休克、心搏骤停、充血性心衰的急救治疗奠定了基础。

此外，科室在大力引进新技术、新设备的同时，为提高工作效率及工作质量，不断完善电脑网络系统，目前的临床工作已达到全程电脑操作，从而保障了医疗护理工作的安全顺利实施。

科室还积极与省市级大医院的心血管内科专家进行网上的交流与沟通，并进而形成协作关系，从而为冠脉介入及外周血管病介入治疗、心脏电生理诊断与治疗、中医药防治心衰等尖端技术的应用提供了外部支持，为心血管内科的诊疗水平与省内同行保持一致创造了条件。

通过 10 多年的不断开拓与创新，中山市中医院心血管内科已发展成为集临床、教学及科研于一体的省中西医结合重点专科单位，科室不仅配备了国内领先的医疗设备，而且拥有一批勇于攀登的高科技人才，科室的各项业务发展呈现出一派蒸蒸日上的景象，心血管内科在科研能力、专科技术和业务水平方面都上了一个台阶。

该科现有医护人员 25 名，其中主任医师 2 名，副主任医师 3 名，主治医师 2 名，硕士研究生 3 名，主管护师 2 名。经过这些科室人员的共同努力，科室现有固定床位 68 张，占全院编制床位的 10%，年收入超过 2600 万元，占全院年

收入的 10%，年门诊量超过 80 000 人次，年收治病人数超过
1800 人，病床使用率超过 120%。单病种收治率超过 80%，
中医治疗率超过 65%，有效率超过 95%。

科室设有 CCU 病房及抢救室，拥有中央心脏监护系统、
除颤器、呼吸机等一批先进的抢救仪器和设备，拥有心电图
机、动态心电图仪、动态血压仪、活动平板、心脏起搏分析
仪、电生理检查仪、心脏彩色多普勒超声诊断仪；心脏介入
室配置了 1000 毫安数字减影机 X 线机等一批先进的检查及
治疗仪器和设备。

有了好的设备，又是怎样"耍剑"的呢？

（二）中医辨证疗法是最有效的利刃

对高血压病、充血性心力衰竭的中西医治疗亦是中山市
中医院心血管内科的强项，在无创血压监测及心电监护前提
下，合理运用中医滋阴潜阳、息风化痰、温阳利水等方法，
以天麻钩藤饮、镇肝息风汤、半夏白术天麻汤及真武汤等配
合西药降压扩血管、强心利尿进行治疗不仅能迅速减轻症
状，还能降低各种西药的不良反应，提高疗效，具有较高的
抢救成功率。

特别是在运用中西医结合治疗急性心肌梗死方面，心血
管内科取得了令人满意的效果，中药配合心脏介入治疗急性
心肌梗死可以减少并发症，缩短病程，提高疗效。心血管内
科致力于中西医结合防治心血管疾病的研究，为克服西药的
局限性及毒副作用，研制了治疗高血压、冠心病等一系列方
剂，如研制了参麦针、复方丹参针、黄蛭口服液等中药制剂
治疗冠心病、心力衰竭、高脂血症等，并取得了较好的成绩。
该科近几年先后承担省科研课题 1 项，市科研项目 6 项，在国

家级、省级以上刊物上发表论文 13 篇。取得省科技进步三等奖 1 项，市科技术进步奖 9 项，还积极承担广州中医药大学的临床教学和临床带教任务。

"正是独具特色的中医辨证治疗造就了中山市中医院心血管内科的独特，在掌握先进西医技术的基础上，结合中医辨证治疗，大大减少了西医的副作用，既发展了中医，也使治疗效果更加满意。事实说明，这是把'利刃'。"缪灿铭说道。

1. 解决术后再狭窄的世界难题

冠心病，是一种最常见的心脏病，是指因冠状动脉狭窄、供血不足而引起的心肌机能障碍或器质性病变，故又称为缺血性心脏病，严重病人可因心力衰竭而死亡。

"面对急性心肌梗死的病人，我们心血管内科的医生全部都是 24 小时手机待命的，常常睡到半夜时被急促的电话铃声叫醒然后赶到手术台前。"缪灿铭说道。

目前治疗冠心病最为积极有效的方法是 PTCA 术。PTCA 术即经皮腔内冠状动脉成形术，将冠状动脉狭窄处扩张，使缺血心肌重新获得较充足的血流供应。经皮穿刺首先要将导引导管从股动脉逆行送到升主动脉的冠状动脉开口处，然后将导引钢丝沿导引导管送入狭窄的冠状动脉，选择适合的球囊导管置于最狭窄的部位，使狭窄管腔扩张，必要时放置支架。近年来随着技术的提高及导管、设备的改进，PTCA 术的适应证在不断扩大，从劳力型心绞痛、不稳定型心绞痛至急性心肌梗死，PTCA 术均取得了良好的疗效。但其术后再狭窄问题成了困扰心血管临床治疗的世界难题。

有研究表明，大多数 PTCA 术后再狭窄表现为气虚痰瘀证，从而提示中医药益气化痰活血复方制剂可通过多途径、多靶点的整合作用起效，对防治 PTCA 术后再狭窄有一定的实用价值。中山市中医院心血管内科根据这一提示，经过从临床角度的思考，发现中西医结合治疗是减少术后再狭窄发生最为理想的选择。于是便立足于术前中医药辨证施治调整体内阴阳气血、术后中医药益气化痰活血并配合经验用药预防再狭窄的中西医结合方法，通过对术前及术后72小时C反应蛋白的监测及时调整治疗方案，从而创造了手术成功率达到100%、手术后1年多（共计23例）无再狭窄病例发生的奇迹。2009年5月，该科成功进行的一台高难度PTCA术是该科实力的完美体现。术前使用参麦丹参针静脉点滴、术后使用益气化痰活血中药使病人完全康复。

病人简某某日忽然感到胸口疼痛，汗出、四肢冰冷、呼吸不畅，被急忙送往中山市中医院急诊，经检查发现其血压已低至80/50毫米汞柱，诊断为急性心肌梗死并心源性休克。病情十分危重，病人随时都有生命危险。缪灿铭与其他心血管内科医生马上为其进行冠脉造影，急行PTCA术开通闭塞血管。经过几个小时的抢救，病人的症状开始缓解，血压回归正常，病情也稳定下来。再加用了该科协定处方"益气化瘀方"，经治疗10天后病人痊愈出院。目前病人病情稳定，心功能恢复良好。

另一病人郭某，因"突发心前区闷痛2小时"被送进医院，体检发现：血压110/70毫米汞柱，双肺呼吸音清，未闻及干湿性啰音，心率65次/分，律齐，未闻及病理性杂音。再通过急诊查心电图发现其为急性下壁心肌梗死。病人经中山市中医院"绿色通道"入院治疗，缪灿铭等立即对其进行冠脉造影术，见右冠中段闭塞，遂行PCI治疗，术后继予抗血小板、降脂、改善心室重构等常规处理。经过三个月的治疗后，病人病情稳定，痊愈出院。

就广东省而言，中山市中医院心血管内科是开展冠心病治疗较早的科室。经过不断的发展，其诊疗水平不断提高，从 2002 年开始开展冠状动脉造影、球囊扩张、支架置入术，从急性心肌梗死的溶栓治疗发展到急诊 PCI 开通血管治疗，开通急性心肌梗死急诊 PCI 的"绿色通道"。从心源性休克的药物治疗发展到主动脉球囊反搏泵的支持治疗，使急性心肌梗死的死亡率明显下降、住院时间明显缩短、远期预后明显改善。

2. 中西医治疗心律失常效果更佳

病人秦某在一次活动后开始出现气促症状，双下肢也出现浮肿，心率 40 次 / 分，在某医院检查心电图示：窦性心动过缓，三度房室传导阻滞，交界性逸搏心律，室性逸搏，完全性左束支传导阻滞。经西药治疗后效果欠佳。于是转到中山市中医院心血管内科，通过使用温通心阳、益气活血的中药治疗后，病人精神状态良好，无胸闷、心悸、浮肿、气促，胃纳正常。心率最快 65 次 / 分，自觉症状消失。

缪灿铭表示，该科在常规西药治疗心律失常的基础上根据辨病与辨证相结合的原则选用中药治疗，对各种心律失常的治疗均取得了满意的疗效。

在心律失常的中西医结合治疗中，根据辨病与辨证相结合的原则，按心律失常时心室率的快慢将心律失常分为快速型心律失常和缓慢型心律失常进行治疗。快速型心律失常发作期肝郁气滞、痰火扰心较为突出，以逍遥散加减治疗。缓解期多表现为脏腑气血不足，但常兼夹有痰浊、血瘀等标实之象，以黄连温胆汤加减治疗；表现为气阴两虚者用炙甘草汤或生脉散加减治疗，表现为气虚血瘀者用补中益气汤合丹参饮加减治疗。

"对于缓慢型心律失常，中医学认为本型的基本病机是心、脾、肾阳气虚衰，阴寒内盛，在阳虚基础上挟血瘀、痰湿之邪。因此我们在治疗上注意顾护阳气，药物以温热为主，而重镇、寒凉之品则当慎用。治疗上常选用真武汤或参附汤合用导痰汤或冠心2号方加减。"缪灿铭如是说。

而对于严重的房室传导阻滞（二度Ⅱ型和三度房室传导阻滞）造成的心率慢，如药物治疗不佳，往往需安装临时或永久人工心脏起搏器，配合中药治疗可取得满意效果。

2009年2月有一位79岁的男性病人，因呼吸困难、短阵昏厥、不省人事、汗出、下肢浮肿被送进中山市中医院。检查发现其血压为90/60毫米汞柱，心率和呼吸很不正常，病情已经十分危重。于是立即为其安装永久起搏器，并于术后配合中药调理，病人恢复得很快，次日就可下床，无气促，其他症状也消失了，调理一周后痊愈出院。

该科在心律失常的诊治方面一直紧跟时代步伐，从2001年的单腔起搏器治疗缓慢型心律失常到现在的三腔起搏器治疗顽固性心衰，从单纯药物治疗到射频消融治疗阵发性室上性心动过速，扩大了起搏器的使用范围、提高了快速型心律失常的根治率。根据多年的临床经验总结出以益气养阴或化痰清热为主并配合具有镇惊安神作用的相关中药的心律失常协定处方，从而提高了非手术适应证心律失常的临床疗效，并先后开展了永久心脏起搏器安置术、食道调搏、心脏介入治疗（冠状动脉造影术、球囊扩张及支架置入术等介入性治疗）、射频消融等治疗技术治疗心律失常。

3. 中医治顽固性心衰疗效更高

心衰，即心力衰竭，是指心脏当时不能搏出同静脉回流及身体组织代谢所需相称的血液供应。发病率极高，仅有5年存活率。现代医学治疗心衰，首先分辨是左心衰还是右心衰，不同心衰，其发病机制、临床表现、治疗原则也不尽相同。

一般而言，左心衰者，多以咳嗽、喘证常见。右心衰者，则以水肿、胁痛为多；左右心衰同时发病者，上述病变可相兼为患。故左心衰常用清肃肺气、泻肺消痰（水）之法，右心衰以健脾温肾化饮为法，但无论左心衰还是右心衰都存在心气虚衰、气虚血瘀、血瘀水停的情况，都以补益心气为根本，注重活血化瘀和逐饮。

据缪灿铭介绍，该科室在继承传统中医的基础上，紧密结合现代医学关于心衰的认识，在心衰的治疗上取得了一些新的进展。当单独使用西药疗效不明显时，在辨证的基础上加用中药则往往能取得良好疗效，并且其副作用较小。该科临床常使用的中药注射液如参麦针、参附针、黄芪针等配合中药汤剂，在心衰的治疗上发挥了较大的作用。中药在纠正心衰的同时，有营养心肌、增加心肌营养性血流量、改善心肌代谢等作用，对原发病有所改善，对一些西药无效的顽固性心衰仍然有效。

此外，该科在心衰的治疗上，遵循具体问题具体分析的原则，除把握心衰的共性外，还注重不同原发病所致心衰的特点。如高血压心脏病所致心衰，常与肝阳上亢、肝风内动有关，平肝潜阳应是治疗这类心衰的重要治则。对血压高者，应同时应用降压药，如开搏通等，务使血压迅速降下来。冠心病所致心衰常由较严重的心肌缺血所引发，改善心肌供血、降低心肌耗氧量，是治疗这类心衰的重要环节，故临证选药当以益气活血、宽胸通痹为要，扩张冠脉、强心，并应同时应用硝酸酯类药物。心肌病所致心衰，主要以降低心肌耗氧量、降低心脏负荷、逆转心肌重塑为原则，临证常用西洋参、淫羊藿、丹参、黄芪、玉竹、三七、桂枝等，可配合 β-阻滞剂、ACEI 等。总之，中医药治疗心衰副作用小，疗效高，挽救了许多濒危的病人，深受病人的欢迎。

4. 致力于特色疗法和制剂的研发

除了以上重点病种的疗效水平明显提高外，该科还十分重视专科病种的特色疗法及院内制剂的研发和使用。

（1）特色疗法：

黄蛭口服液配合氦-氖激光治疗代谢综合征：适用于伴有血脂紊乱、高黏血症的代谢综合征，此法具有药物及物理治疗相结合、药效维持时间长、无痛苦、病人易于接受等特点。激光治疗能辅助内服药物，使其充分发挥疗效。内外治相结合，两者效果相得益彰。

灯盏细辛注射液配合高压氧治疗高血压脑病：适用于高血压脑病，能有效地改善临床症状，提高病人的生活质量。

参麦注射液改善心肌炎并发症：适用于心肌炎的辅助治疗，可减少心律失常、低血压等并发症。

调肝法结合心理疗法治疗心脏自主神经功能紊乱：适用于心脏自主神经功能紊乱，临床可有效改善心脏自主神经功能紊乱情绪障碍，使病人更好地配合康复治疗，促进病人功能的全面恢复。

疏肝活血通络法治疗冠心病稳定型心绞痛：适用于冠心病稳定型心绞痛、冠状动脉造影血管狭窄程度超过 50% 的病变，可有效改善冠心病稳定型心绞痛症状，提高病人的生活质量。

疏肝活络能解除冠状动脉痉挛，活血通络能稳定冠状动脉斑块，减少血小板聚集，从而共同发挥疗效。

参麦注射液治疗心律失常：参麦注射液用于心律失常的

辅助治疗能有效减少房性心律失常、室性心律失常等的发作，对恶性心律失常的发作也有一定疗效。参麦注射液合并参附注射液治疗心源性休克，可提高疗效、改善预后。

（2）院内制剂：

该科在常规使用降脂药的同时还合并使用具有护肝作用的院内制剂昆藻调脂胶囊，从而达到降脂而不伤肝的双重疗效。该制剂在中山地区已经广泛使用，临床疗效显著。

黄蛭口服液治疗血脂紊乱对轻、中度高胆固醇血症、高甘油三酯血症有较好疗效，同时也可配合或替代他汀类药物降脂治疗阶段的治疗。临床上可明显减轻、中度高胆固醇血症、高甘油三酯血症。

活血通络制剂治疗冠状动脉直径＜2毫米病变或X综合征：在配合 β-受体阻滞剂、硝酸酯类、钙离子拮抗剂基础上加用活血通络制剂能明显缓解病人胸痛、胸闷症状，增强运动耐受能力。

制剂田七口服液辅助治疗急性冠脉综合征可有效提高PCI疗效，减少并发症，缩短病程；木香元胡胶囊可减少阿司匹林引起的胃肠道反应，起到保护胃黏膜的作用，从而提高病人长期服用阿司匹林的依从性，改善预后；昆藻调脂胶囊可通过调节血脂

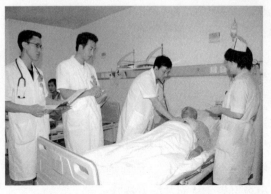

图 21　广东省重点专科——心血管内科

代谢，改善临床症状，对治疗高脂血症、脂肪肝，防治冠心病有显著效果。

（三）"服务"中的一系列人性化关怀

"我们的服务是很贴心的，也一直坚守服务质量与服务态度并重的宗旨，坚持以病人为中心，以质量为核心，不断改善服务措施，为病人提供温馨、周到的人性化服务。"缪灿铭介绍道。

1. 运用非药物治疗提高疗效，备受病人喜爱

中医非药物治疗手段是中医治疗不可缺少的一部分，它以方便、实用、有效、价廉而受到广大人民群众的喜爱和认可。该科根据本科的特点结合多年的临床经验，总结出了多种非药物疗法的经验，如电针治疗心绞痛、蜡疗相关穴位治疗颈椎病引起的头痛眩晕等，使病人减少了药物摄入，从而减少了药物副反应的发生，并提高了临床疗效。

2. 有效控制费用，减轻病人经济负担

该科于 2006 年根据专科收治病种的特点建立了质量控制体系，完善了质量管理与费用控制措施。对高血压病、不同类型的急性心肌梗死、不同类型的心律失常等建立应用系列方药的中医辨证论治方案，明确西药应用指征、门诊或住院治疗指征、疗效评估标准以及所需的平均医疗费用，其中包括住院费、护理费、诊疗费、药费、检查费等项目。

通过对单病种进行优化诊断治疗，继而有效控制费用提高疗效，减轻了病人的经济负担，提高了医院声誉。由于该科在整个中山地区享有很高声誉，每年均有不同镇区医院的医师来科进修学习，并已取得良好效果，故该科的特色疗法在本地区能够有效传播，进而发扬光大。

3. 优秀护理团队建设卓有成效

该科制定了护士核心能力培训制度，根据内容进行分层次培训，按计划分阶段进行，并选送了一些工作努力认真的护士到省级以上医院进行短期的培训，吸取新的知识、新的技能，以适应临床发展的需要。同时根据业务发展的需要，选派一部分护士到省级医院进行临床专科进修，从而使她们能更好地配合医生开展工作。

深入开展以病人为中心、以提高医疗服务质量为主题的医院管理年活动，加强管理，落实各项规章制度，充分调动大家的积极性。在"推崇护理人文文化，建立创造型护理团队"活动中，该科被评为"优秀护理团队"。

科内每月组织护理业务学习及护理查房，通过实例进行讲解学习，平常工作中遇到特殊病历及特殊操作也组织进行相应的学习，以提高专科护理水平。每月进行一次操作考核以及三基理论知识考核，不断加深巩固相关知识，以便能更好地应用到临床工作中。科室鼓励护理人员通过各种渠道进行学习和提升学历，全科中专护士已全部报读了大专课程，有3名护士在读本科课程。科室也建立了内部网站，有利于各科室进行沟通和学习提供了一个很好的交流平台。

4. 立项课题贴近病人注重实用性

该科室积极开展科研工作，所主持参加的科研项目，获得广东省中医药科技进步三等奖1项，中山市科技进步奖8项，其中一等奖1项、二等奖2项、三等奖5项。缪灿铭熟悉本专业国外医学进展和现代医学信息技术，能把握学科前沿动态，领导制定专科建设规划，在理论研究及诊疗技术方面有独到见解，得到同行认可，对本专业的人才梯队建设有思路、有见解。

该科自 2002 年起先后引进硕士研究生 5 人，并先后申报市科委立项课题 4 项、市卫生局立项课题 1 项，其中"冠心病血瘀证与血浆同型半胱氨酸相关性的临床研究"获 2004 年中山市科委立项，目前已完成病例搜集，发表论文 3 篇，正准备结题。该课题的完成为血瘀证的客观指标提供了依据。"温阳利水法对急性心肌梗死并心力衰竭 N 末端脑钠素原和心功能影响的临床研究"获 2007 年中山市科委立项，该课题目前已进入临床病例搜集阶段，初步检测结果表明中药对心力衰竭病人具有改善作用。通过对"非心脏手术后急性冠脉事件发生病例的中医证型特点及相关炎症因子水平研究"课题的病例搜集与整理发现，白细胞计数与纤维蛋白原含量是术后血栓事件的独立危险因素，中药活血化瘀法可有效降低血栓事件的发生，而抗生素却无此功效，从而为中医药的优势特点提供了充分依据。可以看出，该科申报的课题既具有临床实用性又具有理论指导性。

　　缪灿铭曾就"充血性心力衰竭与甲状腺激素水平及中医辨证的关系"申报了广东省中医药管理局的课题，该课题的研究结果进一步证实，中医辨证在充血性心力衰竭治疗及疗效判定中具有重要意义，从而更坚定了该科走中西医结合治疗心血管病的决心和信心。

　　最后，缪灿铭对心血管内科的未来进行了展望："希望这些独具特色又具有人性化关怀的服务可以让更多的'消费者'满意，让更多的'消费者'放心；也希望我们能把科室做得更大、更强。如病床能扩大到 100 张，门诊量能再上升，设备能更齐全，能开发更多中医方面的疗法和更多的中药制剂（片剂、水剂），便于推广。"

四、用什么赢得病人的口碑？

——肛肠科侧记

肛肠科的快速发展一直是医院众多科室的榜样。

2008 年，中山市中医院肛肠科成为广东省首批中医重点专科，目前省内肛肠学界仅两家；2009 年，肛肠科成为广东省首批中医名科，省内肛肠学界仅此一家；2009 年，肛肠科还被确定为国家中医药管理局"十一五"重点专科肛瘘、肛裂、溃疡性结肠炎、便秘协作组成员单位。

或许，荣誉不一定能直接说明一个科室的实力，唯有病人才对它拥有最终的评价权。

为了解病人对肛肠科的评价，笔者在肛肠科的门诊里询问了一些病人，他们说道："这里看病态度好、诊病准确、药费便宜。""我患便秘、腹胀、痔疮 7 年多，用了两个月的药，只花了 300 元就治好了病。""要不是他们医术高明，我很可能就活不到现在了。"……病人对肛肠科都给予了很高的评价。

据悉，由于口碑相传，每年慕名前来求医的海内外肛肠病人多达 2.7 万多人次，年出院 2000 多人次，电子结肠镜检查与镜下治疗 4800 多人次（其中镜下息肉治疗近 500 人次），病人的支持使肛肠科成为广东省收治肛肠病人、结肠镜检查与镜下治疗病人最多的肛肠专科之一。

看来，肛肠科的发展正应了行内的老话："金杯银杯，不如病人的口碑。"笔者猜想，肛肠科之所以能获得病人的普遍称道，其必定有过人之处。

（一）以正定位，改进技术

"肛肠科之所以能获得病人的普遍好评，关键在于我们有正确的定位：要不断把中医传承下去并发扬光大，要学习国际最先进技术，给微创技术重新定义。"肛肠科主任陈金泉如是说。

给微创技术重新定义？这种说法让笔者如丈二和尚摸不着头脑。21世纪是一个无可置疑的微创时代，中山市中医院肛肠科为什么要颠覆它？陈金泉主任的话语中包含着什么内涵和玄机？

带着问题，笔者试图在肛肠科住院部古色古香的宣传栏上搜寻出一点可以解除疑惑的蛛丝马迹，在众多文字中，笔者找到这么一句话："在始终坚持创新中医特色和优势的基础上，秉承传统，博采国内各家之长，将传统中医与现代技术相结合，不断拓展中医外科技术范围，注重宏观辨证与微观辨病相结合，整体与局部相结合，内治与外治相结合。"莫非陈金泉所言是指在运用微创技术时不忘结合中医元素，让中西医互相补充促进，实现更好的治疗效果？

这个猜测在陈金泉口里得到了肯定。"不断改进中医和中西医结合诊疗是我们的特色。"谈及科室的技术特色，陈金泉显得很兴奋，他说："肛肠科的主要任务就像为堵满破车的高速公路扫除障碍，几十年来我们的定位非常明确，就是尝试各种中医及中西医结合的新办法，让肛肠这条高速公路能更快更好地恢复顺利通行的功能。目前，我科的特色诊疗项目有十个，均能达到令人满意的效果。"

据了解，肛肠科设有痔瘘肛门外科、肛肠内科（含电子结肠镜检查与治疗）、大肠肿瘤外科等三个专业组，专业诊治各种肛肠痔瘘、直肠脱垂、肛裂、慢性结肠炎、肠易激综合征、慢性溃疡性结肠炎、克隆氏病、缺血性肠炎、便秘、大肠肿瘤（息肉、大肠癌）等 40 多种常见病和疑难疾病，成为中山市目前规模最大、技术力量最雄厚、设备一流、独具中医和中西医结合特色的专科。每年慕名前来求医诊病的海内外肛肠病人多达 2.7 万多人次，年出院 2000 多人次，电子结肠镜检查与镜下治疗 4800 多人次（其中镜下息肉治疗近 500 人次），为广东省收治肛肠病人、结肠镜检查与镜下治疗病人最多的肛肠专科之一。

肛肠科里的医生护士脸上都带着一种自信的微笑，这种微笑不是简单的因为科室的规模大、社会效益好，更重要的是他们体验到了科室技术快速发展所带来的快乐。

据悉，肛肠科的前身是 50 多年前成立的痔瘘科，当时科室诊疗范围较单一，主要为痔疮、肛裂、肛周脓肿、肛瘘、直肠脱垂、便秘等几个病种。1991 年时，肛肠科还仅有肛窥镜、乙状结肠镜等几件肛肠器械，总值不足 3 万元。年门诊约 1 万余人次，年出院约 300 人次，年业务总收入 97 万元。1995 年，在医院的大力支持下，从外市引进现任科主任陈金泉副主任医师，同年 5 月原痔瘘科更名为肛肠科。陈金泉主任锐意改革，开拓进取，积极带领全科医务人员以环状重度混合痔、高位复杂肛瘘、溃疡性结肠炎、克隆氏病、慢性便秘等疑难重病为临床突破口，在中医特色和优势的基础上提出坚持创新的理念。

经过十几年的改革创新，如今，肛肠科对众多肛肠疾病的治疗积累了丰富的经验，并将传统中医与现代技术相结合，不断拓展中医外科技术范围，注重宏观辨证与微观辨病相结合、整体与局部相结合、内治与外治相结合，开设了痔瘘肛门外科、肛肠内科（含电子结肠镜检查与治疗）、大肠肿瘤外科等三个专业组，先后制定了混合痔、肛瘘、溃疡性结肠炎、大肠息肉、便秘等优势病种诊疗规范方案5个，有众多诊疗项目达到国内先进、省内领先水平。而此时科室的社会效益和经济效益都比1991年翻了几番。

据悉，肛肠科的主要中医和中西医结合特色疗法有以下内容。

1. 痔瘘（肛门）专科——中西医结合微创治疗

俗话说"十人九痔"，据有关普查资料，肛门直肠疾病的发病率为59.1%，痔疮占了所有肛肠疾病的87.25%。肛门疾病属于高发病种，给无数病人带来了痛苦，但由于病变部位比较隐蔽，病人多觉尴尬而羞于治疗，因此，这对科室的人性化治疗提出了更高的要求。痔瘘（肛门）专科采用自行研制的中药制剂和经验方内服或外用，再结合各种先进微创技术治疗痔疮、肛裂、肛周脓肿、肛瘘、直肠脱垂、肛门瘙痒、肛门湿疣等各种肛门疾病，从而实现内治与外治相结合，具有技术新颖、创伤小、痛苦小、痊愈快、无明显并发症和后遗症等优点。

2008年7月11日下午，陈金泉医师正在病区办公室整理有关资料，突然一个面容慈祥、耳聪目明、步履颇健，看上去只有六七十岁的阿婆在儿子的陪同下走进陈主任的办公室。"是陈医生吧，很多年不见了，你还记得我吗？"阿婆一踏进门就激动地问起来，陈金泉一边打量着眼前这位神采奕奕而面善的阿婆，一边飞快转动大脑试图回忆起她姓甚名谁，但由于平时接触的病人实在太多，陈金泉难以从成千上万的病人中准确想起是在什么情况下认识阿婆的。

阿婆的儿子见状，赶紧说："陈主任，是很久以前的事了，你可能忘记了，我妈叫谭×琼，七年前因便后肛门肿物脱出反复肿痛、血水淋漓 1 年多，被你诊断为完全直肠脱垂。后经你在她肛门处打了 1 次针，至今 7 年了，母亲的肛门一直无脱出及出血，无复发。"

原来如此。第二天，陈金泉连忙到医院病案室查阅阿婆封存已久的住院病历：阿婆 2001 年 8 月 20 日因完全性直肠脱垂入住肛肠科，随后陈金泉为其行消痔灵直肠脱垂双层注射＋多点结扎＋缩肛固定术。术后加服益气养阴、补中固脱中药，住院 15 天后痊愈出院。术后无肛门失禁、感染、大便困难等并发症和后遗症发生，7 年无复发。

当时，陈金泉在国内率先开展以消痔灵注射液直肠内外网状注射法加肛门缩术治疗中、重度直肠脱垂，这样一个简单的创新疗法能使重症病人重拾健康新生活并多年不复发，其效果之好令陈金泉都觉得惊奇。然而大量的临床治疗案例证明，痔瘘（肛门）专科的多个技术改进实现了低痛、安全、治愈率高、无毒副作用等显著的远期治疗效果，获得了病人的广泛好评。

据介绍，除了创新以消痔灵直肠脱垂双层注射＋多点结扎＋缩肛固定术治疗中、重度直肠脱垂外，在中医用药方面，肛肠科根据不通则痛、痛则不通的理论创用活血化瘀消肿止痛法治疗痔疮急性肿痛取得显著治疗效果。

陈金泉告诉笔者，传统痔疮手术切除的创口大，容易反复发作，术中痛苦，会对组织造成很大的损伤，术后愈合慢，还会造成肛门狭窄、大便失禁等后遗症。为进一步体现人性化治疗，2001 年，肛肠科在国内较早开展了 PPH 微创疗法治疗痔疮，把手术时间缩短到半个小时以内，并在国内最早总结了 PPH 术后常见并发症的预防与处理经验，为指导同行开展 PPH、避免相关并发症，提供了重要参考。

2003 年，该科独创痔微创切除吻合术加外切缝合术治疗中、重度混合痔；开展套扎术、等离子微创技术治疗痔疮，取得了近期根治、无痛或低痛、快速痊愈的效果；独创按摩扩肛防窄分段剪扎缝合术治疗中、重度环状混合痔，取得了一次性根治痔疮、无肛门狭窄、痛苦较轻的显著治疗效果；独创切除缝合免挂线治疗高位复杂性肛瘘，取得了疼痛较轻、痊愈快、无肛门失禁及缺损的满意效果；独创直肠微创切开 T 管持续旷置引流法一次性根治后马蹄形深部肛周脓肿，取得了微创、痛苦较轻、术后痊愈快、无肛门缺损及失禁的良好效果。

2. 大肠内科——注重自主创新

大肠内科最大的特色当属该科在国内首创的中医宏观辨证结合结肠镜下微观辨病施药的新疗法。陈金泉形象地描述道："这种疗法等于把中医的望闻问切延伸到肠子里面去了。电子结肠镜是医生的第三只眼睛，通过结肠镜医生可以明确诊断病患的范围和严重程度，并细致地了解病情细微的动态变化，同时结合传统中医的宏观辨证，能及时、客观地根据病患的情况针对性地用药。"

据悉，大肠内科以自行研制的中药经验方结肠康、溃结康、便秘通等内服，加保留灌肠、理疗等系列治疗方法治疗急慢性结肠炎、肠易激综合征、顽固性便秘、放射性直肠炎、溃疡性结肠炎、缺血性肠炎、伪膜性肠炎等，见效快，无毒副作用，效果显著。其中多项技术居国内先进地位，属广东领先水平。

大肠内科的特色诊疗为大量长期被疾病困扰的病人带来了福音，来自湖南省长沙市的肖某就是其中一位。肖某每天大便七八次，且伴随着便血和巨大的疼痛，在湖南省的大大小小多家医院治了四年几乎没取得什么效果，可是来到中山市中医院肛肠科却一下医好了病。接诊的陈金泉指出肖某属于气血两虚，治疗的关键在于健脾。经陈金泉的"秘方"一调养，不到半年，肖某长达四年多的症状就慢慢地消失了。

据介绍，治疗溃疡性结肠炎和克隆氏病，大肠内科有独创的中医药增效减毒法配合雷公藤多苷治疗；治疗顽固性炎症性便秘该科根据《黄帝内经》"湿淫所胜，大便难"的理论，又独创了辨证加消肿通幽法为主的疗法。均取得优于单纯使用中医或西医治疗的良好效果。

3. 结肠镜诊疗中心——以先进设备与先进诊疗技术为依托

在传统的肠镜诊疗过程中是由护士送镜，而医生根据镜像作诊断，医生护士需要沟通因此检查时间长，让病人倍感痛苦，而由于医生没有亲自操作肠镜，容易造成隐蔽病症的漏查。为减轻病者痛苦、提高检查安全性和捕捉早期大肠癌症状，2001 年 3 月，结肠镜诊疗中心率先在中山市开展了具有国际先进水平的快速肠镜单人检查操作法。

据陈金泉介绍："医生在单人检查操作法中可以亲自感受阻力，结合感受发现微小病症，让手法更轻柔，具有安全性高、病人无疼痛的效果。"该科现拥有 5 名娴熟掌握结肠镜单、双人操作检查与镜下治疗技术的正副高医师、主治医师。

另外，肛肠科还创用对受检者使用基本无干扰的无纤维正常饮食简易肠道准备法，使病人无须节食及大量饮水即可达到满意的清肠效果，解决了肠镜检查术前肠道准备需要多天流质饮食及大量饮水，较易导致病人出现头晕虚脱的问题。据悉，该科还结合"五音治病"提出了音乐疗法，以减轻病人做结肠镜检查的心理负担，备受病人欢迎。

据悉，结肠镜诊疗中心开展的常规检查包括各种大肠疾病（包括大肠癌癌前疾病、大肠癌高危人群普查等）的结肠镜检查，以及大肠息肉无创无痛镜下电凝电切治疗、黏膜染色、黏膜剥离术、止血夹止血术、巨大息肉套扎术、息肉标志物定位开腹手术，尤其是利用国际先进的窄带成像（NBI）加放大内镜技术，开展对微小早期肠癌及炎症性、缺血性肠病的内镜微观诊断等独具特色的诊疗项目，具有安全性高、无创、无痛苦、无明显并发症等优点，取得了显著的诊疗效果。

4. 大肠肿瘤外科——尽显中西医结合优势

据悉，大肠肿瘤外科常规开展各种结肠癌、直肠癌手术，早期大肠息肉内镜下切除或金属钛夹辅助定位开腹手术，结肠巨大息肉开腹手术，直肠癌超低位（4cm）结肛吻合术。围术期及术后康复期间充分利用中医药预防及治疗相关并发症，具有术后恢复快、疗效好、无明显并发症与后遗症等。

为了提高结肠癌、直肠癌手术、化疗后及晚期无法手术病人的生存与生活质量，该科以中医药早期介入预防与治疗结直肠癌围手术期并发症，如术后并发肺感染、早期促进术后肠蠕动、预防术后肠梗阻与肠粘连等，以及以中药扶正祛邪、抑癌散结法治疗结直肠癌，取得了明显的效果。

（二）以善为本，仁心仁术

一个科室的医疗水平应该用什么来衡量？有人会拿先进的医疗设备说话，有人会拿数据说话，诸如病房数量、住院数、门诊量、医护人员数量等，无论是哪一种，中山市中医院肛肠科都不差。

据悉，目前肛肠科拥有国际上先进的高清晰度、具有放大调色等功能的日本奥林巴斯 260 等型号电子结肠镜 5 台，德国爱尔博高频治疗仪及德国西赛尔 2000 型氩气刀、等离子痔疮治疗仪、电脑智能肛门测压仪各 1 台等先进的价值 300 多万元的肛肠设备。现有床位 67 张，2 个门诊部，医护人员 25 人（其中医师 10 人），每年慕名前来求医的海内外肛肠病人多达 2.7 万多人次，年出院 2000 多人次，电子结肠镜检查与镜下治疗 4800 多人次。诊疗水平及诊疗人次位居省内一流、国内先进的地位。

但是，无论从哪个方面看，肛肠科之所以能拥有较高的医疗水平都离不开医生的苦心孤诣，其中，科主任陈金泉的仁心仁术就是典范，他不仅是建设肛肠科的功臣，也是病人心目中可亲可敬的人。

2010 年 5 月的某天上午，陈金泉的诊室依旧门庭若市，七八十号病人把他围得水泄不通。正当他半握拳头呈肛门口形状惟妙惟肖地为病人演示痔疮治疗方法时，有人为他送来了一张美国公众外交大使、五届世界滑冰冠军、全美九届滑冰冠军关颖珊小姐特意托人从美国带来的巨幅彩照，照片记录的是她勇夺滑冰冠军时的精彩瞬间，上面写着："亲爱的陈医生，多谢您照顾我的爷爷！"

这份礼物让陈金泉感到些许意外，但细想，原来是因为自己半年前治好了困扰关伯数十年的病。关伯由于长期大便出血，造成经常性的乏力头晕、肛门肿物脱出，肛门肿痛难忍。他曾在美国及国内多家医院诊断为重度环状混合痔、出血性贫血。手术治疗是解决重症痔疮的最佳办法，但是因年纪，已有 85 岁，加上严重贫血及严重前列腺肥大，手术风险较大，又是外籍人士，国内多家医院都不敢为其做痔疮根治手术。

2009 年底，关伯慕名找到陈金泉，陈主任通过全面评估病人的病情和身心状态，专门为关伯制定了一种稳妥安全的手术治疗方案，并亲自操刀应用该科独创的痔微创切除吻合术加独创的按摩扩肛防窄分段剪扎缝合术为关伯根治顽痔。关伯在术后结合服用中药治疗，上述诸症随之消失，面色也逐渐红润，身体很快就恢复了健康。出院当天，关伯还特地将一面写有"妙手神刀"的锦旗送到陈金泉主任手上，其家人的感激也是溢于言表，以至于一年后其孙女还不忘从千里之外送来自己的心声。

10 多年来，陈金泉已先后收到病人送来的锦旗（感谢信）50 多面（封）。他珍惜每一个病人，"因为治好一个病人，就等于给一个家庭带来了希望，甚至还能影响一个地区，让他们知道患病时需要如何寻医。"陈金泉如是说。

陈金泉祖上业医，受家学渊源影响，他自小向往医道，有治病救人之志。1971 年，陈金泉高中毕业后，先在家乡当了 2 年赤脚医生，1973 年到广州中医学院深造，毕业后在基层医院工作了 5 年。因长期接触普罗大众，深感群众疾苦，同时也为他打下了扎实的多面手的诊疗基本功，为日后工作打好了基础。1981 年，他调入肇庆市中医院正式开始从事肛肠专科工作。1995 年，开始在中山市中医院担任主任一职。

陈金泉干一行，爱一行。他锐意改革，开拓进取，积极带领全科医务人员励精图治，以病人为中心、以医疗安全和质量为核心，优质服务、精心治疗。他以解决广大肛肠病人疾苦为己任，刻苦学习和钻研肛门疾病防治技术，曾参加了全国首届肛肠专科医师提高班，先后到西安、北京、天津、上海、沈阳等大城市肛肠医院或肛肠专科系统进修学习肛肠专科、结肠镜诊疗检查技术等二年多，深得我国著名肛肠专家原中国中医科学院广安门医院肛肠科主任史兆岐等多位国家级肛肠名医教授的器重，在他们的传授下，熟练掌握了中医和中西医结合现代肛肠诊疗技术和电子结肠镜检查与镜下治疗技术，并有独到创新。

比如重度环状混合痔病情重、出血多，经常肿痛、脱出，治疗难度大。陈金泉刻苦攻关，1995 年就主持了"扩切分段防窄剪扎术治疗中重度环状混合痔研究"，新术式获得成功。经 15 年实践观察，该新术式无论对多重的环状混合痔，均可 1 次完成手术，而且术后无肛门狭窄及肛门失禁等严重并发症和后遗症发生，经专家鉴定达到国内先进、广东省领先水平，获得 1995 年度广东省中医药科技进步三等奖，为不少重症痔疮病人带来了福音。

工欲善其事，必先利其器。电子结肠镜是目前诊断大肠疾病特别是大肠癌及大肠癌前病变的黄金标准与重要诊疗设备。中山市中医院原无结肠镜这一诊疗项目。为了掌握电子结肠镜诊疗技术，14 年前，刚从外地调入中医院肛肠科工作的陈金泉，在医院的大力支持下，毅然申请到南方医院全军消化内镜中心进修，经过半年的努力，陈金泉成为市中医院第一个熟练掌握结肠镜检查与镜下治疗技术的医生。

为了及时发现、诊断与治疗结肠癌、直肠癌病人，陈金泉时刻牢记"生命之托，重于泰山"的工作责任，对前来就诊特别是有大肠癌预警信号的肛肠病病人，不怕脏和臭，均例行进行认真细致的肛门指、窥（镜）排查，然后根据其有关症状体征建议甚至忠告病人进行必要的肠镜排查，为病人把好大肠肿瘤关。30 多年来经他诊断出的大肠癌病人有上千人次之多，使不少结肠癌、直肠癌病人及时得到了治疗，挽救了不少大肠肿瘤病人的生命。

比如李某某，女，36 岁。3 年前因克罗恩病并发左侧乙状结肠穿孔、腹腔脓肿在某院手术，半年后病人右侧结肠又出现克罗恩病变，病者持续腹痛不止、右下腹包块，经常低热不适，病后消瘦 20 多斤。经电子结肠镜检查示升结肠有大片菜花状肿物，肿物表面溃疡、出血、质硬脆易出血，肠腔狭窄，肠镜无法通过，X 线钡灌肠检查见升结肠节段性明显狭窄。经临床及病理诊断为重度克罗恩病。病人曾在多间医院治疗效果不显，有关医生建议她再次手术治疗。病人后来找到陈主任并恳求其以保守方法治疗，尽量免除再次手术之苦。面对病人的请求，陈金泉精心诊疗，通过中医宏观辨证及结肠镜下微观辨病认为，病人为正虚邪恋，痰瘀中阻。通过以中医药补益气血、清热解毒、化瘀散结为主，配合雷公藤多苷及少量激素治疗半年多，终于使病人腹痛、腹部包块及低热症状得以消失，大便畅顺、体重增加。病人十分满意。类似例子难以胜数。

为了减轻病人负担，陈金泉还执意降低该科的医疗费用，经过多项改革，目前到肛肠科检查治疗的平均费用只有110 元。

春华秋实，近 30 年的苦心孤诣，使陈金泉成为肛肠界的神刀妙手，来自本市和海内外的众多肛肠病病人怀着痛苦的心情而来，经陈金泉治疗后，则满怀脱离"苦海"的欢乐心情而归。近 10 多年来，陈金泉已先后收到病人送的锦旗（感谢信）50 多面（封），这些病人来自全国各地，还有美国、英国、加拿大、法国、新西兰、哥斯达黎加等国家和地区的病人。其医疗业绩被录入《岭南名医》《中国名医列传》等中，并于 1997 年及 2009 年先后荣获"中山市科技兴医'十一五'肛肠学科学术与技术带头人"及中华中医药学会

"全国中医肛肠学科名专家"等称号。

（三）集大成，得智慧

肛肠科十分重视专科内涵建设，始终把发扬中医文化特色、培养中医人才、积极开展科研作为长期和主要任务来抓。

据陈金泉介绍，为了更好地体现和发扬中医药的优势和特色，肛肠科提倡用中药来为病人治病，而在使用中药的比例上也做出了明确的规定，门诊的中药用量须占40%以上，病房的中药用量须占17%以上。

为了建设培养一支思想素质高、专业水平精湛的中青年医疗骨干队伍，形成结构合理的专科人才梯队，肛肠科和医院积极创造条件加强人才培养与引进工作。先后派出10余名医护人员到成都中医药大学附属医院、广州南方医院、广东省中医院、南京市中医院、江苏省中医院、辽宁中医药大学肛肠医院、广州医学院附属第二医院、中山大学第一附属医院等医院的痔瘘肛肠科、消化内科、大肠肿瘤外科进修学习结肠镜诊疗与保养等新知识、新技术，以培养有较高水平的学科带头人及后备专科人才。还制定了人才培养计划，采取"请进来、送出去"、

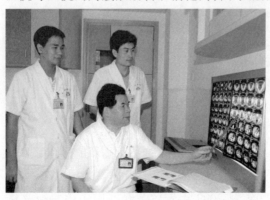

图22 广东省重点专科——肛肠科

短期进修与长期在职学习提高相结合、院内培训和院外学习相结合以及继续医学教育和自学相结合等一系列措施，提高专科人才素质。先后有四名青年骨干在职修完广州中医药大学硕士研究生课程并考核合格，为加强科室业务建设、提高青年医生的诊疗水平与能力以及科室的持续发展提供了保证。近年来，该科还先后接收内蒙古、珠海、广宁、陆河等地肛肠与电子结肠镜诊疗技术进修人员共 12 人次，这些人员返回单位后均已成为当地肛肠业务的骨干。

据悉，近 10 多年来，肛肠科共承担科研课题 11 项，已完成课题 3 项。目前科室在研的广东省中医药局课题有"溃疡性结肠炎中医宏观辨证加结肠镜下微观辨病组方序贯用药诊疗软件开发与临床应用研究" 1 项，市级在研课题有"溃疡性结肠炎中医宏观辨证加结肠镜下微观辨病组方序贯用药治疗溃疡性结肠炎研究"等 4 项。获市级科技进步三等奖 2 项。近年全科在国家、省级专业杂志发表较高水平学术论文和科普文章共 140 余篇，陈金泉作为副主编参与了《大肠肛门病学》（主编赵宝明等，第二军医大学出版社）的编写，并获 2005 年度中华中医药学会科学技术（著作）奖二等奖，另参编著作 2 部。

陈金泉郑重其事地告诉笔者："以中医药优秀文化与医德教人育人，廉洁待医，学风正派，实事求是，团结协作，开拓进取，才能为振兴肛肠事业作出应有的贡献。"

谈及肛肠科未来的发展，陈金泉毫不犹豫地说道："保持省内一流、国内先进地位。"他还表示，肛肠科每年都会调整诊疗方案，找出更多针对性治疗的好方法，解决疑点、难点，更好地减少病人的痛苦和负担。

五、勾勒"丰碑"的艺术

——骨伤科侧记

天津医院是全国著名的骨科基地之一，也是培养中西医结合治疗骨病人才的摇篮，中山市中医院是唯一一家有8个医生到天津医院进修过的地级市医院。

随着医学的不断发展，中山市中医院骨伤科逐渐声名鹊起，于1980年被医院确定为重点专科发展，2000年成为中山市属重点专科，2008年被广东省中医药局确定为广东省中医（中西医结合）重点专科。在广大市民的心目中已是一个响当当的品牌，也让同行刮目相看，吸引了不少专家同行竞相前来考察取经。

中山市中医院骨伤科是靠什么崭露头角并迅猛发展的？科主任苏培基带笔者走进了不断发展中的骨伤科。

一番抽丝剥茧之后，笔者发现，他们勾勒出了一个让人们艳羡的丰碑，体现了他们的辛勤付出，也体现了他们的勾勒艺术。"丰"字三横一竖，且看中山市中医院骨科人是如何书写的。

（一）一横：契机下撑起的"健康伞"

机遇是属于有准备的人的。

许多人"怀才不遇"就是没找准对的时机，而任何事物的极速发展都离不开对时机的把握。

中山市中医院骨伤科就是抓住了一个又一个契机，然后迅速发展起来的，为骨伤科病人撑起了一把"健康伞"。

1. 第一个契机来源于社会的发展

随着科技进步的日新月异，交通事故、建筑事故的愈发频繁，骨伤人员越来越多，病人就医率的不断加大推动了骨伤科的发展。

而且改革开放以来，随着各行业的高速发展，骨科对外交流的机会也越来越多。

2. 第二个契机离不开骨伤科的历史

中医治疗骨伤由来已久，是在我国各族人民与外伤疾患的长期斗争中被创造和发展起来的，形成了丰富的理论体系，也是中国医学的重要组成部分。在中医骨伤科的不断发展中，岭南中医骨伤科脱颖而出，因疗效显著而备受推崇，并拥有了很高的地位。

3. 第三个契机是因为有一个优秀的领军人物

谈及中山市中医院骨伤科的历史和优势，就不得不谈谈将中西医成功结合应用于骨伤治疗的领军人物苏培基。在被世界杰出人才学会授予"跨世纪骨伤医学科技杰出人才"称号，并荣获"十佳医务人员""中山市优秀专家、拔尖人才""2001年度中山市十杰市民"等称号的苏培基的带领下，骨伤科才得以不断完善。苏培基曾提出：成功与发展都需要团队的凝聚力，有了这一力量自己才能带领全科向前。

于是，中山市中医院骨伤科在这些契机下，为骨伤病人撑起了一把"健康伞"。

1957年骨伤科与中山市中医院同时成立至今，骨伤科的病床已达到600多张，占医院总病床的40%~50%。在最高峰的时候，骨科病人超过600名，其数量接近住院病人数量的一半。

（二）二横：打造品牌细分专业

有了机遇，有了前提，还得要有一个属于自己特色的品牌。

中山市中医院骨伤科就致力于创建这样一个品牌：中西医结合治骨病。这是一条新路，也是一个风格独特、行之有效、治疗安全、无副作用的诊疗体系，具备肌体损伤小、病人疼痛轻、骨折愈合快、治疗周期短、治疗花费少的优势。

"临床发现，许多骨伤病人术后仍然不见愈合，或是术后身体虚弱、营养状态差，若是能辅以中医的治疗，能起到事半功倍的效果。"苏培基告诉笔者。

他进一步介绍，相对西医单纯的手术治疗，术前运用中药可减轻局部肿胀、降低皮肤张力、减轻术前痛感，为手术治疗获得满意疗效奠定基础。因为部分年龄大的病人在骨折手术后往往愈合缓慢，甚至出现迟缓愈合和骨不连症状，这时就可结合中医治疗，减轻这些症状，促使骨折早期愈合。

经过不断的发展，在理念不断成熟和技术不断提高的前提下，骨科的中西医结合治疗成为现代医学里最好、最自然的选择，也被演绎得最完美。

2002年10月中山市中西医结合创伤骨科治疗中心的挂牌，标志着中山市中医院创伤骨科的救治能力已处于中山市的主导地位。在苏培基的带领下，中西医结合治疗骨病在中山市中医院骨伤科被发挥得淋漓尽致。骨伤科的不断发展和扩大，也受到了政府和百姓的支持和信赖。

中山市中医院骨伤科发展到2000年时分为骨一科、骨二科，即脊柱科和显微手外科。在这之前，这两个科室不分专业，而是分两个区管理，每个专科1个病区。

对此，苏培基介绍说："后来发现，由于专业病种多，原本的专业交叉容易引发矛盾，而脊柱科的病人较手外科的少，手外科的医生常常忙不过来，于是我认为要分专业、分技术门类，才能更好地推动骨伤科的整体发展。"

于是苏培基借鉴国内外经验，在规模成熟之际立即从大骨科中分二级分科。2001年初，在原有骨一科、骨二科的基础上又成立了骨三科，三个科室分别侧重于脊柱、显微创伤、关节三个领域，形成以创伤为基础的广泛治疗和专病专治相结合的新格局。现骨一科和骨二科各有3个病区，骨三科有2个病区。

此外，中山市中医院还与北京大学人民医院关节病中心、广州南方医院骨科、广州军区广州总医院骨科合作开展脊柱病、关节病专科建设，不断学习新技术，提高本专业的业务技能，促进骨伤人才的成长。仅一年的时间，就已取得显著成效：专科病人数上升45%，住院病人总数上升15%，手术量增加25%。

（三）三横："指头"变"拳头"让价值最大化

一个个单一的科室犹如一根根孤零零的"指头"，需将它们合并起来，才能发挥"拳头"的力量，让骨伤科的价值达到最大。

1. 骨一科：远近驰名的手法复位

"这个科室颇具特色的是手法复位，特别讲究多位手法医生的默契配合，以3个人为最佳组合，在力度的大小、角度和旋转度等方面，寻找一瞬间的契合点。这也十分讲究手的技巧，必须做到'手扶心会，手随心转，法从手出'，方能达到最好的效果。"苏培基向笔者讲述道。

中山市中医院骨一科是脊柱专科，以运用中西医结合治疗脊柱疾病为主，同时治疗四肢躯干创伤骨折。

从2001年成立至今，该科开放床位已从45张发展到120张，并先后开设专科门诊两个，是本地区规模最大、设备最完善、技术力量最雄厚的临床骨科，配备主任医师1名，副主任医师6名，主治医师2名，住院医师6名及专业理疗师4名，其中硕士研究生共10名。目前，该科已成为广东省中西医结合重点专科及中山市重点专科。

骨一科能开展各种治疗脊柱疾病的手术，并开展了微创椎间盘内电热疗法（IDET）。在中医特色方面，开展小针刀疗法、腹针疗法、硬膜外腔药物疗法、中药离子导入疗法等治疗脊柱疾病，并配合运用中药内服外敷以及手法正骨、脊柱复位支具矫形、小夹板外固定、骨骼牵引、推拿按摩、针灸、药物熏蒸、功能康复等中医传统疗法，辅以骨折愈合仪、功能康复仪等物理治疗仪，再加上多种本院骨伤科专药制剂，疗效显著。特别是手法复位的治疗方法，具有简便、安全、费用低、疗效高的特点，为病人所接受，社会效益良好，在行业内拥有较高的学术地位。

目前，骨一科已形成中医特色明显、临床疗效突出的适宜诊疗技术，并通过开展临床路径观察，总结实施了临床路径的病例资料，减少了病人的住院天数，降低了病人的住院费用，也增强了疗效，真正做到了为病人服务。

在护理上该科开展了针对专科各病种的护理常规的制定，对各个专科病种的术前及术后护理都有详细的临床规范，从而对病人的配合性、治疗的有效性，以及手术的顺利进行起到了明显的协助作用，有针对性地解决了病人在生活和护理上的困难，减少了褥疮、感染的发生。

2. 骨二科：享誉珠江三角洲

2003 年 5 月 1 日，正值国际劳动节，上午 11 时，一名左手三指离断的病人被送进了骨二科，情况十分紧急。伤者因为机器压榨致三指离断，离断部位在手指的中末节，而且伤口不整齐，皮肤、软组织、肌腱挫烂，指骨粉碎，这样的断指条件并不是进行断指再植手术很好的适应证。

此外，手指再植手术，需要缝合的血管同老鼠尾巴里的血管一样细，缝合血管用的缝线比头发丝还要小得多，甚至比汗毛还要细。所以也使得该手术需要十分精细的操作技术，以及无限的细心、耐心和极佳的体力。

担任此次手术的是中山市中医院骨二科的黄卫国副主任医师和阮肇海主治医师。手术中，他们透过显微镜，保持着最佳的精神状态，有条不紊地对伤员进行手指清创、骨折固定、肌腱缝合、血管及神经连接等操作，一个一个地把离断的手指接上去。

当手术结束，他们拖着疲惫的步伐走出手术室时，已是夜晚，整个手术历时近 9 个小时。术后还对伤员进行了 24 小时不间断的输液及"三抗"治疗，伤口的敷料也进行了每日多次的更换。最后，伤员痊愈出院。

"竭尽全力，采取最有利于病人的医疗措施，不给病人带来额外的痛苦与危害。"这是骨二科全体医护人员的工作格言。

骨二科，即显微手外科中心，组建于 2001 年 1 月，创科伊始，由于显微手外科手术非常精细，对技术水平的要求高，因此该科显示出技术力量不足、高资历人员匮乏、经验不足等问题。

于是该科开始苦练基本功，并大量引进专业人才，坚持派送技术骨干外出到全国最著名的手外科医院学习，并由他们作为中坚的技术力量，带动整个科室的专科技术发展。

该科从起初 2001 年的开放床位 60 张、年收治病人 900 人、年手术量 700 台，发展到现在已设有二个病区，开放床位 260 张，年收治病人 2600 多人，年手术量 1560 多台。病人来源遍及珠江三角洲区域，年增长率高达 50%以上，每年为中山市社保局进行工伤评残约 3000 例。

在为病人服务的宗旨指引下，该科进一步简化手术和住院过程的手续，降低医疗费用，将显微外科技术与骨科临床相结合，利用修复与重建措施处理复杂而严重的骨科创伤，进一步提高业务技术及规模。对断指再植、指骨骨折、小儿桡尺骨双骨折等重点病种制定了详尽的临床治疗方案，并取得了良好的临床疗效。

此外，该科还开展了许多填补医院及中山市空白的创新性项目，如复方四黄液在感染伤口的实验与临床研究、中药消肿痛水离子导入治疗四肢外伤性肿痛的临床疗效观察、手部残缺病人的心理社会调适与家庭支持的相关性研究等。

其中的复方四黄液是骨二科自行研制的中药外用制剂，对于感染伤口有明显的抗菌消炎作用，此外中药消肿痛水结合离子导入可以更好地透皮吸收，用于治疗四肢外伤性肿痛效果极佳。

中西医并重是骨二科的特色，传统的正骨八法闭合复位、小夹板固定、理伤按摩、针灸等多种治疗手段在此都得到了发扬，特别是以上所说的中药制剂在骨伤科疾病中得到了充分应用。

经过不断的努力，骨二科已经可以成功地完成各种高难度的手术项目，并已发展成为中山市最著名的显微手外科中心，中山市唯一的工伤、康复一体化的康复治疗中心，在珠江三角洲享有很高的知名度，成为广东省中西医结合重点专科。

3. 骨三科：中山人民不能没有的关节专科

有这样一位病人，需进行手术将骨折复位，一般情况下，这种手术的康复是需要一段时间的，但由于该病人是一家公司的负责人，他的职位不允许他离开岗位太久，所以他急切想重返工作岗位。

于是他来到了中山市中医院骨三科——关节专科。

当时的科主任伍中庆得知后，根据病人要求，为他量身制定了利用关节镜技术的微创手术方案，手术在硬膜外麻醉下进行，先在膝关节前外和前内侧分别做了一个不足1厘米的小切口，置入关节镜和手术器械。透过镜头确定骨折的位置、移位的程度，判断内固定的方向，然后在膝关节的外侧做了一个约2厘米的切口，准确钻入两枚松质骨螺钉，将骨折处复位并固定在一起。手术大约进行了35分钟，出血不足10毫升，一星期后，病人术口愈合拆线，膝关节的活动度完全恢复正常，并很快就重返工作岗位。

关节专科成立于2001年1月，是广东省中医药管理局重点专科和中山市重点专科，该专科实际开放床位120~150张。

该科室具有较强的业务管理、科研和学术组织能力。在近七年的时间里积累了较丰富的管理知识和经验，并得到了医院领导的肯定和推广。关节专科的病床使用率、收治病人数量、业务总收入持续大幅度增长，多年来无差错事故发生，医疗和护理工作均优质完成医院的各项指标，取得了很好的社会效益和经济效益。该科利用中西医结合治疗手段，帮助人们降低关节疾患的致残率，使广大关节疾病病人能够健康生活。

该科医师均能熟练掌握应用中医骨伤科的中医药理论，完整体现中医辨证论治思路，理法方药完备，病案辨证论治优良率达98%。关节专科门诊量逐年上升，2001年门诊量为8000人次；2007年门诊量为48 000人次，较2001年增长500%。关节专科住院人数逐年上升：2001年为655人次；2007年为1910人次，较2001年增长191.6%。关节专科病床使用率2001年为78%，2007年为179.7%。关节专科2001—2007年收治急危重症病人比例为68.35%，收治疑难病症病人比例为15.64%。

关节专科始终坚持治疗手段多样化，并研制出一系列速效、方便的内服和外用制剂，共计7种，这些自制剂已获省药监部门批准，得以批量生产并推广使用。该科还应用骨科系列协定处方治疗关节创伤，应用院内专科内服剂田七口服液、镇痛眠胶囊、驳骨汤等药物治疗关节骨折，应用院内专科外用制剂骨科洗剂1号方和2号方、跌打镇痛液、伤科洗剂浓缩液等药物治疗关节骨折。

此外，该科还开展了4种主要中医药特色疗法：用熏洗疗法治疗急慢性软组织损伤并用于骨折的中后期、关节骨折脱位术后的康复等，用关节镜下撬拨正骨法治疗近关节部位的骨折，用自创改良微型三维外固定法治疗新鲜及陈旧胫腓骨骨折，用小针刀治疗关节痛症等，均取得了良好的疗效。

从2001年开始骨三科每年都会开展许多新技术的应用，如类风湿性关节炎、骨性关节炎、强直性脊柱炎、股骨头坏死的关节镜下半腱肌重建膝关节后交叉韧带、人工带活动半月板膝关节表面置换，关节镜下肩关节习惯性脱位修补术、股骨髁缺损自体髂骨成形术等，均取得了较好的疗效。同时，应用了国内外流行的AO系列内固定、关节解剖钢板内固定等，固定牢靠，病人术后复位好、愈合快、功能恢复良好。

在中西医结合治疗关节疾病、关节损伤、骨盆骨折、骨质疏松等方面，骨三科也有丰富的经验。7年来采用国际先进的人工关节置换的方法，重建接近正常功能的关节，共为500多例股骨颈骨折、股骨头坏死、类风湿性关节炎、骨性关节炎等病人进行了手术，取得了良好的疗效，解除了病人痛苦。

目前，中山市中医院骨三科的专科技术已达到省内先进水平。曾获中山市科技进步一等奖1项、二等奖2项、三等奖4项，在国家级杂志发表论文52篇。

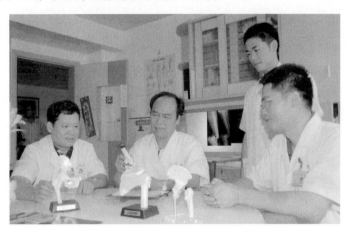

图23　广东省重点专科——骨伤科

（四）一竖：骨科疾病的"终结者"

"丰"字已有了机遇、品牌、"拳头"科室三横，其贯穿始终的一竖便是人才梯队的建设，这里的医生是一群骨科疾病的"终结者"，"终结"骨伤疾病对骨伤病人的伤害和折磨，这也是骨伤科存在的意义和开展工作的宗旨。

如今整个骨伤科已逐渐形成了一个老中青专家结合、中西医精英融合，较合理及完善的专科学术梯队，构建了一支技术精湛、实力雄厚、服务优良的优秀团队。

这团队的背后离不开医院的严格管理，苏培基在刚当上骨科主任的时候就深有体会。有一件小事可以说明。

有一个病人，因腰部不舒服住进中山市中医院骨伤科，苏培基为其制定了治疗方案，并到科室进行了讨论，后为病人实施手术，病人痊愈出院。但是苏培基却受到了批评。

原因出在哪儿呢？因为医院规定病人出院前需向上级汇报，而苏培基在此次事件中未及时汇报，而是在病人出院后才汇报，这是不严谨的做法，所以受到了批评。

这次事件之后，苏培基在工作中更加严谨了，在管理方面更注重骨伤科的凝聚力和团队的管理。

骨伤科医护人员坚持"一切以病人为中心"的原则，以病人满不满意作为工作评价的标准，以良好的医疗技术和医德医风赢得了广大病人的赞扬。其中，关节专科就曾多次获得"最佳科室""优秀科室"和"优质服务先进科室"称号，多人次获得医院"十佳医务人员""服务之星""优秀党员"等称号。

当然，推动骨伤科快速发展的最重要的一点也是这个团队在科研方面所取得的显著成果。

据苏培基介绍，近些年来，骨伤科致力于临床和科研工作，坚持以医疗临床为基础、以科研为先导的科技兴科方针，将医学科研、临床相结合，以临床带科研、科研促临床的策略，积极开展科研工作，获各级科研成果奖 10 多项。其中，"八字张力带加环形钢丝固定治疗髌骨骨折"经过 15 年 1000 多病例的临床应用证实，此方法固定可靠，操作方便，符合生物力学要求，功能恢复快。特别是对严重粉碎性骨折，避免了髌骨摘除。优良率达 96%，目前处于国内领先水平。该项目获广东省重大科技成果登记和 1987 年度中山市科技进步二等奖。

又如国内首创的股骨颈骨折三翼钉固定牵引床，在经过 70 多例临床应用后发现，该固定牵引床更便于手术操作，在提高手术效果的同时，也保障了工作人员的安全。该项目获广东省重大科技成果登记和 1988 年度中山市科技进步二等奖。

此外，还有许多的科研项目成果，如国内首创的 TLF-胸腰椎正骨器等均有操作简易、使用安全、实用性强的优点，减轻了病人的痛苦，也都获得了科技进步奖项。

值得一提的是骨伤科主任苏培基所创新的 DICK 三维微型外固定系统，利用脊柱椎弓根内固定 DICK 系统的基本原理，对原本的设计进行了改良，并已取得成功。目前采用该方法已对 65 例新鲜及陈旧胫腓骨骨折进行了治疗，同时进行生物力学测定。"采用此方法治疗骨折愈合率达 100%。"这是出自研发改良人苏培基之口，他为笔者列举了一些数据。骨折愈合时间：新鲜闭合性骨折 32~90 天，平均 68 天，开放性骨折 50~170 天，平均 108 天。陈旧性骨折 57~210 天，平均 130 天。可见，该科研成果十分有利于骨折病人的康复。近期该外固定支架又经过了 150 多例的临床应用，疗效独特。这项国内首创的项目，已获 1997 年度获中山市科技进步一等奖，目前已向全国推广应用，并得到了国内著名的中西医结合治疗骨折专家尚天裕、顾云伍等教授的高度评价。

除却科研人员给骨伤病人带来的最直接的利益外，中山市中医院骨伤科的服务也是值得称赞的。

对于任何一家医院而言，不光要有精湛的医疗技术，还要有贴心的服务带给病人。中山市中医院骨伤科的全体医护人员都有这样一个共识：凭技术和服务取得病人的信赖，用实际行动赢取大家的口碑。

骨伤病人的创伤，大多来自车祸和意外伤，这些伤害带给了他们痛苦、恐惧和焦虑，他们除了面对创伤带来的痛苦外，往往还必须面对伤残的结果，所以骨伤科病人往往饱受着躯体和心理的双重痛苦，他们更期盼医护人员的关心、照顾，期盼详细了解自己的病情，期盼有医术高超、医德高尚的医生为自己进行手术，期盼有技术操作熟练、态度和蔼可亲、认真负责的护士对自己进行治疗护理。

中山市中医院骨伤科在这一方面就做得很好，首先他们先让病人了解自己的病情，从而更好地帮病人端正心态；其次为病人提供一个良好的环境，如舒适的床铺、安全整洁的治疗环境；再者他们热衷于与病人建立平等、尊重、信任、合作的人际关系，增添病人的信心。这一切都有助于稳定病人的情绪，增加机体对手术的耐受性，进而影响着手术效果和康复情况。

苏培基表示，目前中山市中医院骨伤科已达到国内知名、省内先进的水平，望未来能将这种优势发挥得更好，为更多病人服务，将中西医结合在骨伤科里演绎得更加完美。未来的发展方向是要在强手如林的骨科领域占有一席之地，开展更多多方位、多角度的学术交流活动，扩大知名度，并继续采取"走出去、请进来"的方法加强对外的沟通，把工作重点放在为中山以及周边地区人民提供更好的医疗、预防、保健服务上。

六、站在病人的角度制订治疗方案
——泌尿外科侧记

谈起中山市中医院泌尿外科的历史，泌尿外科的学术带头人赖海标忍不住为笔者讲述了一个有趣的片段。

一次，中国中西医结合学会泌尿外科专业委员会主任委员张亚强视察中山市中医院泌尿外科，当他走到门诊走廊时顿时为门庭若市的场面大吃一惊，感叹道："这场面太壮观了！"还连连称道："很难想象一个地级市医院可以有这么大规模的泌尿外科！"而后，他把这"壮观"的走廊拍了下来，并在全国表扬中山市中医院泌尿外科的发展。同济大学医学院的一位泌尿外科医生听闻了这个消息后，心中产生怀疑："中医院办泌尿外科，怎么可能有那么多病人？"为一探虚实，他从上海特意跑到中山市中医院，结果也被泌尿外科的雄厚实力所深深折服！

一家地市级医院缘何吸引了众多病人和专家？究竟是什么成就了她的盛誉？

赖海标如是说："坚持'中西医结合'和'微创手术'是我们最大的特色和优势。"这么说还是有些抽象，只等赖海标为我们抽丝剥茧，解开疑团。

（一）十年树木，名列前茅

"泌尿外科的发展真有那么惊人吗？"笔者试图从泌尿外科的学科带头人赖海标口中得到肯定回答，可他听后笑而不言，随后将一组材料递到笔者眼前，轻轻地说："看看这组材料吧！"

岭南中医药文库

笔者看到，泌尿外科设有前列腺专科、结石专科、泌尿肿瘤专科及男科4个专科，4个门诊诊室，病房用房面积1234米²，有开放床位100张。科室拥有较雄厚的医疗技术力量，现有主任医师2人，副主任医师6人，主治医师3人，住院医师2人。其中硕士研究生导师2人，博士1人，硕士5人，在职研究生4人。设有碎石中心、尿流动力学检查室、内镜中心、门诊手术室、专科诊室及男科治疗室。拥有国内先进的体外冲击波碎石机、C臂X线机、膀胱镜、输尿管镜（硬镜、软镜）、经皮肾镜、前列腺电切镜、腹腔镜、弹道碎石机、钬激光治疗仪、尿流动力学仪等一大批进口设备。每年门诊量近5万人，日门诊量超过200人，年各类手术量超过1800台，体外冲击波碎石500例次/年。

据了解，泌尿外科的规模和实力已在全国中医院中名列前茅，在中西医结合诊治前列腺疾病，泌尿系结石、肿瘤、畸形、炎症，以及男性不育症等疾病方面有突出的作为，难怪不少外地专家得知后会倍感惊讶！

其实，虽然泌尿外科的发展有目共睹，但是她的历史并不悠久。泌尿外科于2000年创立，通过十年的发展形成了先进现代诊疗手段与传统中医特色疗法相结合、注重提高临床疗效与全面改善病人生活质量相结合的专科特色。作为泌尿外科的领军人物，赖海标坦言，在泌尿外科的创立初期，他曾为科室的定位伤透了脑筋。"在过去，泌尿外科的主要诊治手段是手术方法，探索中西医结合的路子实属摸着石头过桥，谁也不知道前途是否光明。"

路漫漫其修远兮，十年的上下求索证明赖海标的思路是正确的，中医不仅充实了医生对泌尿科疾病的认识，增加了治疗方法，还提高了疗效，扩大了治疗病种，使对疾病的治疗更为全面、完整、合理。当确定下"中西医结合的框架"后，泌尿外科注重中西医并举，花大力气研究南方地区的常见病和多发病，在挖掘和

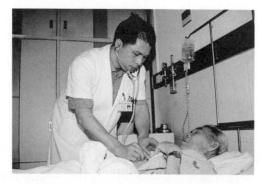

图24 广东省重点专科——泌尿外科

发扬中医药特色的基础上，坚持以微创治疗为特色，并不断引进现代最新的泌尿外科诊疗设备与技术，逐渐发展成为一个技术力量雄厚，集医疗、科研、教学、预防于一体的临床特色专科。

2008年，泌尿外科成为中山市唯一一家广东省中西医结合重点专科，并多次被中山市中医院评为最佳科室和先进集体。目前，该科的病人来自广东省各地以及周边省份与香港、澳门地区，海外不少华人也慕名前来求医，科室经营取得了显著的社会效益与经济效益，受到病人的广泛赞誉。

百年树人、十年树木，中山市中医院泌尿外科默默汲取能量，蓄势待发，如今她已从毫不张扬的小树苗壮成长为高大葱郁的参天大树，荫庇广大病人！

（二）全力打造"微创"闪亮品牌

日前，家住在中山市三乡镇的张女士逢人就说："市中医院的医疗技术真棒，不用开刀，只是在腰部穿个小孔，就解决了困扰我近十年的肾内大结石！"

据悉，张女士来到泌尿外科就诊时，她的左肾内已经形

成一个 4 厘米×2.5 厘米的鹿角形结石，经常出现腰疼、血尿症状。虽然她曾做过多次体外震波碎石，但由于结石太大，效果均不理想，正当张女士惴惴不安不敢决定是否做开刀手术时，她得知市中医院的泌尿结石专科开展了微创手术取结石，疗效甚佳。此时，张女士仿佛抓住了上天赐予她的救命稻草，赶紧到中医院就诊。接诊的钟晓主任医师决定为张女士进行经皮肾镜取石术，只是在其腰部穿刺小孔扩张建立进肾通道，然后利用气压弹道碎石，再把粉碎后的结石钳出体外。术后的第二天，张女士就可以进食和下床活动了。术后的第五天复查照片，结石已经完全消失，病人康复出院。

不只是张女士，无数结石病人在泌尿外科"一孔巧治病"的微创疗法中获益。泌尿外科所奉行的"不开刀、不输血、痛苦少、住院时间短、恢复快、费用低廉"原则让来诊的病人有口皆碑。

据悉，中山市中医院泌尿外科在全市内率先开展经皮肾镜治疗各种复杂肾结石和输尿管结石，与国内外先进治疗手段接轨，用现代的微创治疗方法真正地代替传统开放手术，使得泌尿系结石的治疗完全进入微创时代。另外，泌尿外科创立了碎石中心，该中心拥有国内先进的体外震波碎石机，到目前为止共完成了 1 万多例病人的治疗，临床效果显著，结石粉碎率达到国内先进水平，科内已经形成了一整套结石的治疗体系，通过输尿管镜、经皮肾镜、钬激光治疗仪及体外冲击波碎石，术后配合中医药溶石、排石、防石治疗，形成以"碎石、排石、取石、防石"为核心的治疗与预防方法，使结石病从诊断治疗及预防更个体化、更全面、更微创和更便廉。

目前，泌尿外科拥有进口腹腔镜、膀胱尿道镜、输尿管硬镜、输尿管软镜、腔内弹道碎石机、体外震波碎石机、钬激光治疗仪、尿流动力学仪等多种现代化的泌尿外科诊疗设备，除结石治疗外，泌尿外科也广泛开展前列腺电切术、经皮肾镜和输尿管镜治疗肾输尿管结石、腹腔镜下肾癌根治术、腹腔镜下肾盂输尿管成形术、腹腔镜下肾上腺肿瘤切除术、腹腔镜下全膀胱切除术、腹腔镜下前列腺癌根治术等微创手术。

据悉，泌尿外科还利用先进的尿流动力学设备，开展了尿流率和尿流动力学的检查，对下尿路排尿异常疾病、手术疗效评价提供了科学的依据，大大提高了前列腺疾病、膀胱过度活动症、女性排尿困难及尿失禁等疾病的临床疗效。

在赖海标副院长的带领下，截至 2010 年 8 月该科已完成 2000 多例经尿道前列腺电切术，肾结石的开放手术率已从 90% 下降到 10%，真正实现了治疗不开刀、不输血，病人痛苦少、恢复快、费用低的人性化治疗目标。微创疗法已被成功打造为泌尿外科的闪亮品牌，在中山市乃至广东省享有盛誉。

（三）中西合璧，开创特色疗法

随着生活水平的提高、人均寿命的延长，中国进入老龄化社会，前列腺增生症等前列腺疾病的发病率越来越高。据悉，在中山市中医院泌尿外科每年成功施行的 300 多例前列腺微创手术中包括有 20 多位 90 多岁高龄的高危病人。对于高龄高危老人的治疗，采用中西医结合的保守治疗恐怕是最好的了。

在泌尿外科治疗中，单纯的中医治疗虽然已经不能成为现代治疗体系的主导，但是中医仍然有它发挥的空间。在诊治前列腺疾病，泌尿系结石、肿瘤、畸形、炎症以及男性不育症等疾病方面，泌尿外科在继承中医外科丰富的传统理论和经验的基础上，继续发扬中医外科辨证论治、针灸、按摩、物理治疗等特色，不仅开展了精子轨迹、性激素检查、输精管造影等检查和前列腺微波、射频，性功能穴位电刺激治疗，还使用前列腺1号方、2号方，坐盆汤，消炎利尿合剂等系列特色专科制剂，采取内服外治等综合方法治疗慢性前列腺炎等疑难病症，取得了较好疗效。以下便是中山市中医院泌尿外科常用的中医和中西医特色疗法：

1. TRM-Ⅲ型前列腺治疗仪治疗慢性前列腺炎

慢性前列腺炎是男性青壮年常见病、多发病，是泌尿科、男科门诊最常见的一种疾病，据悉，男性在其一生中，有50%的人至少在某一段时间内发生过前列腺炎，慢性前列腺炎严重地摧残了病人的身心健康。泌尿外科自行研制的TRM-Ⅲ型前列腺治疗仪是一种集热疗、旋磁疗、振动按摩功能于一体的新型多功能前列腺治疗仪，治疗头为弧形，插入直肠后紧贴直肠前壁，相当于前列腺区。治疗头内装有电热丝，由主机的温度控制钮调节温度。治疗头内的磁片在微电机带动下产生旋磁，持续均衡地按摩前列腺，可解痉镇痛，在磁场作用下缓解盆腔、会阴部括约肌、平滑肌痉挛，降低肌张力和感觉神经的兴奋性，改善局部血液循环和组织营养，加速炎性渗出物的吸收，减轻炎性肿胀对神经末梢的压迫，使下腹部或会阴部坠胀感迅速减轻或消失；其次，可化瘀消肿，热旋磁能扩张微血管，对由于膀胱颈部挛缩导致的排尿不畅、尿流无力及会阴、阴茎尿道痛有明显改善作用；最后，可促进引流：高频率的电动按摩能使充盈的腺体减少张力，达到通则不痛的目的。

2. 射频治疗仪治疗慢性前列腺炎

射频热疗系 20 世纪 90 年代兴起的治疗前列腺疾病的新疗法。在射频作用下，前列腺组织的温度升高，腺泡及腺管的穿透性明显增高，有利于药物进入腺体内。同时，因射频电磁波的穿透力强，能使前列腺体血管扩张、血流加快、引流改善、新陈代谢加快、白细胞吞噬作用增强，从而促使前列腺的炎症消退，刺激症状明显减轻。体外射频治疗慢性前列腺炎的照射温度宜适当，过低则达不到预期效果，而过高则会使腺体内太多的管状组织坏死、毛细血管闭塞而减慢炎症的消退和脓栓的吸收，甚至可能加重会阴部的疼痛及尿频、尿急等刺激症状。据报道，如果温度过高，则射频热辐射的穿透距离会增加，从而使病人出现尿失禁及肠穿孔等并发症，应予以重视。体外射频治疗慢性前列腺炎，既安全、有效，又无痛苦，不失为当前治疗慢性前列腺炎的较好方法。

3. 坐盆汤坐浴治疗慢性非细菌性前列腺炎

慢性非细菌性前列腺炎属祖国医学"精浊""白浊""白淫"等范畴。坐盆汤由野菊花、苦参、马齿苋、败酱草、延胡索、当归、槟榔等组成，具有清热凉血、行气止痛之效。现代医学证明：野菊花、苦参、马齿苋、败酱草、延胡索、当归、槟榔均有抗真菌、抗病毒及消炎作用，延胡索还有扩张血管及镇痛作用。坐盆汤坐浴是药疗与温热疗法相结合的理疗方法，药物通过肛门、直肠、会阴、阴囊等局部皮肤黏膜、淋巴结、血管的吸收，直达前列腺体，增加前列腺的局部血液循环，促进炎症吸收、消散，提高机体自身抗病能力，调节免疫功能，逐步消除症状。

4. 男性性功能治疗仪治疗男性勃起功能障碍

男性性功能治疗仪通过药物透入、负压吸引、循环按摩及磁场效应等几种方式的综合作用，使病人大脑皮质得到有益的调整，有助于心因性阳痿的康复。该治疗能够兴奋脊髓性中枢，协调勃起射精功能，并直接训练阴茎勃起，增加阴部血液循环，调节海绵体从而使各种性功能障碍很好地恢复。

5. 当归注射液穴位注射对精索静脉曲张高位结扎术后的辅助治疗

其适应证为精索静脉曲张，精子运动轨迹明显异常，行腹膜后精索静脉高位结扎后。临床实践证明运用当归注射液对腹膜后精索静脉高位结扎后病人行三阴交穴位注射，对精液质量有进一步的改善作用，为精索静脉曲张术后病人提供了一种有效的治疗手段。

6. 糜蛋白酶穴位注射结合针刺治疗精液迟缓液化症

一般来说，精液自射出体外后，30分钟内会完全液化。精液迟缓液化症是指在射精后至少半小时精液不能完全液化或1小时方开始液化的现象，它包括精液不液化和液化迟缓，是临床上常见的男性不育症原因之一。由于精液不液化限制了精子的活动，使精子不易快速地穿过宫颈口到达子宫腔、输卵管，因而会影响精卵结合，引起不育或致生育力下降。穴位注射糜蛋白酶配合针刺不但在治疗液化迟缓症方面取得了效果，在改善前列腺炎方面也有较好的作用，证明针灸治疗前列腺炎有一定的疗效，并有可重复操作性。

7. 温针灸为主治疗前列腺增生症

在温针灸治疗前列腺增生效果的研究中，泌尿外科选择了多名临床症状以夜尿增多为主、暂时没有手术指征的病人，并按随机法分为治疗组和对照组。对治疗组采用的穴位包括肾俞、次髎、膀胱俞、会阴、秩边等主穴，以及三阴交、中级、关元等配穴。每天治疗一次，每次选取 6 个穴位，交替使用。对选取穴位作常规消毒后，以 32 号 1.5 寸针针刺，得气后留针 15 分钟，主穴用温灸盒艾灸（会阴、秩边只刺不灸）。选取配穴时视病人情况行补或泻手法。实验表明，虽然病人的前列腺腺体增生情况没有明显变小，但病人排尿症状明显缓解，残余尿量减少，尿流率增加。温针灸疗效显著，受到病人的广泛欢迎。

8. 冲和膏外敷治疗慢性附睾炎

从 2004 起，泌尿外科在临床上应用冲和膏外敷治疗慢性附睾炎病人 30 例，效果良好，下一步准备做动物实验进行进一步研究。

（四）三管齐下，深化整体医疗服务

在以前，医护工作者往往只看到疾病而忽视了得病的病人，便形成了病人围着医院转、围着医生转的传统医疗模式。而如今，唯有"以病人为中心"的医疗模式才能真正适应新时代的需求。在泌尿外科，"以病人为中心"绝对不是一句简单的口号。该科对人性化的整体医疗服务模式进行了一些有益的探索。

1. 开展"日康手术"

住院对很多人来说是一件恐惧的事，带来痛苦的不仅是疾病本身，可能还有昂贵的医疗费用，以及家人多日的奔波操劳。比如小儿睾丸鞘膜积液是泌尿外科的常见疾病，一般采取手术治疗需要住院一周左右，花费多、耗时长，给患儿家长带来诸多不便。

然而，刚刚在中山市中医院泌尿外科做完睾丸鞘膜积液手术满 8 个小时的小阳阳，却能和父母一起高高兴兴地出院了。据悉，中山市中医院泌尿外科开展了"日康手术"常规医疗服务，不少病人从住院到做手术、再到出院，不超过24小时就可以回家了。

所谓"日康手术"，就是病人当天住院、当天手术，一日内即可出院。据赖海标介绍，可接受"日康手术"的病种包括尿道结石、膀胱结石、输尿管下段结石、肾结石（适合冲击波碎石者）、睾丸鞘膜积液、小儿包茎等。如果按常规程序，这些小手术需住院4至5天，而接受"日康手术"后只需1天，还可以减少1/3以上的费用，如采用"日康手术"方案进行输尿管下段结石手术就可比以前节省七八百元的费用。

赖海标告诉笔者："我们常常会发现，病人治病有的是'有时间没钱'，有的却是'有钱没时间'，价格和时间都是病人在考虑疗效以外最关注的东西。经过多次开会讨论，我们站在病人的角度建立起不同病种的不同治疗方案，而'日康手术'便是其中的一种，这种方式不仅及时解决了病人住院难、治疗时间长、家人没有时间照顾等诸多问题，还大大降低了治疗费用。"

由于住院时间减少，医生的观察时间也势必减少，不少病人听说"日康手术"也心怀疑虑：这会不会影响手术的疗效、增加手术的并发症呢？赖海标表示，"日康手术"程序和常规程序一样，但手术前的准备和检查都必须在门诊完成，并先由医生仔细评估是否适合。另外，随着微创外科技术的成熟、新材料和新药物的应用，很多手术创伤越来越小，恢复加快，很多接受"日康手术"服务的病人能按计划康复出院。

2. 实施临床路径图

泌尿外科在不断提高医疗技术水平，完善诚信服务的基础上，为促进医护人员更新观念和改进服务，又开始了对医疗护理管理模式革新的进一步探索，一种全新的服务模式——实施临床路径图和整体医疗服务，已经在中山市中医院泌尿外科实行。

患有前列腺增生症的何某自入院当天，医生就给他制定了一个治疗时间套餐，第一天做什么检查、第二天做什么治疗……护士把临床路径图挂在他的床头，每天需要做些什么、疾病治疗到什么程度，一目了然。这样透明的医疗护士管理模式让何某很满意，他积极地配合医院的安排，很快就病愈出院了。

据赖海标介绍，实施临床路径图是病人在住院期间的医疗护理管理模式，是针对某一种疾病，以时间为横轴，以入院指导、接诊时诊断、检查、用药、治疗、护理、饮食指导、活动、教育、出院计划等理想护理手段为纵轴，制成一个日程计划表，对何时该做何项检查、治疗和护理，病情达到何种程度，何时可出院等目标进行详细的描述说明和记录。不论医师是谁，都应该按照临床路径图进行处理。这样可以减少医师在诊治中的随意性、盲目性和不必要的重复。如对前列腺增生症的治疗，可有四个路径，包括住院路径、门诊路径、社区医院路径、家庭路径，病人可在不同的路径中，由不同的工作小组负责对应的照顾服务。

实践证明，临床路径图具有多种优点：通过减少无效服务项目降低住院或服务天数，更有效地利用卫生资源；减少工作的失误、重复和拖拉；改善医疗服务提供者的工作质量；改善医患关系，加强相互交流；及早发现问题并加以纠正、处理；能促进治疗管理，加强临床结局和服务效果意识。

实施整体医疗服务后，医生为病人治病不单单只是负责治疗病人生理上的问题，还必须有整体意识、整体观念，每位医护人员都必须从过去单纯的"以病为中心"转变为"以病人为中心"，从生理、心理、社会、文化、精神等多层次对病人进行综合治疗，这种服务理念受到了广大病人的赞扬。

3. 开展伦理查房

在泌尿外科的病房里，病人的床头卡不会注明敏感的诊断内容；医生、护士在查房时会为病人添置一个遮蔽的屏风；护士亲切地称病人为"老王""张老师""刘阿姨"等。这便是泌尿外科开展伦理查房护理模式的成果。

据了解，伦理查房是一种新颖的医学查房模式，它的重点就是尊重和保护病人的隐私，重视病人的各种权利和合理需求。笔者看到，在泌尿外科的多个办公室里都赫然贴着伦理查房的十项基本要求："不当着病人的面讨论病情；不直呼病人床号；多用亲切的称呼；不暴露病人隐私；带教医生查房时多考虑病人的感受；医生、护士在查房和治疗时，要为病人添置一个遮蔽的屏风；床头卡上不注明敏感的诊断内容；在病房时语言、神色等方面要体现出对病人的尊重；门诊按号就诊，避免围观；实行选择性告知病人的做法；衣着干净整洁，举止端庄。"这些内容泌尿外科的所有医护人员人手一份，在学习和应用的过程中，这里的每个人几乎都能把这十条规定倒背如流。

赖海标介绍道："伦理查房打破了很多医疗服务中存有弊端的'惯例'，例如，过去带教医生查房时往往在病人床边讲解和分析病情，很少考虑病人的感受，而如今，带教老师只在病房介绍病人的病史，进行必要的检查示教，然后回到示教室再做详细的病情分析。在以前，不管是不是轮到自

五桂山下的中医传奇

岭南中医药文库

己看病，所有候诊的病人全挤在医生跟前，把医生围得水泄不通、密不透风，在这样的环境下，谈何保障病人的病情等绝对隐私？随着经济的发展和公众科学文化素养的提高，人的尊严和权利越来越受到重视。伦理查房带来的是医院人性化的服务，一种和谐、相互理解的氛围带来的是医患的双赢。"

"实际上，只要很少的投入，或者改变一下现行做法，就可以很好地解决这个问题。"引进这种服务模式的赖海标说，"开展伦理查房得到了院领导的一致同意，并成为兄弟科室学习的模式。"

七、紧握"拳头"打出"特色"招式
——中山市中医院科研侧记

俗话说，"纸上得来终觉浅，绝知此事要躬行""上山才知山高低，下水才知水深浅"。

中山市中医院在不断的摸索前进中发现：漫漫科研路，实践出真知。为此，面对医院的发展，中山市中医院直接将实践方向直指科研。

"科研既是解决疑难杂症的矛，又是医院技术支持的后盾。"中山市中医院内科教授郭聂涛做了个形象的比喻。

笔者了解到，中山市中医院 2009 年被授予"广东省中医名院"称号，与其科研的不断创新和发展分不开。盘点中山市中医院的科研成果，可谓硕果累累。广东省、中山市科技进步奖屡屡成为其"囊中之物"。

在这些奖项的背后，中山市中医院是如何紧握"拳头"，用"特色"招式打造科研的？

且听郭聂涛教授娓娓道来。

（一）特色一：借用科研和临床的相互作用力

物理学上有相互作用力之说，即只要一个物体对另一个物体施加了力，受力物体反过来也肯定会给施力物体大小相等的一个力。

科研与临床，也是能产生相互作用力的两个东西：

科研项目往往来源于临床上的探索，通过临床发现问题，而科研的最终目的也是回归到临床上解决问题，从而彰显其价值。

因此，中山市中医院的临床医生总保持着一种敏锐的观察力和不忘科研的态度，在工作细微处找出问题，然后思考解决问题的方式，带动科研。取得科研成果后，又回归到临床中去。

"所以说，科研与临床就好像一对互相扶持的'兄弟'。作为一个医生，我们就应该有这样一种意识：我们不仅仅是一个医治疾病的医生，还应是一个懂得搞科研的'创造者'。因为临床医生是与疾病零距离接触的人，所以更能发现新问题，在此基础上有意识地进行科研，找寻新的解决方法，才能更好地造福病人，让病人享受到更好的医疗服务。这才是一个医者应有的态度。"郭聂涛说道。

作为内科医生的郭聂涛在科研方面也是下足了功夫的。

他主持和承担的国家自然科学基金项目、广东省科技厅科技计划项目、广东省中医药局和中山市科技局科研项目有10余项；他主持的科研项目"黄芪护肾汤配合激素疗法对原发性肾病综合征病人红细胞 CR1 密度相关基因表达的影响""2 型糖尿病中医辨证分型与红细胞 CD35 天然免疫功能相关性研究"分别获得了中山市科技进步二、三等奖。

郭聂涛表示，中山市中医院的科研更侧重于中医特色。近年来，医院确定了"突出中医特色，发挥中西医结合优势，以专科专病建设为重点，以完善综合服务功能为目标"的业务发展战略，大力突出专科治疗特色，拓展重点学科品牌优势，将中医药与现代科技相结合，以点带面，逐步形成"人有专长，科有特色，院有优势"的技术格局。

（二）特色二：只要想"科研"，医院就无条件支持

有句话说："假如我和你之间有一千步的距离，你只需要走一步，剩下的999步由我来走向你。"

中山市中医院对科研的支持也可以套用这句话："只要你想要搞科研，你有想法，你有行动，全院上下就会齐心无条件支持你。"

如何个无条件法？

郭聂涛表示，中山市中医院在科研探索路上总结了三大亮点。

1. 科研上不落后的院长们

谈起中山市中医院的科研，就不得不提"不服输"的院长们。

科研并非中青年骨干、临床医生的专属，中山市中医院科研的迅猛发展，也离不开奋勇争先的院长们。

目前，中山市中医院已专门成立科研小组，由院长做组长，带头积极参与研发，并取得了不错的成果。郭聂涛介绍着。

如原院长孔祥廉主持并参与了省、市级科研项目10多项，荣获广东省科技进步奖二等奖和三等奖各1项，中山市

科技进步奖一等奖 2 项、二等奖 2 项、三等奖 3 项，主持开发了以地产药材为主的两个中药新剂型，并获得国家专利 1 项。

苏培基副院长善用科研和临床的"相互作用力"，始终坚持医学科研与临床相结合，积极开展科研工作，获各级科研成果奖 10 多项。其"股骨颈骨折三翼钉固定牵引床的研制"的项目，研发出具有结构简单、牵引可靠、使用方便等特点的牵引床，为病人提供了很大的方便。该项目成果属国内首创，获广东省重大科技成果登记和 1988 年度中山市科技进步二等奖，其有关论文曾在《中华骨科杂志》上发表。其"TLF-胸腰椎正骨器的研制"研究成果，获 1989 年度获中山市科技进步三等奖；"中西医结合治疗不稳定型踝部骨折的临床研究"成果，获 1996 年度中山市科技进步三等奖；"改良DICK 微型外固定系统治疗胫腓骨干骨折临床研究"成果，获 1997 年度中山市科技进步一等奖、2006 年度中山市科技进步二等奖，并获得国家发明专利一项。

林棉院长主持或参与的科研项目"内科危重症中医评分系统的临床研究""中山市中医院 SARS 病人的发病特点及中西医防治研究"等 13 项课题研究成果先后获得广东省科技进步三等奖、中山市科学技术进步一等奖和二等奖；赖海标副院长主持或参与的省市级科研项目有 9 项，获中山市科技进步奖二等奖 1 项、三等奖 2 项。

2. 完整组织机构，让科研工作更顺畅

为了让科研工作更顺畅，中山市中医院将医教科分为医务科（负责组织实施全院的医疗工作）和科教科（管科研、教学)，也设置科研秘书、教学秘书等职务，给予一定的补贴。

3. 完善激励制度，鼓励科研人员

为了更好地推动科研工作，几乎每年都会获得一项广东省卫生厅科研技术奖的中山市中医院为科研人员实行了一系列的激励政策。比如对获奖人员给予获奖金额 3 倍的奖励，如获中山市科技进步奖一等奖，奖金为 10 万，则医院会另外再给获奖者 30 万，一方面是对获奖者科研工作的肯定，另一方面也是为了激励更多的科研成果的诞生。

另外，医院常常召开工作会议，一起探讨科研工作的进展。目前，中山市中医院已将科教指标算进年终参评中，这也是对科研工作的一种认可。

（三）丰硕成果令人"垂涎欲滴"

郭聂涛表示，近年来，中山市中医院致力于科研的发展，不分科室，不分层级，经全院医务人员的努力，医院已获得了许多的科研成果。

1. 连续 6 年获得中山市科技进步奖一等奖

2006 年，中山市中医院获得国家自然科学基金资助。获该项资助的市级医院仅有三家：深圳、佛山和中山的三家医院。郭聂涛信心满满地告诉笔者，按照目前科研工作的开展，他们再获国家自然科学基金资助已不难。

中山市中医院每年都会获得中山市科技进步奖 5~6 项，已连续 6 年获得中山市科技进步奖一等奖。2006 年获广东省科技进步二等奖，2008 年获两项广东省科技进步奖三等奖。

在论文发表方面，医院已发表论文多达 200 多篇，其中在核心期刊上发表的占了一半。在国际级刊物上发表的文章每年都会有 1~2 篇，如《德国医学杂志》等。

2. 投入经费不拘泥于特定范围

郭聂涛指出："国家规定，医院对科研的经费投入应占该医院所有经费支出的 1%，然而中山市中医院 2009 年就为科研投入了 800 多万，相当于投入了将近 2% 的经费。"在具体的申报经费上，依据该科研项目的社会价值而定，而不拘泥于国家规定或者医院规定的申报经费范围。

中山市中医院的中医药理实验室，为广东省重点实验室，其中包含 SPF（动物实验室），每年会进行 3~5 项的基础研究和临床研究，主要以临床研究为主。其中的一项开发性研究为骨科的仪器发明。此外，还在研究家庭自动灌肠器，适用于肾虚的病人，利用它，病人可自己在家灌肠，该技术还在试验阶段，但已拿到专利。

梅全喜是中山市中医院主任中药师，他参与动物实验多，科研成果多，成绩十分突出，已破格升职。其科研工作涉及动物实验，虽存在经费的问题，但因其发展前景特别具有社会价值，所以受到院长的特别支持。梅全喜参加工作 20 多年来，先后研制出医药新产品十多项，获国家专利 4 项、国家四类新药证书一项、省市级科技进步奖 7 项，分别为：① "李时珍中药保健腰带"获联合国中国国家分部颁发的"发明创新科技之星奖"；② "葛洪腰痛宁保健袋"获 1995 年美国纽约国际传统医药新产品展销会金奖；③ "艾叶的研究"获 2000 年度中山市医药卫生科技成果一等奖，中山市科技进步二等奖；④ "跌打镇痛液的研究"获 2002 年度中山市科技进步三等奖；⑤ "三角草的基础研究"获 2006 年度中山市科技进步一等奖、2007 年度广东省科技进步二等奖；⑥ "昆藻调脂制剂治疗脂肪肝的机理与临床研究"获 2007 年度中山市科技进步一等奖（第二完成人）、2009 年度广东省科技进步三等奖；⑦ "复方土牛膝制剂治疗咽喉疾病的试验与临床研究"获 2008 年度中山市科技进步一等奖、2008 年度广东省药学会医院药学科学技术奖二等奖。

"还有，治疗蛇伤的中药配方三角草片的研发经费也远远超过了申报时的 3.5 万元，达到 12.3 万元，由于该药对病人的康复有很大的价

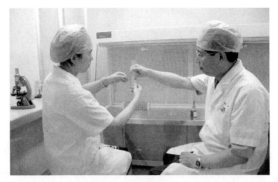

图 25　中药药理实验室——中山市科技兴医"十一五"重点实验室建设单位

值，所以医院毫不犹豫地给申报了。"郭聂涛补充道。

3. 院方全力提供经费和技术支持

科研的开展、专利的申请，都会产生不少的费用，这些费用全由院方支付，医院给予了全力的支持，还有技术上的支持。如耳鼻喉科的周小军，是 2003 年从广州中医药大学来的第一批博士中的一名，现已为博士后，获得国家自然科学基金 2 项，获中山市科技进步奖一等奖 1 项，医院给予

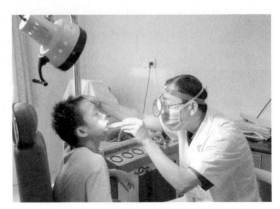

图 26　耳鼻咽喉科周小军博士主持的科研课题"从 DNA 损伤修复能力探讨鼻咽癌气虚癌变机理"获国家自然科学基金资助，是中山市卫生系统首项国家自然科学基金课题

周小军奖励 40 万元，并将万方医学网等外文网的卡片给这些博士，以便于他们进行科研。由于周小军不是科主任，在值班时会导致临床与科研之间的冲突，但院方都会进行协调。

周小军十分投入科研工作，在业余时间，经常会请假回湖南中医药大学研究项目，医院支付其外出费用，外出期间，工资待遇不变。可见，医院对科研十分支持，并给予了很大的帮助。

郭聂涛告诉笔者，医院今后的思路主要是继续发展科研、重视自主知识产权以及有市场前景的项目，希望能争取更多的国家自然基金资助、获得更多的广东省科技进步奖。

为了激励年轻骨干，中山市还举办了一个研修班，由中山市政府和广州大学城组织，医护人员自主报名。在广州中医药大学进行笔试和面试，周六、日定期上课，也进行一些专题讲座。每个学员都配备一名导师，22 个学员一对一教学。每天跟师查房，组织学习，每学习一天，医院都会给补贴。此外，医院还极力支持医务人员在职攻读学位，并给予参加研修班的硕士 0.3 万 ~1 万元的奖励，而博士攻读有 1.5 万元的奖励。目前论文的发表成绩已达到 200 多篇。

另外，医院每年都会选派 20~30 名骨干去北京、上海等地的大医院进修。每年一次的各科学术会议也会派 20~30 人参加。会上有国家级、广东省级的专家，通过与专家们的交流，明显提高了参会医生对《黄帝内经》《周易》和《伤寒论》等经典著作的理解与掌握。

在职工工资方面，中山市中医院的职工工资总额已超过国家规定的经费支出总额的 1.5%，达到 5%。每个专家每年都有一次 3 个月出外学习的机会。

（四）"捍卫"成果，三管齐下

"目前，中山市中医院取得的科研成果是可喜的，但如何守住这些成果，并创造出更多的成果，需要科研、教学、论文三管齐下。"郭聂涛告诉笔者。

科室若想得到持续发展，就必须加强科研的投入和理论的研究，才能使科室站在更高的高度，这也需要在教学和论文方面下足工夫。

如心血管内科先后申报市科委立项课题 4 项、市卫生局立项课题 1 项，其中"冠心病血瘀证与血浆同型半胱氨酸相关性的临床研究"获 2004 年中山市科委立项，目前已完成病例搜集，发表论文 3 篇，正准备结题。该课题的完成使心血管内科对血瘀证的规范客观化指标有了更深一步的认识，从而为血瘀证建立客观指标提供了依据。

又如"温阳利水法对急性心肌梗死并心力衰竭 N 末端脑钠素原和心功能影响的临床研究"获 2007 年中山市科委立项，该课题目前已进入临床病例搜集阶段，从初步检测结果分析，心力衰竭病人的脑钠肽升高程度决定了病人病情的轻重及预后，中药具有改善脑钠肽升高程度的作用。该项目的引入使该科对心力衰竭的认识更深入一层，并使中医药治疗心衰的信心更加增强。

再如，通过对"非心脏手术后急性冠脉事件发生病例的中医证型特点及相关炎症因子水平研究"课题的病例搜集与整理，发现白细胞计数与纤维蛋白原含量是术后血栓事件的独立危险因素，中药活血化瘀可有效降低血栓事件的发生，而抗生素却无此功效，从而为中医药的优势特点提供了充分依据。

"在科研的教学方面，中山市中医院又有哪些特色的招式？"笔者问道。

"在教学方面，我们医院的科室秉承教学相长的光荣传统，采取不同对象、不同形式、不同目的的方式进行教学。

通过对硕士研究生的带教工作，使各科室对临床科研方法有进一步的认识和提高；

对本科生则遵循理论联系实际的原则，通过跟随主治医师教学查房和临床病例讨论，使实习生对在学校所学的知识有了进一步的加深和理解；

通过实际临床操作的锻炼使实习生对人体解剖和病理生理学有了更加直观的理解；

通过细菌的培养及药敏试验使学生对微生物和抗生素有了进一步的认识；

通过疑难病例讨论使学生的综合分析能力有了进一步提高；

通过网络信息的查询使学生对当代医学的进展有了明确认识，从而使学生能够紧跟时代，同步前进。

另外通过对进修医师的培训使他们对各疾病的专科疗法有了更深一步的认识，从而为中医的发扬光大奠定了基础。"郭聂涛详细答道。

此外，科研论文也不容忽视，通过科研课题进行病例搜集整理后，撰写科研论文是必不可少的工作。通过论文的撰写不仅可以提高临床医师医学论文的书写能力，也能为科研成果的广泛传播奠定基础。

最后，郭聂涛对中山市中医院的科研进行了总结和展望："加强科研工作，提高医生的水平，建设一支高水准的医疗队伍是中山市中医院不变的准则，也是中山市中医院一直向前发展的信念，所以对于科研工作，中山市中医院全力配合和支持。希望能在科研实践中，取得更多的新知识，探索更广的新领域，为病人谋更多的福利。"

八、规范与创新塑造"放心药房"
——药剂科侧记

（一）从土到洋，飞速发展

辨证施治，对证下药，是中医的一大特色。各地生存环境与病人体质的千差万别，使不少疾病呈现出明显的地方性与个体性特征，而以"国家处方"、部颁标准统一生产的药物医治，效果难免不够理想，而且往往价格偏高。在这种情况下，地方医院针对某些疾病的特性，以当地药源和自身经验自制药剂，就成了不可或缺的治疗手段，效果通常也很不错。可以说，中医院能够人气旺盛，善于自制药剂并加以有效利用是其一大重要"秘诀"。

中山市中医院自 1957 年诞生起，就有了自己的药房和煎药室。那时人员虽少，但除了调配西药、成药和饮片配剂之外，根据治病之需，已有了用"土法"炮制特殊的中药饮片的自制药。20 世纪六七十年代，在"一支银针、一把草药"口号鼓动下，中医院跟许多中医机构一样，积极推广中草药和新针疗法，形成自制药的热潮；随着中草药在处方中比例的大幅提高，以"自采、自种、自制、自用"方式进行中草药加工和制剂，也一时蔚然成风，新针治疗亦取得明显成效。而且，在这种风潮推动下，中山市中医院成立了制剂室，自行加工、生产散剂、片剂、合剂等多种剂型和品种的中草药制剂。中药加工场也有一定发展，全院仅有的 10 名

181

药工中，中药生产与配剂的人数，要比西药房多出一倍。70年代末，中山市中医院成立了药剂科，由陈华沃药师任药剂科主任，延续了既有的发展势头。先后研制出参麦注射剂、丹参注射剂等中药注射剂，以及大输液、颗粒冲剂、代泡茶、软膏、滴眼剂、滴鼻剂等剂型，开了中山市中医院自制注射剂和大输液的先河，实现了制剂技术上的一大突破，品种也越来越多。中药管理则由梁斯亚药师负责，加工炮制的药材也由原先的以草药为主，渐渐增加中药品种，规模也得到较大发展。

改革开放后特别是90年代前后，中山市中医院的药品管理和生产进步神速，制剂室、药房、加工场三箭齐发，光是大输液和针剂，就有22个品种。搬迁到南安路新址后，药剂科的工作用房和环境得到很大改善，增设了住院药房（又称中心药房），以满足住院病人用药需求；自制剂品种也达到100多个，涌现出不少疗效好、价钱平的新品种。90年代初，蔡平、刘巧红、钟希文三位中药师代表中山市参加广东省中药知识竞赛，获得集体第二名，随后蔡平被推荐参加全国中药知识竞赛。医院对中药的认知与应用水平之高，由此可见一斑。1993年，药剂科开始吸收高等院校本科生，充实队伍，储备能量。

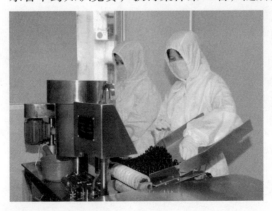

图27　中药剂型现代化一直是医院努力的方向

1998 年，中山市中医院中西药房通过了广东省中医药管理局的评审，被授予"放心药房"称号。此后六七年时间，药剂科进入新的发展阶段，从过去单一的药品供应，向药品供应与服务创新等多功能方向转变。为促进药剂科研能力与水平较快提升，成立了临床药学室和中药药理实验室，所主持的"跌打镇痛液的研究""三角草的基础研究""复方三丫苦泡茶的研究"等多项课题，分别获得省、市科技进步奖。

90 年代末，国家药品监督管理局成立，新的《药品管理法》出台，规定凡是市场有售的品种，医院不得自行生产。中山市中医院自制剂受此限制，品种从 170 多个锐减至 60 多个，注射剂、输液剂纷纷下马。然而，制剂室在 2000 年、2005 年两次再审换证中，均顺利通过验收；2003 年还对 80 多个自制剂品种作了重新注册。这表明，中山市中医院对自制剂的必要性及重要性，保持着应有的理性；对已有自制剂的疗效和前景，也是情有独钟。这段时间，医院保留了一批疗效好、使用率高的自制老处方药并加大生产，使自制药产值每年仍能维持在 200 万元左右。这为后来自制剂的进一步发展打下了重要基础。

政策变化后，药剂科重拾锐气，规模不断壮大发展，2006 年更名为药学部。从 2008 年开始至今，主任中药师钟希文担任药学部主任，药师杨深球担任药学部副主任，高层次人才走上了领导岗位，为中山市中医院药学业开启了一个崭新的时代。今天的药学部，功能设置齐备、硬件设施完善、技术雄厚、规模不断扩大。下设第一门诊部中、西药房，第二门诊部中、西药房，中心药房，中药加工场，中、西药库，煎药室，制剂室，药检室，临床药学室和中药药理实验室。工作人员 126 人；103 名药学专业人员中，有广州中医药大学教授 2 人、硕士研究生导师 2 人，主任药师 3 人、副主任药师 5 人、主管药师 15 人、药剂师 36 人，硕士研究生 5 人、本科生 40 人。药学部前任主任梅全喜和现任主任钟希文，分别获选中山市卫生系统科技兴医"十五""十一五"规划学科带头人。2009 年，药学部自制药产值达 900 多万元，2010 年超过 1000 万元。

他们还重点开发具有自主知识产权，创新性、科学性、实用性兼备并有较好社会效益和经济效益的新技术、新剂型、新产品；加快萃取技术等先进工艺的研究，生产更多纯度高、疗效好、使用方便、价格低廉的药物；研制开发缓释剂、长效剂、滴丸、软胶囊等新剂型；针对疑难病、多发病加快开发新产品，重点是针对心血管、肿瘤、口腔等方面疾病的新药及双向调节、不伤脾胃的清热解毒药。

（二）规范管理，加大投入

彭伟文滔滔不绝地向我们介绍医院药学部的发展演化。他是个中年医生，但作为药学部的"老人"，看得出，他对药学部情有独钟，对中山市中医院药学上的成就感念殊深。

随同他走进药学部，如同置身于现代化的药品科研与生产工厂。各种各样的仪器、机械和锅、炉、罐、瓶令人目不暇接。小巧精密的电色谱仪、光度仪与巨型的蒸馏机、浓缩锅，优雅宁静的生化、检验室与偌大繁忙的生产车间，给人曲径通幽、豁然开朗的感觉，却又是那样和谐有序、动静交融地结合一起。在其间浏览，谁会想到这只是医院的一个药学部门?!

对科研生产稍有常识的人都会知道，设备越是现代化，对管理的要求就越高，管理难度就越大；管理上稍有凌乱失序，就会带来连锁反应乃至意想不到的后果。这对管理者是一大考验。彭伟文郑重地说，药学部从成立伊始，就十分重视制度管理，严格按照国家有关规定进行药品质量的检查和监控，确保安全生产、杜绝事故。"一方面，我们系统引进相关法律法规和药房规范化管理制度；另一方面加强动态管理。"他陈述了系列的具体措施——派人外出学习药房规范化管理知识和成功经验，结合自身实际，建立、完善药品质量管理制度，严格各种凭证和现场记录。为确保措施落实，药学部主任及质量管理小组成员一起，通过不定期检查、听取汇报，督促各班组发现、研究存在问题并进行严格整改，不断提升药房规范化管理水平。对药库药房的硬件、软件同时进行升级改造，增设空调、冰箱、保险柜、储存柜等设备、器材，加强防鼠、防虫、防火、防盗措施，做到全天候安全监管。2006年，中山市中医院药房规范化管理通过中山市食品药品监督管理局检查验收，获得广东省药监局交叉检查组的好评，一致推荐为中山市药房规范化管理的"示范药房"。

对自制剂的研发生产，也基本实现了软、硬件的升级换代。医院在这方面投入很大，"研发自制剂必须要有独立的实验室，国家对此要求很高，花费起码要十几万元；产品从设计到投产花费更大，一个品种也要几十万元。做出来的药品，按价格政策通常只有5%的利润。然而从长远看，三甲医院不能没有创新、高效、多样化的自制剂。只要是质好价宜，经得起临床检验，自制剂的前景十分美好，药厂产品的70%都是从医院自制剂中转过去的。因此我们下定决心，就是暂时亏本，也要把软、硬件搞上去。"彭伟文介绍说。

经多年努力，如今药学部已拥有1600米^{2}的净化生产车间，多效蒸馏水机、多功能中药提取罐、真空连续浓缩锅、颗粒剂包装机、口服液自动罐装机、胶囊自动填装机、散剂自动包装机等大型生产设备，以及高效液相色谱仪、紫外分光光度计、数字式自动旋光仪、电子分析天平等分析仪器，总价值达300多万元。还建立了功能齐全的药品检验室，成为通过广东省食品药品监督管理局验收、获得制剂生产许可证的制剂单位。"目前，制剂室可生产片剂、颗粒剂、胶囊、合剂、口服液、袋泡茶、洗剂、软膏剂、散剂等10多个剂型70多个品种的自制药，原料几乎全是草药。"彭伟文如数家珍，"复方土牛膝糖浆、复方三角草片、复方田基黄胶囊、清乳合剂、和胃消痞合剂、田七口服液、龙蒲合剂、解毒醒脑合剂、甘杏止咳露、清解汤、跌打镇痛液、痔舒息洗剂、骨科洗剂、桃花膏、转阴灵胶囊、三丫苦泡茶、悦康外感凉茶、红栀骨科洗剂、石膏止痛软膏等中药制剂，全部都是由名老中医验方和临床验方研制而成，质量可靠、疗效显著，在本院临床应用几十年，颇受病人欢迎。不少华侨回到中山，指名要开悦康凉茶和三丫苦泡茶；2008年雪灾中，电杆架线工人为防止双手冻伤开裂，用的就是中山市中医院的当归薄荷膏。"

说到药学部的动态管理，彭伟文也颇感自豪。他那长达一个多小时的稍带散杂的介绍中，不少是具体而微的实质性的举措。比如对用药安全的监控，临床药学室通过抽查日常处方及住院病历，重点检查药物使用与联合用药的合理性，对皮试用药、重复用药、处方书写不规范、剂量超标、用药时程过长、给药途径不合理、诊断与治疗不相符等问题，及时发现并加以通报、纠正，指导临床合理用药。又如为提高用药水平，部里通过定期出版的《药学通讯》和药学网站的"药学频道"，提供药物咨询服务，加强合理用药的知识宣传。一方面及时传递药物治疗学的新观点、新动态、新进展，以及中药的不良反应、高血压用药的最新指南等等，另一方面通过临床药学室，加强相关知识的传递，特别是有关药物不良反应的判断、处理和报告，以及血药浓度监测、临床药学研究等知识，不断提高对药物不良反应的监测水平，受到医务人员好评。"这一系列工作，使全院中西药管理和监控达到较高程度的规范化、信息化，也为自制剂的保质生产和安全使用提供了保障。"彭伟文总结道。

事实证明，药学部的规范化管理，已成为全院规范管理的一大亮点，不仅提升了药学科研生产的安全与质量，也推动了全院科研、临床与教学工作的发展。中药药理实验室荣获"中山市科技兴医'十一五'重点实验室建设单位"称号；SPF级动物实验室通过了广东省科技厅验收，并已开展中药制剂药效学实验和毒理实验，承担省、市科研立项的药理实验及硕士研究生、本科生的培养教育工作，为中药新制剂的申报和提升药学科研的能力与水平，起到了积极的推动作用。近5年来，药学部共荣获省、市立项资助的科研课题10多项，与广州中医药大学中药学院、香港浸会大学中医药学院合作课题2项；获得省、市科技成果奖8项，国家发明专利2项。目前，药学部拥有硕士研究生5人，带教的广州中医药大学、中国药科大学、广东药学院、南方医科大学、湖北中医学院等本科实习生百余人，实习生们均获得较好成绩。

（三）成果斐然，美不胜收

至2007年，中山市中医院的自制剂达到65种，每年产生经济效益约700万元。申报专利6项，获国家知识产权局专利证书2项——梅全喜主持研制的治疗关节及软组织损伤的跌打镇痛液（气雾剂），2004年获颁发明专利证书；孔祥廉主持研制的治疗脂肪肝的中药制剂昆藻调脂制剂，2007年获颁发明专利证书。

药学部获奖的科研项目有8项：梅全喜主持完成的科研成果《艾叶的研究》，获得1999年度中山市科技进步二等奖。《跌打镇痛液的研究》，获得2002年度中山市医药卫生科技成果三等奖。《三角草的基础研究》和《复方土牛膝制剂治疗咽喉疾病的实验与临床研究》，分别获得2005年度中山市科技进步一等奖、2006年度广东省科技进步二等奖和2007年度中山市科技进步一等奖、2008年度广东省药学会医院药学科学技术二等奖。钟希文主持完成的《三丫苦泡茶的研究》《痔舒息洗剂的研究》，分获2001年中山市科技进步奖二等奖、三等奖。孔祥廉主持完成的《昆藻调脂制剂治疗脂肪肝的机理与临床研究》，获得2006年度中山市科技进步一等奖。曾聪彦主持完成的《黄蛭口服液制备工艺及质量标准的研究》，获得2007年度中山市科技进步奖二等奖。梅全喜主编出版的药学专著有6部，分别是《现代中药药理手册》《艾叶》《中成药临床新用》《现代中成药手册》《王清任研究集成》及《中药综合知识与技能》；参与编写的著作有5部，分别是《药海撷菁》《中药学综合知识与技能》《脂肪肝的中医治疗》《熏洗疗法》和《茶疗法》。近3年来，药学部在各级医药杂志发表的论文有200余篇，连年在全省大医院药学部中排进前四名，受到省药学会的表彰。因篇目较多，在此不一一列举。

医魂篇：

医者，贵在大爱

　　医者，贵在大爱。中山中医人不乏大爱精神——这，也是中山中医人之医魂。不论是日常医疗事务，还是在处理一些突发事件时，他们都倾注了醇厚的爱心，比如抗击非典，比如到汶川抗震救灾，比如抢救一些特殊的重症病人……

　　仔细倾听他们的故事，谁能不为他们的精神所感奋？

——题记

一、秉承"大医精诚"精神，战斗在抗击非典第一线

唐代"药王"孙思邈曾在《备急千金要方·卷第一·大医精诚》中写道："凡大医治病，必当安神定志，无欲无求，先发大慈恻隐之心，誓愿普救含灵之苦。若有疾厄来求救者，不得问其贵贱贫富、长幼妍媸、怨亲善友、华夷愚智，普同一等，皆如至亲之想，亦不得瞻前顾后，自虑吉凶，护惜身命。见彼苦恼，若己有之，深心凄怆，勿避险巇、昼夜寒暑、饥渴疲劳，一心赴救，无作功夫行迹之心，如此可为苍生大医。"

2002 年 12 月底，广东民间出现了关于一种致命怪病的谣言，甚至谣传在一些医院有病人因此怪病而大批死亡。2003 年春节前夕，这一怪病终于浮出水面——中山市中医院在元月内，就接治了不少患此病的病人。当时，这一怪病还没有科学的界定，人们只是发现它对病人的肺部破坏颇大。于是，医生将之暂定为非典型性肺炎，也就是此后被世界卫生组织命名为"SARS"（Severe Acute Respiratory Syndrome）的疾病。

一时间，全民恐慌！

面对这一疫病，中山市中医院的医护人员堪称将"大医精诚"的精神发挥到了极致。面对病情，迎难而上；面对困难，协力抗击。他们将群众的生命看得高于一切，将个人的安危置之度外。面对这一近年来最为艰难的一次医疗事件，医护人员所表现出来的坚忍不拔的精神，值得人们称道。

他们中的佼佼者，如林棉院长、呼吸内科黄振炎主任，

更是奋战在抗击非典第一线。他们虽然没有钟南山那样出名，但是他们的故事更为朴素，他们的经历更加曲折、感人。

（一）及时应变为防疫抢下宝贵时间

作为最早一批被非典病毒肆虐的城市之一——中山，在2003年的元月面临着不一般的考验。

非典疫情发现得很突然，发展得很迅速——从2003年1月2日起，中山市中医院就开始陆续收治到一些特殊的"肺炎"病人。这些病人共同表现为发热、咳嗽，肺部有炎症阴影。

据黄振炎主任介绍："该病在发生初期，我们就觉得有些棘手。因为病人的病情发展得很快，容易出现呼吸窘迫综合征（ARDS），而且抗生素治疗对该病居然无效！"

刚开始的时候，医护人员对病情的估计不够，造成了部分医务人员受到感染。"虽然当时对这种疾病毫无认识，但是当医护人员也感染该病后，我们就觉得有些不寻常了。"黄振炎主任回忆，"因为被感染的医护人员很快也出现了类似的症状，而且病情发展得很快！"时任副院长的林棉跟内二科黄振炎主任到病房逐一检查了病人，发现病人有传染他人或被他人传染的病史，引起了中山市中医院专家的高度重视和警惕，初步怀疑是一种传染病，于是将情况向医院党委作了汇报。

接到当班医生的报告后，医院党委十分重视。经过研究分析，院领导立即向市卫生局报告。市卫生局领导高度重视，马上组织有关专家到中山市中医院调研会诊，证实这些病人确实具有传染病特征，并指示采取了一系列防治措施。中山市紧急成立了"中山市急性呼吸道感染（非典的前称）抢救协调小组"，制定了"中山市卫生系统急性呼吸道感染性疾病紧急处理方案"。中山市中医院就由时任副院长的林棉担任医院抢救协调小组组长。

当时，民间已经有一些谣言在传播。不过，由于院党委的重视以及医院做好了防治措施，该病最终得到了及时有效的控制。

（二）"坚持站在前线，为别人树立榜样"

非典疫情的袭击，快速而猛烈。

黄振炎主任回忆："非典的来袭就像是一场噩梦。"

虽然医院及时地成立了协调小组，但在面对未知的疫情的侵袭，人们多少还是显得有些手足无措。"在疫情的初期，该不明原因的肺炎对各种抗菌药物均耐受，上呼吸机人数不断增多，而且本院多名医护人员相继感染。"黄振炎回忆，"当时那个情况下，医护人员多少都有些人心浮动。"

看着躺在病房、上着呼吸机、救治多日却依然不见好转的病人，大家人心惶惶，谣传四起。

"只要有人咳嗽，周围的人就会恐慌。只要有一些风吹草动，大家都会提心吊胆。"黄振炎每次想起当时的情景，多少都会有些感慨，"那个时候，我作为主任，作为前线医生，大家都在看着我。虽然当时奋战多日，感到很疲惫，但是我告诉自己，我绝对不能倒下，因为其他人都在看着我。"

据跟黄振炎一起奋战的护士回忆，当时黄振炎主任由于劳累感冒，咳嗽了一下，立刻引起其他医护人员的担心。"幸好后来证明只是感冒，不然黄主任万一倒下，我们就真没有主心骨了。"

由于初期对非典没有正确的认识，在治疗手法上，也是摸着石头过河般进行尝试，于是医护人员和病魔展开拉锯战，一时分不出高下。

虽然疫情不能很快控制，但是大家并没有放弃希望。在市卫生局的统一部署下，医院一方面对广大职工做好解释工作，加以引导，增强广大医务人员对疾病的正确认识，另一方面在全院进一步加强消毒隔离措施：加强病区地板及空气消毒、开窗通风，做好医护人员的个人防护，并将内二科（呼吸内科）改为收治非典病人的隔离病区，并严格限制探视，等等，有效地控制了非典型肺炎在医院内的传播和流行。

当时由于各级政府和卫生行政部门的重视，国家、省、市的疾病预防控制中心的流行病专家一批接一批地来中山市中医院对病人进行流行病学调查，上级医院的临床专家如钟南山院士等来中山市中医院会诊，提出诊治意见和防控要求。

在抗击非典的战役中，以时任副院长林棉为组长的非典抢救小组医务人员，表现出了为病人服务、无私奉献的高尚医德和职业操守。譬如，林棉副院长经常深夜带着专家们到病人床前会诊。有一次，一位病人病情加重，出现低氧血症，当时对能否使用糖皮质激素以及怎样使用等问题颇有争议。为了请省内专家会诊，他亲自前往广州汇报病情，在专家下榻的楼下等候专家开完会后才接到专家，当时已是晚上十点多钟了。当病人及其家属见到林棉副院长带着专家在午夜十二点出现在其面前时，感动得热泪盈眶。

（三）中西医结合治疗发挥奇效

刚开始诊治非典病人时，由于对本病毫无认识，所以仍然按经验大量使用各种抗生素，尤其是第二、三线抗生素联合使用，但病人病情不仅无好转，反而日渐加重。病人们的情绪非常不稳定，有的病人一见医生就掉泪，有的闷闷不乐、一言不发，还有的要求转院治疗，甚至有的写遗书，交代后事。

因此，医院医护人员除了每天正常查房外，还要花许多时间给病人做心理辅导，鼓舞他们战胜疾病的勇气。病人看到医务人员如此真诚地对待他们，没有一个医务人员害怕被传染而嫌弃他们，如此地关心他们，经常有医护人员来查房、有专家来会诊，因此他们的情绪也逐渐安稳下来。

有一位病人入院后不久就要求转广州治疗，因为传染病不宜转院治疗，于是主管医生多次找他谈话，劝他留下。他看到了医生们认真细致的工作以及对病人的无微不至的关心，便打消了转院的念头，激动地说："我不转院了，我就是死也要死在中山市中医院。"

后来，医院专家对所有病人的病情和治疗作了总结归纳，并在省专家的指导下，认识到非典型肺炎的病因以感染病毒的可能性最大，于是调整了治疗的思路，将治疗的重点放在重症病人的治疗上。

黄振炎主任介绍："经过研究，我们尝试性地用白虎汤加减来治疗病人，收到奇效。病人上午服药后，下午的检查就发现，病情出现了明显的好转！"

在采取全市统一治疗方案的前提下，中医院逐步摸索出一套中西医结合的治疗方案：中医治疗中，早期主要按温病的卫气营血辨证治疗，中期以益气养阴法治疗，后期采取活血祛瘀法治疗；西医治疗的关键在于糖皮质激素的合理使用以及正确使用呼吸机。这套中西医结合的治疗方案疗效很好，病人们逐渐康复出院了。

对治疗有信心后，中山市中医院动员在广州军区广州总医院住院的二位患病医生回中山市中医院治疗，最后他们都回到本院住院，并都治愈出院。

（四）"零死亡"圆满完成任务

在迎战非典的日子里，医院大多数抢救小组的医护人员没有睡过一个安稳觉，没有吃过一顿安乐饭，晚上八九点钟才吃晚饭、连续工作至晚上十一二点才回家是经常的事，每天只睡 4~5 个小时。

这样的付出，也收到了喜人的成果——中山市中医院从 2003 年 1 月 2 日至 2003 年 2 月 21 日共收治了 20 位非典病人，最后全部病人均治愈出院，没有一人死亡，连最初入院、病情最重的也不例外。

在所抢救的 20 位病人中，最重的是最初救治的两位。他们其中的一位是住院当天就因呼吸窘迫综合征而上呼吸机治疗的，而另一位入院仅三天亦因呼吸窘迫综合征要上呼吸机抢救。两位病人都先后经历了呼吸衰竭、二重感染、气胸等严重并发症，渡过了一道又一道难关才被从死亡线上抢救回来。

当时，其中一位病人的肺部实变严重，肺的顺应性下降、发生气胸，在每分钟通气量达 19 升的情况下，动脉二氧化碳分压高达 70 毫米汞柱。病人家属表示要放弃治疗，而一些医生亦对病人的病情预后表示悲观。

"在这种情况下，我本着高度负责的精神，不放弃任何一线希望，召集医生们仔细分析病情，指出病人病情的主要矛盾是肺部继发的细菌感染未能控制，动脉血二氧化碳分压升高并非呼吸膜增厚所致，而是有效的通气量不足引起的。"黄振炎主任回忆，他调整了呼吸机参数，并亲自到检验科去检查病人的痰涂片标本，探索出最佳的治疗方案。经过努力，病人的病情终于好转，最后痊愈出院。病人们出院时，其中一位流着泪跪在地上感激医护人员的救命之恩。

当中山市中医院的非典战役偃旗息鼓后，其他医院的战役还在继续——

从 2003 年 5 月起，林棉院长和呼吸内科黄振炎主任参加了"中山市非典型肺炎医疗救护专家指导小组"，负责对全市非典型肺炎病人的会诊及治疗指导工作。当时全国抗击非典的战斗进入攻坚阶段，大家对非典保持着非常高的警惕性。在这种形势下，许多医生一接诊发热、肺部有病灶的病人，就立即请专家组会诊。医院专家 24 小时处于待命状态，一接到请求会诊的电话就立刻出动。林棉回忆："最忙的一天我们从上午 10 时一直到晚上 10 时马不停蹄地先后到了四家医院会诊，从市的南部到市的西北部，几乎跑了半个中山市。"

在这次抗击非典的战斗中，中山市能够很快地控制疫情，使人民群众的生活秩序未受到较大的影响，这是来之不易的，

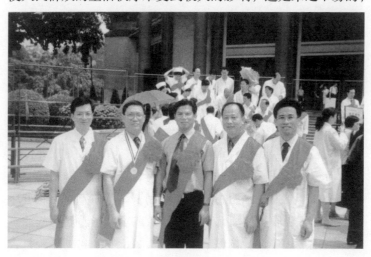

图 28　中山市中医院抗击非典功臣

这不仅仅是医务人员舍生忘死拼搏取得的，更是在市委、市政府、市卫生局的正确领导和社会各界的共同努力下取得的。

二、不轻言放弃，创医学奇迹——中山市中医院成功抢救 2 度肝移植失败病人侧记

论及生死，问谁能比医生看得多，又有谁能比他们看得透？

这是因为，医生有一双与常人不一样的眼睛，那双眼睛里无数次流淌着迎接新生命的喜悦，也无数次闪烁着目睹生命离去的泪光，眼睛为他们的大脑留下了一张张记载生与死厮杀较量的难忘画面，而每个画面深处都有他们焦急的影子。生死，他们看得太多了。

因此有人说，医生就是有一张冷酷脸孔、对生死已麻木的人体工程师。殊不知，他们并非机械的"工程师"，而是将感情投入救援的生命守护者，由于职业关系，他们无数次义不容辞地走进他人的人生篇章中，在其间充当不可或缺的重要角色，甚至反客为主扭转生死，让他人重获新生。

没有人能比他们更懂得生的意义。他们不像置身事外的编剧一样可以任意主宰主人翁的命运以及故事的结局，他们唯一希望看到并尽力做的就是力挽狂澜使每个故事最终都能皆大欢喜。即使是在故事的最开头，主人翁早已经被断定为"死路一条"。

使病人起死回生的救护故事在中山市中医院发生过不少，其中有一案例堪称医疗奇迹，至今仍常被省内各种肝病学科会议提起。那就是 2007 年中山市中医院成功救治 2 次肝移植手术后全身并发症严重危及生命的慢性重症肝炎病人的事情。

（一）火速抢救被放弃的病人

"刚送来医院时，他面如死灰、皮肤枯槁、骨瘦如柴，简直就像非洲难民，没亲眼见过你是无法想象那情况有多糟糕的。如果抢救无效，他将会在短时间内因全身器官衰竭而死，当时一著名大医院认为他已经完全没有存活机会。"8年过去了，中山市中医院消化内科肝病专科主任甘礼明回忆起当时的场景仍历历在目，他细致的描述将我们带回到 2007 年那个炎热而紧张的夏天。

2007 年 7 月 5 日正午 12 点 10 分，7 月的太阳焦灼地烧烤着中山通往广州的高速公路，一辆救护车正火速开往广州某医院准备救援一名慢性重症肝炎病人，此时甘礼明就坐在车上，快速的行驶和道路的颠簸让还没来得及吃午餐的他感到一阵昏沉。"医生，你们到了没有？他正在大出血！"一个电话叫醒了他，电话那头传来了略带颤抖的呼叫，"快点啊，快不行了……"随后是几声撕心裂肺接近崩溃的叫唤。甘礼明的心顿时纠在了一块，他恨不得立即见到病人，心里好有个底。随行的医生、护士也和他一样忐忑不安，他们未尝不想快点到，看看病人是不是真如描述的那样无法医治，希望能给予他更多的帮助，但是他们不知道救护车是否能赶得及，也不知道自己是否有足够的能力去解救他，他们只知道病人危在旦夕，而他们所能做的就是争分夺秒。此时，车的时速达到 120 千米。

病人阿祥（化名）是一位身体强壮的中年男性，2003 年，该男子突现肝功能衰竭，医生诊断其患有慢性重症肝炎，后经广州多家大医院治疗均无结果。慢性重症肝炎是一个死亡率极高且令无数医疗专家头痛的疾病。由于慢性重症

五桂山下的中医传奇

肝炎出现急性肝功能衰竭时常并发重要器官功能损害严重、凝血功能极差，且常合并肺部感染和原发性腹膜炎，因此移植术后并发症多且死亡率高。同年9月，阿祥选择进行肝移植手术，病情一度有了改善，但是不久后其肝功能却再次恶化。他体内的黄疸指数进行性升高，正常人的黄疸指数在19以下，但阿祥的黄疸指数已经上升到500多。肝管堵塞、胆汁排泄不出，药物根本无法解决，只能采取手术治疗。

于是，2007年7月，阿祥接受了第二次肝移植手术，但是手术后却出现了全身并发症：急性肾功能衰竭，2个月无尿；肝功能衰竭；全身多处感染，肺、胆道都出现了真菌感染；消化道大出血，还出现呕血、黑便症状；骨髓异质，白细胞数量下降到 $0.5 \times 10^9/L$；出现大量胸水、腹水积压；产生严重的水电解质紊乱。

从整个治疗过程中，阿祥花去了50多万元，却没能买回自己的健康，最终该医院专家最后宣判他"已无治疗意义"。在近乎绝望的时候，病人表示不想死在异乡，于是家属决定将他转入中山市中医院。

2007年7月5日12点50分，中山市中医院的救护车开进了目的地医院的住院部大楼，"让一下，让一下，请让一下。"甘礼明一行人小跑进病人的病房。眼前的情景让甘礼明的心又紧紧地抽了一下，病人持续高热、面如死灰、皮肤枯槁、无法进食，虽无明确诊断，但病人病情之严重已毋庸置疑。甘礼明已经来不及思考，办理好转院手续后迅速将病人推上中山市中医院的救护车。一路上，甘礼明心想：中山市中医院具有中医特色，病人或许还有希望。

（二）呕心沥血改变病人命运

面对如此重症的病人，中山市中医院组织 ICU 科主任郭应军、内一科主任缪灿铭等专家组进行了会诊，初步估计：不出奇迹的话，阿祥的生存期约为一个星期，不足 10 天。专家们在详细了解病情、认真查看病人后，根据病人原发病、并发症、内环境、营养状况等多方面因素，对如何进行全面有效的治疗作了极其详尽的部署，初步制定了一整套完整的人工肝治疗"战略方针"：抗感染，血液滤过，血浆置换，血液灌流，胆红素吸附，营养支持，止血，成分输血，生命体征支持及抑酸护胃等对症处理，以改善内环境，支持肝脏的营养供给，并联合中医辨证施治，对病人的抗感染起到了很大的作用。

同月 10 日，阿祥住进了医院肝病专科，在 ICU 及内一科全体医护人员的不懈努力下，渐渐地阿祥的病情出现了一丝希望的曙光，高热退了下来，黄疸指数平稳下降，尿量逐渐增加，便血消失，他的脸上开始有了光泽，并且能少量进食。但其后病情又有反复，他开始出现频繁呕吐、腹泻、大量腹水、胸水，白细胞总数持续下降、血糖升高、血压持续居高不下……ICU 与内一科全体医护人员多次深入研究探讨对策，总结经验与不足，再次制定了新一轮的治疗方案，在之前的治疗基础上加强对症处理。新的治疗方针奏效了，阿祥腹水减少了，呕吐、腹泻好转了，血压趋于稳定，白细胞也恢复了正常。持续血液滤过改为间歇血液透析。每日尿量逐步增多，进入多尿期，最高一天达 7000 毫升。胃口逐渐好转，每天能如常人一样进食。经退黄、补液改善内环境、调节水电解质平衡，病人肝肾功能逐步改善，黄疸完全消退，尿量恢复正常。

可是，当医生以为病情控制住了的时候，病人又出现头晕、呕吐症状，经检查却没有发现任何病变，后来医生观察后才发现，这是因为病人的心情不好导致的，肝移植病人常常有抑郁的表现。在这时候，甘礼明不断对他进行鼓励，告诉他病情获得了明显改善，只有保持好心情才能获得好的治疗效果。同时采取中医外敷、灌肠等手段进行治疗，使中西医达到更有效的结合。

历时三个月的中西医结合治疗取得了可喜的效果，抢救重症肝病病人阿祥的战役大获全胜，阿祥奇迹般地获得了第二次生命，他的家属的脸上也终于浮现出久违的笑容。

12月5日，阿祥病情稳定好转就要出院了，临别前一刻，阿祥紧紧握住中医院医护人员的手，久久不肯放开。他颤抖地说："没有你们就没有今天的我，是你们给了我第二次生命。"阿祥的妻子更是感激涕零："当广州的教授劝我们放弃治疗的时候，我们已经万念俱灰，只想悄悄地陪他度过人生的最后时光，我们从来就没有奢望过'奇迹'会发生……即使转到中山市中医院，我们也没想过还能活着出去……是你们创造了奇迹，我们全家打心底里感谢你们。"

（三）上下同心创造医学奇迹

事后，广东省医学会肝病分会讨论了这一病例，会上专家们都不相信这是事实，直到听取汇报后，大家纷纷认定这就是医学奇迹！曾为病人进行两次肝移植手术的医院得知这一消息后，也专程致电中山市中医院肝病专科，对他们的工作表示认可和称赞。

谈及这一生命奇迹的诞生，作为全程跟进治疗病人的肝病专科主任甘礼明，自然是感慨良多："胜利的果实总是甜的，但其过程却是相当曲折的，我们花了很多时间、精力在这个被判定为死路一条的病人身上，治疗期间病人病情几度复发，每一次都是惊心动魄的抢救，不论白天、黑夜，我们好几次都是在下半夜接到电话立即赶到病房的。"

总结成功的经验，甘礼明认为离不开三个方面的原因。

首先，中山市中医院的医生具有注重关怀危重病人的传统，只要病人尚存一点生命希望，哪怕是仅存一丝的呼吸和心跳，他们就不会放弃，病人的情况再差他们也不会完全放弃置之不理。而且，即便病人遇到经济问题无力承担治疗费用，他们也不会放弃治疗。比如阿祥这个病例，当治疗取得效果时，眼看病人病情正在逐步好转，可是他的家属又表示家里已经弹尽粮绝，没钱了。拯救性命和没钱维持治疗的矛盾对医生的医德和信念是一个严峻的考验，此时，医院的医生一方面鼓励病人家属要坚持，一方面也及时改变治疗方案，尽量为病人节约治疗成本，才使治疗得以维持。

另外，甘礼明不断强调，多专科的融洽合作和顺畅配合在抢救中起到了最关键的作用，也是让人感触最深的。"院领导的正确思路为我们提供了融洽的跨科合作空间，不论是会诊、讨论还是转科都非常便利。由于病人的并发症状严重，最急最重的时候与 ICU 合作，他们都能给予及时而全方位的支持。"甘礼明说道表示，"再者，消化内科和肝病专科为病人提供了一体化、一站式服务，医生工作的顺利衔接，方便了病人。"

第三，运用中医中药辨证施治，取得了很好的效果。在针对性抢救过后的中医辨证施治，对病人的抗感染起到了很大的作用。进而通过中医治疗宏观地改善其肝肾功能，改善内环境，使病人的抵抗力得到迅速提高。

据悉，出院后三年来，被医生从鬼门关拉回来的阿祥一直结合抗病毒、抗感染治疗，目前，他仍保持着良好的身体状态，还能正常地经营两家装饰品店。出院后，他为医院送来了锦旗，还带着公司的全体员工亲自上门道谢。

三、天地无情人有情，大爱无阻越时空
——中山市中医院"5·12"汶川地震抗震救灾纪实

"汶川挺住！"

"四川雄起！"

时间无情，岁月如水。虽然日子已经悄悄翻过数年，但那曾经响彻中华大地的坚定声音依然回荡在众人的心头。

这些声音一遍又一遍地将汶川地震，这一震惊世界的天灾所留下的回忆翻出人们的脑海——2008年的5月12日是国际护士节。当天下午2时28分04秒，四川汶川县发生8.0级特大地震。山体滑坡，河流改道，前一刹那还是整齐林立的楼房，顷刻间变成一片瓦砾。

一方有难八方支援，在党和政府的组织下，远在后方的中山市中医院直接连线前方，接治病患。他们用精湛医术和无疆大爱，谱写了一部感人的诗篇——

在中山市中医院的档案馆中，至今还保存有一封来自四川省广元市人民政府的感谢信。

信中饱含深情地写道：

"正当我市300万人民奋起抗震救灾的关键时刻，你们发扬一方有难、八方支援的精神，给我们送来了急需的援助，让我市130多万灾民得以尽快免于露宿野外，让数以万

医魂篇：医者，贵在大爱

岭南中医药文库

计的伤员能够尽快得到医治，让数万儿童能够尽快返回校园……正是你们的这份深情厚谊，让我们倍感温暖，帮助我们解了燃眉之急，也更加坚定了我们战胜灾难的信心和决心!"

何谓医者?

大爱无疆!

何谓有爱?

八方支援!

在无情的天灾面前，人们不论相识与否，都互相牵起了手，共同构建了坚固的爱心之墙。

不论时间如何飞逝，那一幕幕情景依然浮现在人们的眼前，不论是奔赴地震前线，还是在后方接诊伤员。

震惊世界的"5·12"四川汶川大地震灾情牵动着每一位中华儿女的心，中山市中医院 1200 多员工的心也与四川地震灾区人民紧紧联在一起，密切等候上级的救灾部署。

（一）火线召集——灾情就是命令

5 月 13 日，中山市中医院迅速组织了 2 支后备医疗救援队。

5 月 14 日，中山市中医院派出 2 名救护车司机（梁伟泉、吴泽茂）随省卫生厅组织的救援队伍前往四川援助，大骨科筹集了价值 3.75 万元的骨科夹板等医疗设备送往中山市卫生局应急办。

灾难无情人有情，一方有难八方支援。

中山市中医院积极响应市卫生局的紧急号召，发动全院职工向灾区人民踊跃捐款，筹得爱心捐款超过 30 万元，准备药品物资价值 5 万元，还立即着手组建救援医疗队。

听说组建救援医疗队，医院立刻成了炸开的锅，广大医护人员争先恐后地报名。消息公布当天，就有不少医务人员递交了"请战书"。字里行间，无不流露出他们迫切希望与灾区人民同呼吸、共患难的心情。

护士王艳芳写道："四川汶川大地震，伤害重大，我时时关注，作为一名急救护士，年轻的我心不安。希望来自大山、急救技术好、吃苦耐劳、能用地方话与灾民沟通的我能奔赴一线，挽救生命，与天灾抗争。急切希望加入医疗救援队！有机会我一定要去！请相信我的能力！"

骨科医生唐剑邦写道："看到在温总理带领下的无数解放军、武警官兵、新闻工作者和社会各界志愿者，都在灾区超负荷地工作，作为一名在中山工作的川籍医务工作者，我迫切希望投入到这场人民生命安全的保卫战中，迫切希望为家乡灾后救助工作做出贡献。我已经做好了准备！请让我到最需要医务工作者的救灾前线去，请让我投入到人民生命安全的保卫战中吧！恳请领导批准。"

心理医生叶沐镕写道："'一方有难八方支援'。作为一名共产党员、一名心理医生，我此刻有责任，也有义务用所学的知识为灾区贡献自己的力量。因此，我特提出申请：希望到受灾严重的地区参加抗震救灾的任务，尽可能使更多的灾区人民得到及时的心理救助。"

四川籍护士华诚峰、李玖利、何云学、范敏表示：作为医务工作者，我们深知救死扶伤是我们的神圣职责；作为共产党员，作为白衣天使，我们深知危难时刻应当听从党召唤，冲锋在前、无私奉献；作为中国人，我们更应该同心协力，与想压倒我们的一切力量抗衡。生命是宝贵的，我们的生命同样是宝贵的，但是我们的使命是保卫人民的生命。在这生与死的考验面前，我们坚决要求到地震的重灾区去，和全国同胞并肩战斗！恳求组织首先考虑我们，给我们一次为国旗添彩、为中医院争光的机会吧!

四川籍护士黄欢写道:"作为一名医护人员,我很想、很想、很想能为他们做点什么。虽然我的抢救技能需要再学习,也深知我不是代表自己而战,而是代表着中医院而战,但能为他们擦去身上的血迹,能为他们送上一杯温暖的水,能为他们护理大小便及生活中其他更琐碎的事,即使再累、再脏我都愿意去做。无论这件事有多么微小,只要能给受害者及家属带去一些心理安慰。也许我可能得不到医院的批准,但只要有一丝希望在,我就要为他们、为自己及为我的家人而努力。"

······

由于救援医疗队名额有限,在报名的过程中出现了几个人抢一个名额的情况。

因为害怕不能轮到自己,骨二科的护士黄麟以最快的速度写下请战书,也开启了科室人员写请战书的先河,弄得护士长应接不暇。

当科室去灾区人员的名单最后确定,骨二科没有能去的几个护士不禁伤心地流下了眼泪。

(二)未雨绸缪——时间就是生命

5月21日下午,一份紧急通知下达到中山市中医院,是省卫生厅及市卫生局下发的,关于接收部分从汶川转移过来救治的地震伤员的事情。

一接到通知,市中医院就紧急行动起来,专门成立了由孔祥廉院长任组长的救治领导小组。救治领导小组下设医疗救治、后勤保障、宣传公关以及志愿服务4个工作组。每个工作组由一名副院长任组长,迅速着手做好迎接伤员的准备。

为了让四川灾区同胞安心、舒适地接受治疗，救治领导小组经过认真讨论，决定将急诊大楼五楼的 9 间病房腾出来，专门用以救治灾区伤员。

各个工作组火速行动，未雨绸缪。

救治组，挑选内科、外科、骨科、心理科等科室经验最丰富的专家，以便伤员一到就第一时间确定最佳治疗方案。

为了方便伤员和医生之间的沟通，市中医院特意安排了 2 个川籍医生和 4 个川籍护士照料伤员，并在院内开通"绿色通道"——伤员接受治疗时有专人陪同、护送，不用排队。

医院饭堂也做了充分准备，以便按照伤员的口味烹饪饭菜，让伤员吃得健康、舒心。

为了让伤员治疗期间得到精心照顾，市中医院发出招募临时志愿者的通知。医生、护士踊跃报名。

很快地，过道墙壁上就贴上了 10 多份志愿者的申请书。

两天间，全院有 40 多人递交申请书，要求加入志愿者行列。

这些志愿者被排班轮流照看伤员。

（三）"星级病房"——救死扶伤高于一切

5 月 22 日晚上 6 时许，骨二科的黄星垣主任与董丽娟护士长接到孔祥廉院长的紧急电话。

"我们医院准备接收一批由四川转来的地震伤员，决定以骨二科 B 区五楼全层来安置伤员。请你们尽快做好准备！"孔院长的语气显得急促，"病区的环境重新布置，各种物品的准备，要让来自灾区的人民在千里之外的异地他乡都能安下心来，接受我们最精心的治疗与护理，早日康复，重返家园。"

医魂篇：医者，贵在大爱

岭南中医药文库

灾情就是命令！

骨二科的医务人员一直关注着灾区。他们从电视、报纸等新闻媒体的报道中深深感受到了灾区人民遭受的苦难，在为灾区捐款的动员会上，不需要任何的发动，他们就自觉地献上爱心。

接到紧急电话，他们心情激动：尽管我们不能远赴四川，但如今灾区伤员从千里之外而来，我们同样也能奉献出自己的爱心。

一放下电话，两位科领导火速行动起来。

首先面临的困难就是五楼的 39 位病人如何安置。

中山市中医院向来是"人满为患"，不单骨二科如此，其他科室也是如此。让 39 位病人搬去六楼吗？六楼的位置狭小，容不下。唯一的解决办法，只有让 39 位病人住在走廊里。

可是，原来住在房间里的病人，现在要住在走廊里，能愿意吗？思想工作也真少不了！

黄星垣、董丽娟马上去向病人做解释、说服。

他们一个一个地跟病人谈，从 6 点多钟谈到晚上 10 点多钟。

病人们通情达理，听到耐心的解释后，都自愿换到骨二科的走廊去住。

第二天上午 7 时许，在晨会上，黄星垣做了思想动员。

能够接受这个救治震灾伤病员的任务，大家既感到光荣，又感到责任重大。

本来轮到休息的医生、护士，都自觉回到岗位上，开始进行前期准备。

运送伤员的专机，定于 5 月 23 日下午 2：30 到达珠海。

伤员再从珠海坐车来中山，估计到达中山的时间是下午3：30左右。因此，一切准备工作要在此前完成。

团队就是战斗的集体，团结就是力量。

整个医院协同行动，紧张而忙碌。

医院领导全部上阵，亲临一线指挥、协调。

医务科、护理部、总务科各个科室的领导，也带人到骨二科帮忙。

可爱的志愿者们，也来到骨二科。

原来的病人转移之后，医务人员对病房进行消毒，更换床铺、被子、毛巾，还新购牙刷、牙膏、卫生纸、洗发水、沐浴露、盆、碗、杯等生活用品。

医务人员把这9间病房按"星级"标准配置设备：每间病房都有独立的洗手间，配备彩电、空调，桌子上摆放鲜花，一串串千纸鹤悬挂在电视机下方，在墙壁上张贴着"我们都是汶川人"的标语，还有大大的"福"字，营造出温馨舒适的氛围。

每间病房都有两张床，让伤员可以和家属住在一起。为方便伤员家属洗衣服，中医院还添置了一台洗衣机。

全院医务人员有一个共同的目标，就是要让饱受苦难的灾区伤员来到这里，就像回到了自己的家。

经过紧张的准备工作，一切终于在预定的时间内准备就绪。

医务人员看着经过精心布置的病房，才感觉到腰腿的酸痛与疲乏，肚子在咕咕作响，叫来的外卖饭盒都有点凉了。

为了让灾区伤员能静心养病，院方对五楼实行封闭式管理。走廊里静悄悄的，护士站的桌面堆满表达慰问的鲜花。

这一天是护士顾天娇的生日。她却忘记了要为自己庆祝，一直忙到晚上8点多钟才回家歇息。

接下来的时间就是等待，得到的信息是飞机到达的时间一次次地拖后，下午3：30、晚上7：30、9：00、10：00……伴随着等待的还有一阵阵的疲乏。

晚上11：00多终于传来消息，伤员们下了飞机。

从早上7：00多就开始忙碌的人们，好像打了一支兴奋剂，又恢复了活力。

时近午夜，急诊室门口从来没有这么热闹过。这么多的人员怀抱着鲜花在等候。

时间又给大家开了个玩笑，在门口站立了大半个小时之后，又得到信息：还要再等等！

凌晨1：00许，终于听到救护车的警报声。第一批7位伤员到了。

每一个伤员，按预定的计划，由一个医生、两个护士全程负责。伤员一下车，就接受相关的检查。

伤员在急诊治疗室内进行初步体检，如有怀疑，就经绿色通道进行CT、MRI、彩超检查。病床边的心电图、B超早已等候就位，各项检查有条不紊地进行。

伤员全部来自四川广元市第一人民医院。他们穿着几天没有换洗的衣服。

有一个女伤员在过床时，一个劲地抱歉："几天没有洗澡了，不好意思！"嘴里还不停地念叨着："中山人都是好人！"

在地震中饱受苦难，千里迢迢地来到中山，还说出带着歉意的话，医务人员深深地为之感动。

"不要紧，过了床给您擦一下身，换一套干净的衣服就不怕了。"护士这样回答。

擦洗了几盆水，换上了崭新的病服，完成了初步的诊断与

210

治疗，带着疲倦的睡意，伤员们和他们的家属，进入了梦乡。

有一个川籍医生，本来不用参与这次工作。但他听说四川伤员要来，一早就来等候。一直陪着骨二科的人把伤员安顿好才回家。

这时，已经是凌晨三四点钟了。

……

一共有 16 名汶川灾区的伤员来到中山市中医院。他们当中，年龄最小的 7 岁，最大的 84 岁。

住进医院精心准备的人性化病房，伤员和家属都表示十分满意。

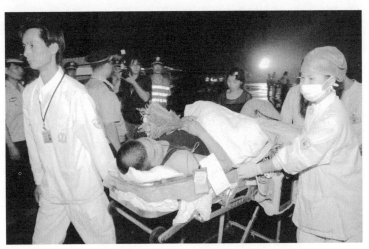

图 29　中山市中医院接诊汶川大地震伤者

（四）温情呵护——爱心拂去伤痕

5 月 24 日，在中山市中医院工作十几年的医务人员，第一次见到如此隆重的大查房——各位院领导、主任及相关专家都来了。

根据查房的结果，专家们仔细地讨论每个伤员的病情，明确诊断，确定治疗方案。

中山市中医院迅速成立了7人的特护小组，专门负责护理这批四川来的伤员。护理部郑主任担任特护小组的组长。

在大查房时，郑主任还与陪同伤员的家属亲切交谈，为下一步的护理制定周到而明确的方案。

医院的其他职能部门，也时刻记挂着伤员及其家属，让这些远离家乡的人在异乡体会到被人关心的温暖。

伤员来到中山的第二天，中山市市长就来医院探望。

有位湖北妇女的儿子才25岁，去四川修隧道，不幸在地震中受伤。她从湖北坐飞机去四川看望儿子，又从四川坐飞机来到中山照顾儿子。

当市长来到她儿子的病床前，她紧紧地握住市长的手，嘴里不停地重复着一句话："好人一生平安!"

伤员们的到来，也牵动着中山市民的心。

为了让刚到的伤员们能够好好地休息，医院没有安排市民探望伤员。尽管如此，许多热心的市民还是一直打电话坚持要来看望伤员。

有一个市民一口气抬了两箱牛奶和一箱苹果交给护士，没有留下姓名就离开了。

伤员入院的第三天，一位在中医院刚生完小孩的产妇过来探望伤员。她的身体很虚弱，是由丈夫扶着过来的。她的手里提了一袋水果。那是别人送给她吃的，她却舍不得吃，拿来送给伤员……

中山市的各种新闻媒体也对相关的情况进行跟踪报道。

社会各界的关心，促使医务人员更加满腔热忱地救护灾区伤员。

五桂山下的中医传奇

岭南中医药文库

医院领导以极大的责任感，始终关注着来自灾区的伤员。

护士顾天骄的"心情日记"中有这样的记载：

5月29日　院长查房

早上8点，骨二科B区医生办公室，除了工作人员外，参加晨会交班的还有两位院长。他们在认真地听医生、护士叙述着7位四川伤员前一天的情况。

以前，院长查房听交接班情况汇报，可能几个月只有一次。而自从收治这些伤员以来，每天都能见到他们的身影。他们认真地听取相关情况汇报，协调各科室进行处理。

来自灾区的伤员们，不仅都在忍受着肉体的痛苦，不少人还有很大的心理阴影。有的伤员的家人，也是如此。

许多伤员刚来的时候，对灾情不愿回首；一位陪孩子前来治疗的母亲，陷入深深自责中；而另一位伤员，因可能要截肢而丧失了生活的勇气。

有一位母亲，在地震中失去了小女儿，这次是来照顾受伤的大女儿的。这位母亲很少说话，从不笑，经常哭。

有一个7岁的孩子，他知道自己马上要做手术了，没有喊，也没有哭，只是静静地低头画一幅画。画里糅合着许多不同的颜色，没有人知道画的内容。

"你在画什么呢？"顾天骄问孩子。

孩子告诉顾天骄，地震了，墙塌了，砸在他的身上。他妈妈用了1个多小时，才把他从废墟中刨出来。他画的正是地震发生的事情。

虽说孩子的手术很成功，正在康复之中，但他仍然没有摆脱对地震的恐惧。每次电视一播放有关地震的消息，他就大喊着要换台。

身为人母的顾天娇看见这一幕，只觉得揪心地疼。

中山市中医院因人制宜，对症下药。

医疗小组为每一个伤员制定了个性化的包括心理治疗在内的治疗方案。桃花膏、四黄液、特色手法等，这些中山市中医院特有的治疗方法，都被运用于对灾区伤员的治疗中。

对看得见的伤口处理，用药；对看不见的伤口处理，还需用心药。

心理医生叶沐镕每开出一剂"心药"，都经过缜密的思考和观察。

每天上午，叶沐镕都会仔细了解伤员的复杂心理情况，下午再有针对性地做心理疏导。

叶沐镕说，对灾区伤员的治疗，需要三方面的配合：一是社会力量的支持，二是医生的心理治疗，三是病人自我的修复。"我们只是起引导作用，唤醒他们内心自我的力量，重建心灵家园。"

为此，中山市中医院合理安排市民对伤员进行慰问和探视。

中山市实验小学的师生，提前来与灾区小伤员过"六一"儿童节。

右手刚完成手术的小伟坐在病床上，戴着红领巾，笑嘻嘻地用左手为大伙儿敬了个礼。

灾难中流血的伤口，就如这微笑，正在慢慢好转。

那位从不笑的母亲，见到大女儿康复得很好，脸上终于泛起了笑意，还抽空出去逛街。

伤员们的心理阴影渐渐消失了，取而代之的是对医生的信任，对生活的热爱。他们觉得自己能来到中山治疗是幸运的，反复对医生说"谢谢"，主动配合医生的治疗、护士的护理。

84 岁的赵老太太，地震时被自家房梁压了腿。她的儿子们赶回家，把母亲挖出来时，都已过了一天多。

赵老太太转送到中医院时，两条小腿已打上了石膏。

护士要给她换病号服，裤子卡在小腿，脱不下来了。剪掉吧？老太太却老大不愿意，嘴里叨叨着："这是新裤子，剪了浪费。"

老太太的小儿子，用家乡话劝了好半天，护士才敢剪掉裤子。

1 周之后，老太太因肺部感染，转到呼吸内科。

老太太的病不轻，加上年纪大，动手术动不得，只能对腿部采取保守治疗，用小夹板固定，不断用药进行调理。

护士们担心老太太肌肉萎缩，就轮流陪她做上肢运动。

一瞧见自己的腿动不了，老太太就蔫了。

护士劝说老太太："做运动有助康复。"

老太太这才又来了劲。

每天一到时间，老太太就卖力地做上肢运动。老太太一边做运动，一边和护士们说笑。

……

2008 年 7 月 18 日，赵老太太与其他 15 名灾区伤员全部康复出院。

四、一场大火的记忆——中山市中医院成功抢救 12 名烧伤病人侧记

"大火像是'扑'过来的，一下子就把我的衣裳点燃，我只感觉烫、疼、难受，有人往我身上泼水，那种难受的感

觉根本无法形容。"1995年大涌一家家具厂失火,深陷火中的秦先生回想起当时的情形时脸上仍带着一丝恐惧。

"都20年前的事了,很多细节我都记不起来了。"中山市中医院外四科的林中平医生是当时接诊这些烧伤伤员的其中一员,他蹙着眉极力回忆着1995年的那场火灾。"那个夜里像以往一样平常,突然传来突兀又刺耳的救护车鸣响,然后是十几个烧伤病人被慌乱地送进医院。顿时,医院里弥漫起皮肤烧焦的气味,每次我回忆起那场景的时候仿佛都能闻到那股焦味。"

想必当时经历这场救治的中山市中医院的医护人员都不会忘记,在那将近一个月的救治过程中,医院上上下下齐心协力,摆脱一切条条框框救治病人,大家相互配合着,造就了12名病人皆痊愈出院的佳话,也证明了中山市中医院的实力,表现了他们一心为病人的医者之心。

经过记忆里的一阵搜索,林中平带笔者走进了1995年大涌火灾的那个夜晚……

(一)"掠夺"生命的烈火

那是一个静谧的夜晚,天空中漂浮着几朵白云,月光透过白云稀薄地照射在地面上,斑驳出一些影子。大涌一家家具厂的集体宿舍一片沉寂,许多人疲于白天的工作,早早地休息了,也有三五人群时不时传来一些私语和轻微的笑声。没有人察觉到在这个集体宿舍里的某个角落有一些"啪啪"声正在"蔓延"开来。

突然,一声尖叫划破了夜空的静谧:"着火啦!"昔日安静的木质家具顷刻间成了火焰"龇牙咧嘴"的帮凶,势头像是要将整个家具厂吞噬。在灾难面前,人们第一个也是仅有的一个念头就是：逃跑。于是有人从睡梦中惊醒，低吼漫骂；有人翻箱倒柜，惊慌失措；有人跌跌撞撞跑出房门，报警求助。然而像是一场注定逃脱不掉的劫难一样，当他们蜂拥至大门的时候，发现集体宿舍的门已被上了锁，竟无一人有钥匙，因为管理员在慌乱中不知把钥匙掉落在哪里。这不起眼的笨重的铁门，在这一刻竟断了人们逃亡的后路。前有铁门的"堵截"，后有火焰这"追兵"，人们已"无路可退"，于是开始了自救行为。抬水的抬水，灭火的灭火，撞门的撞门，也有人开始攀爬门墙。时间好像突然慢了下来，慢到他们能清晰地感觉到时间在一秒一秒地走过，也能感觉到火焰在一步步地逼近自己，这种像是死亡在靠近的感觉让许多人越来越惊恐。

火势越来越大，温度也越来越高，连玻璃窗都被炙烤出炸纹，浓烟冲天，原本乳白的云彩被火焰烤得通红，火光把天都照亮了。

就在人们绝望的时候，警笛终于鸣响在这一片区域，消防员迅速将火扑灭，结束了这场火焰的"闹剧"，然而此时已有不少人被烧伤。随消防车而来的还有中山市中医院的救护车，将被烧伤的人立即送往中山市中医院，被烧伤的人望着那被火"掠夺"的一切，心情久久不能平复过来。

（二）与死神博弈的战斗小组

"一路快速行驶的救护车在中山市中医院停了下来。14名伤员霎时让医院忙得不可开交。14名伤员中，伤势轻重病人各占一半，重症病人为深Ⅱ度烧伤，即大面积的烧伤达30%以上，其中2名病人因伤势十分严重，被转至广州的医院治疗。"林中平的描绘仿佛把笔者带回了那个夜晚，那些烧伤病人的伤势和当时的情形被重放于当今。

笔者似乎看到了那些轻微烧伤病人的皮肤发红、明显触痛、有渗出或水肿，轻压受伤部位时局部变白，但没有水疱。Ⅱ度烧伤损伤较深，皮肤呈现水疱。水疱底部呈红色或白色，充满了清澈、黏稠的液体，触痛敏感，压迫时变白。林中平表示，这样的情况下，要特别注意预防病人伤口的感染，在防止感染的过程中不能忽视无菌操作和消毒。因此当务之急就是要对病人的伤口进行处理，要清除其创面上的污染物和腐皮，冲洗创面，以减少创面的细菌数。他指出，将病人放置在无菌的层流室内是不容易实现的，在一般情况下也是不必要的，但将病人放置在一个有消毒隔离条件的病房里却是非常必要的，对可能引起交叉感染的一切因素（如病房内用具、医护人员携带物等）都应避免。因为，无菌原则是防止医源性感染的关键。这也是与死神博弈的关键。

然而当时的中山市中医院仿若"赤手"与死神博弈，因为刚刚将外科改为综合科，并没有专门的烧伤科，这意味着中山市中医院没有烧伤病人专门的"守护基地"。已容不得再花时间思考，在如此急迫的情形下，医院当即腾出了一个病房作为隔离病房，安置了这 12 名伤员。

然而有了专门的病房还不够，还得要有专门的治疗小组去对抗死神。最终，50 岁高龄的外科主任高正昌带领着科里的林中平、曹铁源、杨志辉三名医生担起了这个治疗小组的重任。

对抗死神、抢救烧伤病人的队伍刚成立，便有人因心疼高龄的高正昌，建议他把该任务交给三位年轻的医生，然而高正昌主任表示："现在应该赶紧为病人处理伤口，多一个医生处理，就少一个病人被耽误治疗，也能减少病人被感染的风险。更何况，医生救治病人不分年龄。我的体力虽不如年轻医生，但我依旧战斗力十足。"

（三）24 小时 +30 天 =12 条人命

于是，战斗力十足的治疗小组与护士配合，立即开始了全天 24 小时对伤员进行外科烧伤的常规处理的工作——伤口换药。因为烧伤一旦受到感染，极有可能恶化成烧伤败血症。出现体温骤升或反常下降、心率加快达 140 次 / 分以上、莫名呼吸增加、出现幻觉、食欲减退或腹胀、腹泻，以及创面恶化等症状。根据一组 5506 例伤员的统计，发生败血症 501 例，发生率 9.1%，死亡 177 例，败血症死亡率 35.3%（全组死亡 313 例，败血症死亡数占总死亡数的 56.6%，居死亡原因首位）。可见，预防病人伤口感染转化为烧伤败血症是当时最迫切的工作。烧伤败血症一般发生在伤后 3 周内。伤后 3~7 天（水肿回吸收期）为第一个发生高峰，脱痂时（10~20 天）为第二个发生高峰。烧伤面积越大，深度烧伤位置越多，败血症发生率也越高。

因此，林中平表示，伤口换药的工作十分讲究，既要尽量让病人减轻疼痛，又要防止病人伤口受到感染。虽然有了专门的隔离病房，但烧伤创面的坏死组织为细菌提供了良好的培养基，因此伤口仍然十分容易受到感染。此外还有个时间问题，浅 II 度烧伤经创面包扎换药，如无感染 8~14 天可愈合。深 II 度烧伤换药如无感染一般需要 16~25 天愈合。每换一个伤口就要花费大半天的时间，特别是重症病人。而每位病人都需要每天都换洗伤口，因此，医生和护士的工作量特别大，每天都要 24 小时地轮流为 12 名伤员的伤口换药。

最终，这次的救治工作持续了一个月。

医魂篇：医者，贵在大爱

林中平表示："在这一个月中，治疗小组没有常规的工作和休息时间，没有具体的上下班时间，病人一有需要，就得立马出现，因此每个治疗小组成员都是 24 小时待命。高正昌主任亦如是，和我们这些年轻医生一起马不停蹄地为病人换药，毫无怨言。"

治疗小组一心为救治病人的而忘我地工作，最终也得到了回报，他们陪着这些病人度过了急性期，造就了 12 名病人全部痊愈的佳话。

当然，在治疗过程中，救治工作也遇到了一些程序上的问题。因为没有烧伤专科，在一些材料方面存在欠缺，而一般材料的购买需要相关部门签字，一步步走审批程序才可。然而若要走完这些程序，必定会耽误病人的伤情。因此，在这紧急的情况下，中山市中医院采取临时搭建配置的措施，取消了所有的审批程序，直接由院长审批。这严重的烧伤情况也受到了院领导的高度重视，他们无条件地配合治疗。正是全院上下一心，摆脱一切框框条条，制造所有有利于病人的条件，并带着一颗全力救治病人的心，才没让死神带走这 12 名病人中的任何一个。这段佳话见证了中山市中医院的实力，也增添了中山市中医院成功救治病人的信心。

五、"医院是市民的"
——中山市中医院医德医风综述

常到中医院看病的人，都会有一个感觉：中医生的服务态度普遍比较好。中山市中医院认为，这跟中医崇尚自然、看重"七情"在致病与治病中的重要作用很有关系，也与中医传统里的儒学因素有关。因此，可以说善待病人本身就是一种中医文化。善待病人，一要有优良的医疗技术，不断提高救死扶伤的质量和时效；二要精于管理，建立与完善自我持续发展、服务"物美价廉"的内在机制；三要在具体的服务操作上，提供精细实用、富有人性关怀的制度与措施。这也是良好的医德医风的题中应有之义。中山市中医院在医德医风建设上多管齐下，从维护人民群众生命安全、身体健康的基本利益出发，强调优质医疗、全面管理、精心服务、爱心关怀，努力创建精神文明与物质文明同步发展的医疗服务体系。

从1984年开始，中山市中医院就提出"优质高效，为病人着想"的服务理念，建立医德医风的考核评价制度，在"好、便、廉"上下工夫。一方面保持和发扬中医特色，加强"专科专病"建设，贯彻首诊负责制和岗位责任制，提高医疗服务质量；另一方面完善医院制度管理，推行"定人员、定任务、保质量、联劳计奖"的奖金分配方案，调动职工积极性为病人服务。力求使医疗工作既能按经济规律运行，又能体现社会主义福利性，在创造社会效益前提下体现经济效益。几年下来，这种努力取得了明显效果，两个效益同步提高，受到社会的赞誉和肯定。院长翁桂杨荣获"1988年全国医院优秀院长"和"1990年广东省中医医院优秀院长"称号，医院1986年被卫生部授予"全国卫生文明先进集体"、1988年被广东省卫生厅授予"振兴中医先进单位"、1990年被广东省卫生系统评为"文明建设先进单位"。

1991年，中山市中医院通过三级质量监控网络，实施全面质量管理。坚持院长查房制、三级医师查房制、死亡疑难病例讨论制；进一步加强专科建设，投入大量人力物力，以中风、胸痹、血证、厥脱和急性虚证为主攻方向，开展心血管病和急症工作救治研究。同时加快中医急症研究和中草药剂型改革，研制出适用急症的中草药制剂 20 多个。1992 年"10·18"大涌镇特大火灾事故中，12 名烧伤病人被送到中山市中医院抢救，全部痊愈出院。医院在综合应急方面的医术医德，赢得了社会赞誉，1992 年被评为"全国中医急症工作先进集体"。

至 1993 年，极具中医特色的中医专科门诊达到 30 个，每个专科基本能做到有专长、有特色、有辨证施治规范，为医德医风建设提供了强大的技术支持。1996—2000 年的"九五"期间，中山市中医院在"三甲中医医院"和"国家示范中医医院"评审中初获成果。以此为基础，医院继续在"质量第一，病人至上"上狠下工夫，"内抓素质，外树形象"，坚持把社会效益放在第一位，加强精神文明和医德医风建设。其间开展"以病人为中心"和"创百家文明医院"活动，实施药品采购招标，持续、有效地降低医疗费用；配合开展整体护理，使门诊量、住院病人数和医疗收入稳步提高。医院连年被评为中山市卫生系统先进集体、中山市文明医院、广东省中医系统文明医院、放心药房和广东省百家文明医院。2001 年，被广东省委、省政府授予"广东省文明窗口单位"称号。

此后，医院一直秉承"精心服务，爱心关怀"的宗旨，强化医疗质量管理与监控，为病人提供优质高效、收费合理的诊疗服务。2002 年"医改"启动时，干部职工中不少人觉得医院是自己的，"医改"会影响医院收入，从而影响个人福利。党委书记孔祥廉反复向干部职工指出，这种错误观念是"医改"的一大障碍，不破除就难以体现医院的公益性。院领导坚持正确引导，让干部职工明白"医院是市民的"的

五桂山下的中医传奇

道理，心悦诚服、身体力行地改进医德医风。"2005年3月推行药品招标时，我们把用量大、金额大、影响大的药品拿出来招标，以招标价顺加20%为零售价，招标后零售价与之前零售价的差额部分由自己消化，切实减轻病人负担。"孔祥廉说，这一作价方式和降价幅度，与后来国家出台相关招投标法中确定的作价原则大体相符。这样的"巧合"，说明医院对待"医改"思想明确、态度端正、心怀群众、操作得当。不仅如此，"我们在临床上还实行费用控制，对药品收入占业务收入的比例以及病人人均药价，均确定合理的标准，开药的数量与药费不但不列入奖金计算，相反，超标者还要扣减奖金。全部西药、中成药实行网上采购并实施临床费用控制后，在住院人数、门诊人数不断攀升的情况下，药品收入比例依然持续下降，长年仅占业务收入的30%左右。同时医院加强医德医风教育，对态度冷漠、收红包等社会热点问题常抓不懈，逢会必讲，使全院保持了良好的精神风貌。"孔祥廉介绍道。

在中山市中医院聊起医德医风，干部职工们会不约而同地说到他们的"服务月活动"。从2001年起，中山市中医院每年8月坚持搞服务月活动，活动主题围绕医疗服务质量这个中心，根据社会需要和存在问题来确定，年年不同。比如"满意服务月""和谐服务月""医院文化月"等等。活动有完善的方案，特点是注重在细节上下工夫；从领导动员、督查到评比、奖励，都形成了具体条文，成为传统。医院投入巨资，装修、改建病房和门诊部，提供幽雅洁净的诊疗环境；院内停车场供客人免费停车；门诊大堂设有便民服务中心和大堂经理，提供导医咨询、药品使用咨询、社保物价咨询、预约服务、验单处方打印等一站式服务。医护服务的内容和措施也不断增多，如自制"中药饮片小包装"，免费为门诊病人煎煮中药，为住院病人赠送生日蛋糕、慰问卡和鲜花，对需要复查治疗而又有困难的出院病人免费上门为其诊治，实行无假日门诊、弹性上班，每个楼层均设挂号收费处，挂号、就诊、收费、取药"一条龙"服务，提供门诊处方和详细费用清单，开设廉价门诊和廉价病房减轻困难群众负担，等等。当中，不少活动是自发形成的，比如从共青团志愿者推轮椅，发展到医护人员推轮椅、推担架床、搀扶病人；从给验血病人买早餐，为门诊病人免费煎药，发展到慰问孤儿院儿童和军烈属等。付出是增加了，光是免费代煎中药一项，每年的运作成本就达 30 万元，但确能解决一些问题。十年累积下来，各种便民措施多达 150 余项，对诚信行医、人性化关爱、医患沟通等的服务精细化，起到了润物无声的提升作用。

在这个过程中，同步建设的文化、技术平台，对优化服务更是极大的推动——全院的信息化工程不断推进，网络与计算机基础设施、基础数据库建设和应用软件系统方面的建设不断完善，基本实现全院数据共享，服务信息化步伐加快；陆续制定出院歌、院徽、院训，

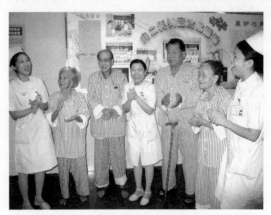

图30 每年8月中山市中医院院都会开展不同主题内容的服务月活动

导入 CI 识别系统等，以病人为中心、具有中医院特色的医院文化已具雏形。

更值得一说的是，各级领导在医德医风建设中率先垂范、身体力行。兹举两例，以窥全豹。

其一是中山市中医院原院长、党委书记孔祥廉，在工作上勤政廉洁、乐于奉献，在技术上精益求精、心系病患。身为医院党政一把手、广州中医药大学教授和硕士研究生导师，并兼任多项社会职务，因此孔祥廉日常工作十分繁忙，但他仍能长期坚持在门诊上班，为人看病治病。临床实践中，他运用中医和中西医结合的方法治疗病毒性肝炎、肝硬化和脂肪肝等重症顽症，积累了丰富的经验，能为众多病人解除疾苦。2003 年非典暴发期间，他以医院为家，冒着被感染的危险，亲临临床第一线指挥抗病防疫，激励广大医务人员不畏艰险投身抢救工作。医院前后收治的 16 位非典病人，全部治愈出院，受到上级的赞许和嘉奖，他也因此荣获省委、省政府授予的个人二等功荣誉。

高速发展的中山市中医院，基础建设、器械与药品采购长年不断，规模越来越大。这是个敏感领域，也是问题多发地带，省里有媒体前来采访，对孔祥廉的评价是"铿锵一身正气，坦然两袖清风"。当中有这样的事例：一名药品推销商为打通医院"关节"，把一沓资料放到孔祥廉的桌上，里面夹了一个大信封，装了整整 2 万元人民币。孔祥廉发现后不为所动，当即把钱交给医院办公室，要求务必通知药品商把钱取回。医院 16 层多排螺旋 CT 选购招标前夕，某厂家暗中许诺，如果让其产品中标，可给一部小车作回扣。孔祥廉对此严词拒绝。这些无私奉公的小个案，也许可以作为中山市中医院连年荣获各种"文明""先进"奖项，在廉洁问题上波澜不惊的极好注脚。

作为内科主任医师、肝病专家，孔祥廉在对医院的业务建设常抓不懈的同时，丝毫没有放弃对医术的追求。他编书立说，主持、参与省、市级多项科研课题，荣获国家、省级科技进步奖 8 项；所主持开发的中药新剂型获得国家专利。更难能可贵的是，他利用参加各种论坛、讲座的机会，向百姓普及常见病、多发病的防治常识，在匡谬正误中提醒人们对致病因素的关注，体现了为医者应有的责任感与道德心。广东是脂肪肝的高发区，脂肪肝已超越乙肝成为第一大肝病，尤以城市过胖过瘦的中青年白领为甚。他依据翔实的体检数据提出警告：全国约有 1/5 成年人患有脂肪肝，男性发病率高于女性；肥胖儿童中脂肪肝的发病率高约八成，还有明显的低龄化趋势；他纠正脂肪肝只是"吃得好了一点、肥胖了一点"的错误认识，指出它是肝脏代谢障碍的疾病，如果得不到有效治疗，就会对肝功能造成严重损害，导致肝硬化、全身器官功能衰退乃至肝癌，千万忽视不得。

他反复告诫人们改变不良饮食习惯：肥胖绝对属于脂肪肝病人类型中的"大户"，80%的脂肪肝病人与饮酒过量、营养过剩、运动量少、生活无规律有关；要下决心戒除嗜酒、重糖（包括含糖饮料）和宵夜的习惯，多吃青菜、水果、瘦肉、河鱼、豆制品等富含纤维素和高蛋白的食物，适当增加运动以促进脂肪消耗。特别是独生子女，不能想吃什么就吃什么，一旦变成"小胖墩"，恐怕脂肪肝已潜藏其身。对患上脂肪肝的人，他推崇中西医结合疗法，以疏肝、活血、健脾、益肾、利湿为治则。他还研制出价格廉、疗效高的昆藻调脂制剂，为百姓治疗脂肪肝作出了应有贡献。

其二是原肛肠科主任陈金泉，他是中层领导中的佼佼者。作为全国著名的肛肠科专家、广东省名中医，每天找他的病者门庭若市，挂到他的号颇为不易。他看在眼里，急在心上，在"好大夫在线"上开设了个人网站，长期免费为病人解难释疑、指导防病和用药。在他的网站上，咨询和答谢的留言络绎不绝。以下是网页上的随意摘录（略作整理）：

——陈金泉得到的病人投票："强直性脊柱炎、白血病、痔疮"11票，"便秘、乙肝、肺部疾病"8票，"结肠炎、男性不育、泌尿系肿瘤"5票，"鼻息肉、直肠肛管疾病、主动脉瘤"4票，"皮肤病、整形、牙痛、肛瘘"4票，"脊柱脊髓损伤、肛周脓肿、腰椎间盘突出"2票，"肛裂、鼻咽癌、小儿哮喘"2票，"脊柱侧弯、肠炎、乳腺疾病"2票，"颅底肿瘤、肠粘连、消化系统疾病"1票，"鼻部整形、溃疡性结肠炎、肺部疾病"1票。疗效：100%满意，态度：100%满意。

——病人120.87.217，疾病：面肌痉挛、高位复杂肛瘘、皮肤过敏，疗效：很满意，态度：很满意。感谢信：我是肛肠科即将出院的病人夏劲松，我带着十分复杂的心情住进了中山市中医院肛肠科，陈金泉教授和林医生、叶医生对我进行了肛瘘手术，困扰我许久的肛瘘得以初步根除，病情逐步好转。感谢陈主任一次次的临床检查和精心指导……30天的分分秒秒让我感受到肛肠科是这样的业务精湛，医德高尚，让人放心。向陈金泉教授及他带领的优秀团队致敬。

——病人125.92.210，疾病：痔疮、月经失调、胃溃疡，疗效：很满意，态度：很满意。感言：陈医生不但医术高，而且每天接诊量那么多还那么有耐心，真是好大夫。就是排队等他看病要一二个小时。

——病人159.33.105，疾病：痔疮、肛瘘、肛裂血管炎、膀胱癌，疗效：很满意，态度：很满意。感言：没想到手术做完后会这么舒服，已记不起以前是怎么痛的了，好开心。是陈主任给了我做手术的信心，否则我这个病不知要拖到几时。

——病人 119.137.130，疾病：皮炎、肛瘘、肠炎，疗效：很满意，态度：很满意。感谢信：陈教授你好，我过去疾病缠身，无奈遍访名医，幸好在网上找到了你，通上了电话。你为我做了肛瘘切除手术，加以精心治疗，让我亲身感受到你的精湛医术，解除了四年来一直困扰我的痛苦。你确实是我的大恩人，我要说声"谢谢你"。

——病人 lindane，疾病：肠粘连—慢性腹痛、尿路感染、肾病综合征，疗效：满意，态度：满意。感言：我因为妇科疾病曾在三年中连做三次手术，术后留下腹痛后遗症，确诊为术后肠粘连。长期的慢性腹痛使我不能正常生活，连行走、做家务和下楼买菜都很难受。四处求医屡屡碰壁，上海中山医院一位有名的外科医生劝我说："我不能骗你，这是医学界的世界难题，如果我有办法解决，我就得诺贝尔奖了。面对现实吧！"我仿佛掉进了深渊，万念俱灰，后来在"好大夫在线"找到陈金泉大夫，他对我的特殊病情十分重视，详细询问，认真把脉，不断调整药方，调理五个月后我的病情已有较大好转，可以做家务、逛街购物，重享生活的快乐。虽然还未彻底治愈，但我有信心将治疗进行到底。他态度和蔼可亲，工作细致负责，处方便宜而疗效毫不含糊。他没有著名专家的"威严"，倒像是邻家博学多才而又乐助好施的热心人，真是难得的好医生。

……

陈金泉对病人的来信，几乎是有问必答，回信都是在中午休息和下午五点半下班之后的业余时间。工作量常常大得惊人，且看他的个人网上近期的一个统计："12 小时前在线，咨询 673 问，已回复 672 问。"这种不辞劳苦、时刻把病人放在心上的医德，令人动容。做了痔疮和纤维瘤切除手术后出院的病人 58.253.167，答谢陈大夫说："清明节那天知道您休息回老家扫墓，可是我大便困难又复发了，万般无奈只好给您发短信，没想到您马上回电话，告诉我如何处理，及时帮我解决了问题。"另一位叫小敏的病人得到了陈大夫的"网诊"，她由衷地感激："无论是什么不舒服，只要给您留言或者短信，您都及时回复。"

看看他网上的复信和告示，可谓是"以病会友"，连医院搬迁、肛肠科门诊迁址，他也要发个通知，以免病人吃"闭门羹"。他的真诚解除了不少病人的顾虑，给他的提问五花八门，连"溃疡性结肠炎如何治疗""便秘引起甲低和闭经怎么办"这种大而虚的难题，也没少向他咨询。他也理解病人的苦衷，不厌其烦、尽己所能地给予解答。

不仅如此，他还不时在网上撰写文章，剖析一些较为复杂的问题，比如 PPH 术后常见并发症的预防与处理、甲状腺功能低下为什么会引起便秘、肛乳头瘤手术是否会影响怀孕等等。而对某些常见的、病人较为关心的疾患，则设立"经典问答区"作详细解答，如小儿脱肛如何治疗啊、手术是否影响月经啊、网上怎样预约本人诊病、怀孕时肛门突患痔疮疼痛怎么办、脑中风后引起便秘怎么办、直肠手术后经常腹泻怎样处理等等，从中不难看出，他对病人是多么的真切和热忱。笔者无意发现，2009 年 5 月 7 日至 8 月 30 日这 116 天，他的网页浏览量多达 3612 人次，日均高达 31 人次；而医院科室墙上病人赠送的锦旗，几乎处处都有他的名字，充满"仁心仁术"之类的赞语。

孔祥廉和陈金泉只是领导干部忠于职守、心系病人的典范。榜样的力量是无穷的，从这个侧面，我们可以看到中山市中医院医德医风建设的成效。

文化篇：

文化是一种积极的姿态

　　翻开中山市中医院的文化篇章，你会发现，这座年轻的医院就像是一位秀外慧中的大家闺秀，深谙中医药文化源远流长之道。她把中医药文化绣在霓裳罗衣之上，随风贴近每一寸肌肤，信手拈来；她把中医药文化泡在缤纷的花茶中，随清香沁入体内，细水长流；她又把中医药文化写在隽永的诗词歌赋中，随晨读暮思铭记于心，创造升华。

　　聆听中山市中医院人谈中医药文化，更能感受到这里的中医热情泉涌、学术睿智勃发、"仁心仁术"之风波澜壮阔，绽放着无限生机！

——题记

一、生动的中医药文化图卷

众所周知，一个民族是一个拥有共同文化与传统的团体，一个医院亦不例外。文化是一家医院存在与发展的根本。

中山市中医院是展现中山市中医药文化的窗口，也代表着当地中医技术的最高水平。在全球化和中华民族复兴的历史背景上，如何保护和利用中医药文化已经成为一个重大的课题。中山市中医院不负嘱托，它继承了祖辈赋予的宝贵中医药财富，用博大兼容的气质集传统与现代于一身，并在时代的变化中将中医药文化发扬光大，用"以人为本"的价值理念为人民群众提供优质的医疗服务。

那么，何为文化？这似乎很难描述，西方学者就称文化有160多个定义。而中山市中医院副院长赖海标对此有自己的一套见解，他说："概括而谈，浓厚的中医药文化特色便是中山市中医院的文化内涵。文化的内涵无非就是从环境形象层次到行为规范层次，再到思维理念层次的架构，由三者相互影响、相互制约而成的。"

那么，在这三个方面，中山市中医院又是如何构建和体现其中医药文化特色的呢？

其实，在笔者试图从中山市中医院人口中获知答案之前，医院内的一砖一瓦、一草一木早已迫不及待地跳入我们的视线，描绘出一幅具有历史感、现代感、艺术感以及生活感的中医药文化图卷。

中山市中医院的建筑面积18万米^2，门诊楼、住院楼、研究楼等一幢幢建筑物错落有致地排列开来，可谓是恢弘大气，但如果留心便不难发现，其最大的特色并不在此，而在于其细致之处将现代与历史融合得独具匠心。

这里的建筑吸取了岭南水乡风格特色，具有浓郁的古典味道。走进医院大门，首先看到的是仿照客家围楼建造而成的门诊大楼，数十根圆形柱子擎天而立，撑起古香古色的深灰色屋顶。在酒店式的门诊大堂内，有自动化扶梯、LED大屏幕，又随处可见典雅的木雕窗花、青翠的室内盆景，而最具视觉冲击力的莫过于那篆刻在圆柱上跨越三层楼的巨幅对联，"望闻问切善辨阴阳表里，君臣佐使妙除寒热虚实"，精辟地概括了中医文化的内涵，让人过目不忘。再往里走，正面迎来的是医圣张仲景的雕像，雕像后四幅分别描绘扁鹊、华佗、李时珍、孙思邈的巨幅壁画一字铺展开来，图文并茂地介绍他们的德艺成就，让路过之人能跨越时空"聆听"古人的教诲。

穿梭于医院走廊，笔者发现，这里完全没有印象中医院的拥堵和嘈杂。中山市中医院的门诊走廊约有6米之宽，过道两旁墙壁上随处可见艺术感十足的古典装饰物，比如舒展优雅的金银花饰画，由简木构成的宣传栏，红木镶边的灯罩，园林式的圆拱门，市民行走其间，不时被室内的景观所吸引，或浅谈议论或拍照留念，得到身心的放松。

在门诊大楼的左侧是中医药广场。广场周围辅以刻有中医药典故的大理石浮雕，介绍了曹雪芹泥鳅治黄疸，叶天士拜师、张伯祖收徒等28个中医典故。广场的地面是由刻有汤头方歌的地砖组成的，所刻方剂有普济消毒饮、白虎汤、黄连解毒汤、小柴胡汤等等，有些地砖还刻出人体的器官和经脉，一目了然。这里定期举行中医药健康讲座、表演或传

文化篇：文化是一种积极的姿态

233

授八段锦及太极拳等保健运动，给人以全方位的文化熏陶。

与中医药广场相对的便是香山药用植物园——具有中山本地特色的药用植物园，种植着中山本地的130多种药用植物，配以小桥流水、绿岛凉亭、花藤卵石，融自然与人文为一体，颇富意境，是住院病人康复疗养的绿色环境。植物园虽不大，但却来之不易。为了开辟植物园，医院建设了一支专职队伍开展中山本地中药资源普查工作，掌握了全市中药资源的种类、现状及保护情况，完善了本地中药资源的档案，在此基础上建起了这座植物园。

与香山药用植物园相互辉映的，便是中山市中医院人最津津乐道的中山市中医药文化馆。文化馆外观仿照开平碉楼建成，一楼由介绍中国中医药发展史、中华非物质文化遗产的场馆组成，还有相关的仿制文物。二楼由介绍中山中医药史和中山中医院史的场馆组成，辅以中药标本馆。三楼是养生馆。中山市中医药文化馆以千年中医药历史为基脉，以中医技艺为依托，以中西医结合为背景，将城市文化包容其中，展现出了多元融合的中医药文化谱系，为中山市中医药文化的保存和发展增添了强劲有力的一笔。

据介绍，为了将传统中医药元素充分地体现在医院形象上，中山市中医院在建筑装饰、环境绿化以及医院标识导引、CI识别系统的设计上均做了完善的规划。中山市中医院副院长赖海标告诉笔者，中医院标识的设计理念是：以古典木色和浅绿色为主调，展现传统的古老文化以及温馨向上的生命力。就比如以传统中药金银花作为医院宣传栏等设施的装饰图案，是因为金银花是一种基本的中药，自古被誉为清热解毒的良药，它性味甘寒、气芳香，甘寒清热而不伤胃，

五桂山下的中医传奇

234

芳香透达又可祛邪，适合岭南人的体质，广为人知，而在医院文化形象上，它意指医务人员德技双馨或医护双馨之意。又比如圆心型的岭南建筑风格和具有中国传统文化特色的"专科印章"无不体现着古老悠久的中国文化精华。

中山市中医院里别致的建筑风格、古香古色的雕栏壁画、质朴友善的服务语言、和谐温馨的医患关系、丰富多彩的文化符号充溢了人们的视觉、听觉和嗅觉，给人以真真切切的中医文化感受。但笔者深知，这还不足以体现其深刻的内涵，正如赖海标副院长所说的，文化这东西非只言片语能描述出来，视觉亦不足以充分体会。

笔者猜想，中山市中医院的文化形象之所以能将科学精神、艺术魅力、自然情怀与生活韵味融合得如此丰满和生动，其背后必定凝聚有一股坚不可摧的积极信念在鼓舞着其向前。

二、深入人心的中医价值观是源源不断的动力

中医药文化的价值观念是中医药几千年发展进程中积累形成的文化精髓。中山市中医院多年来致力于医院的文化建设，积极收集医院历史资料和员工建议，逐步提炼出构建中山市中医院文化精髓的核心内容，以"大医精诚，爱院互助"为院训，形成了以"以病人为中心，提供全程优质服务"的服务宗旨、"精心服务，爱心关怀"的人性化服务理念及"博爱、和谐、创新、奉献"的医院精神为精髓的文化内涵。

（一）"大医精诚"，凝聚人心

早在 7 世纪的唐朝，孙思邈就将优秀医者应具备的素质浓缩为"大医精诚"四个字。"精"，即要求医者要有精湛的医术，他认为医道是"至精至微之事"，习医之人必须"博极医源，精勤不倦"。第二是"诚"，即要求医者要有高尚的品德修养，以"见彼苦恼，若己有之"的感同身受之心，策发"大慈恻隐之心"，进而发愿立誓"普救含灵之苦"，且不得"自逞俊快，邀射名誉""恃己所长，经略财物"。明确地说明作为一名优秀的医生，不光要有精湛的医疗技术，还要拥有良好的医德。

"大医"成为后世行医者的医德典范，也是一代又一代中山市中医院人所孜孜以求的从医境界。中山市中医院历史上涌现了无数"大医"典范。他们既有学者精益求精的医术追求、医者妙手仁心的行医风范，又有师者甘为人梯的奉献精神。

就如原中山市中医院院长翁桂扬，在认识到中医在治疗急症的薄弱后，立即积极开展中医急症研究和中草药剂型改革，组织专门药剂人员攻关，先后研制出中草药 27 个剂型、79 个品种，适用于急症的品种有 20 多个，为中医治疗急症和提高中医治疗率奠定了基础。

名老中医何训昌，以"做到老，学到老"自勉，六十年如一日，每天下班后就躲进书房研读医学经典，博采众方，而且经常对自己过往所学、所接触的知识进行反思、创新，认真吸取总结教训，练就了高水平的诊病技艺。

原肛肠科主任陈金泉"以病会友"，他没有著名专家的

五桂山下的中医传奇

"威严"，倒像是邻家博学多识又乐于施助的热心人，真诚地为病人解除顾虑，态度和蔼可亲，工作细致负责，处方便宜而疗效毫不含糊。

在1992年"10·18"大涌镇特大火灾事故中，全院医生总动员，不放弃每一个病人，使病人全部痊愈出院。

然而，这仅仅是冰山的一角，还有无数的医生怀着光荣感和使命感，走在追求"大医精神"的路上。而正是因为众心所向，使这种精神得以凝聚成一股巨大的力量并不断升华，形成了中山市中医院科学精神与以人为本的医学人文精神相结合的中医药价值理念传统。

（二）忠于中医，势在创新

在《水浒传》第二十七回中，武松大喊一声："我行不更名，坐不改姓，都头武松的便是!"大显武二郎之英雄豪气。中山市中医院的赖海标副院长神秘地告诉笔者："我们医院有武松这种气概的大有人在!"

这是怎么一回事？笔者听得云里雾里的，还好赖海标解释道："你知道，我们中医院必须姓'中'，我们挂中医院的牌，就必须坚定不移地发挥'题中之义'，即用中医药特色为病人服务。对医院里很多医生来说，他们继承和发扬中医文化的观念根深蒂固，不容动摇。"

为了学习"东方神针"陈全新大师的飞针精髓，康复科的何希俊医师不断模仿、琢磨，一有时间就勤加练习，直至双手酸痛到无力握笔和拿筷子，他都不曾懈怠。他表示："针灸是几千年中华医学的精粹，为传承针灸技术，上一辈中医师奉献出自己毕生的经验，我不能辜负他们的期望，要坚定不移地把它发扬光大。"

"人生最可怕的敌人就是没有信念。"骨一科的陈世忠侃侃而谈，"中医具有独特的思维方式，有博大精深的医学成就，多少年来在与西方医学的不断博弈中，散发着自身的独特魅力。作为一名中医师，我的想法很单纯，就是将中医坚持到底。"

坚持中医的信念在中山市中医院已深入人心，特别是在老一辈中医师中，他们将中医文化视为毕生的挚爱，他们坚信看似简单的望闻问切、辨证论治中包含着科学的真理，他们坚信几千年来老祖宗留下的神丹妙药可以荫庇子孙后代，他们尤其坚信，通过自己以及世世代代的中医院人的齐心努力，一定能让中医在医学的高峰上屹立不倒、闪耀光芒！

中山市中医院之所以能有今天的发展，正是因为有翁桂扬、蔡木杨、孔祥廉、苏培基、林棉、赖海标、李旭、梁振钟、李浩森、何训昌、陈金泉等一批对中医执著不悔的中医师，实践他们"毕生为医"的誓言。

近代以来，中华大地出现了一种废除中医的不和谐声音，中医学曾被斥为"唯心主义""民族的耻辱"，甚至被等同于骗人的"巫术"。

对于这一点，名老中医何训昌显得愤愤不平："中医是一门复杂的科学，是还原性方法无法解释的。取消中医是对历史的无知。从有书可考的《黄帝内经》到现在，中医已经存在至少两千多年了，而几千年来的临床效果就是中医科学性的有力佐证！华佗、张仲景、孙思邈等人，都曾留下许多临危救急、起死回生的佳话。如果中医真的治不好病，那么又怎能存续那么久呢？"据了解，何老在60多年的临床用药

五桂山下的中医传奇

中，一直坚持"能中不西"的原则，治愈了很多疑难杂症，还潜心研究出不少中医验方，以飨百姓。1989年，有病人被银环蛇咬伤，自主呼吸停止406个小时，当时还未有抗蛇毒血清，单靠中医抢救就使病人得到完全康复。

从中山市中医院发展历程中看，坚持中医药治疗确有在战胜疾病的过程中，起到不可替代的作用。

"这样的例子可不少！就如2003年初的'非典阻击战'。"在临床医疗中身经百战的孔祥廉院长眼神里闪烁着自信的光芒，讲述道，"中医药在这次战役中发挥了非常重要的作用。当时，在采取全市统一治疗方案的前提下，中山市中医院逐步摸索出一套中西医结合的治疗方案。西医治疗的关键在于糖皮质激素的合理使用以及正确使用呼吸机，而中医药治疗则贯穿治疗的全过程。在发病早期，主要按中医学的温病的卫气营血理论进行辨证治疗，中期以益气养阴法治疗，后期采取活血祛瘀法治疗。效果非常好！对治疗有信心后，中山市中医院又动员在广州军区广州总医院住院的两位患病医生回中山市中医院治疗，最后他们都回到本院住院，并治愈出院。"据悉，经过医护人员的精心救治，中山市中医院先后收治的20例非典病人全部治愈出院。

病人遍布四海五洲的陈金泉对中医更是信心百倍，他说："中医的优势是普罗大众所熟知的，如'西医治标，中医治本''西医重局部，中医重整体''西医千人一面，中医强调个体差异'等等，从生活中这些耳熟能详的俗语可以看出，中国老百姓和世界华人对中医药有着极高的认可度。"

"没错，而从病人的需求来看，病人往往也正是因为信赖中医药服务才选择中医院的。"赖海标赞同地补充道，

"中医院的医生丢失了中医治疗的特色，也就等于丧失了病人的认可。一直以来，中山市中医院坚持'差异化战略'，相信只有坚持中医药特色才能使医院立于不败之地。"

谈起中医西化的问题，孔祥廉轻松的语气变得格外坚决，他解释道："中医虽然是祖祖辈辈留下来的传统文化，但它不是尘封不变的，只有与时俱进才能彰显出其时代魅力。大力开展现代诊疗技术是时代的需求，也是为了更好地为病人解决问题。中山市中医院不会坚决排斥西医，但是必须明确，在引进西医技术的同时仍然要坚持以中医为主体的原则，'中医为体，西医为用'这是改变不了的定位，充实西医力量的目的是为了增强和发展中医，而我们在发展西医的同时也更加发展了中医，从而能够去实现国内知名、省内先进的现代化综合性中医品牌医院的中长远奋斗目标。"

另外，中山市中医院在切实改进科室建设、技术服务、学术研究、人才培养、思想教育、医德医风建设等各方面的工作中，都充分体现了中医药文化的价值观念。

（三）奉献是中医人的优秀传统

在现代文明飞速发展的今天，人类文化遗产尤其是非物质文化遗产的传承，已经陷入两难境地。一些历经千年的非物质文化遗产正面临灭绝的威胁，相比起动动手指、轻点鼠标就能创造财富的现代科技，它们似乎没有所谓的巨大商业价值。

中医药文化，就像其他文化遗产一样，不仅需要保护好、利用好，还要发展好，而作为中华传统文化的精粹，传承是将中医药文化的物质和精神宽度转化为历史长度的唯一办法，这也是历代中山市中医院医师倾注心血予以完成的历史使命，而正是因为几代中山市中医院人不言退缩的传承发扬，才使得这个东方文明古国独有的文化精粹，在中山市犹如一朵生长在悬崖峭壁上的兰花，用强韧的生命力散发着淡淡幽香，这幽香甚至传到了海外。

谈及中医传承的问题时，中医院医师们的回答出乎意料的一致："中医的传承需要奉献精神，而这也是世代中医人留下来的优秀传统。"

就如前任院长蔡木杨，作为骨伤专业的学科带头人，1996 年他开始培养手外科专业医生，短短几年时间，手外科的科研、医疗和临床队伍，从 7 人发展到近 20 人，均是主治以上的医师和硕士研究生；他尤其注重科研和临床两用型人才的培养和引进，为后来招收硕士研究生和人才的持续发展做好了准备。蔡木杨视徒弟如亲人，不仅以身作则实践"继承不泥古，发扬不离宗"的座右铭，还将这种精神发扬光大，教授学生"创新不忘本"的道理。

又如何训昌，他在教学中秉承"技无不严，严无不正"的原则，谆谆教导、毫无保留，让学生肃然起敬。谈起自己的得意门生，他笑得合不拢嘴，满意地点着头："他们都很有出息，不仅在专业上有所突破，有的还当上了院长，就如林棉！"

何训昌也谈起自己在教学中的切身体会："我属于纯中医与现代中医中间的那一带，对于中医而言，目前国内教育实际上存在着一个很大的断层。在师带徒教学中，其实传统文化理念的熏陶极为重要，包括文献知识、临床能力、文哲素养，古代医家如孙思邈、张景岳、李时珍等，他们既是医学家，同时也是哲学家、文学家或自然科学家。加强文哲素养，务必'博学''通百家说''凡子、史、经、传、声韵、农圃、医卜、星相、乐府诸家'应尽可能涉猎。无论是'纯中医'也好，'现代中医'也罢，如果都没有培养出一批立得住、站得稳的中流砥柱式的人才，那中医还能凭什么在当今社会生存下去？"

"传统中医需要与时俱进地发展与提升，就要靠那些能够博古通今、贯通中西，又能冲在历史潮流最前沿，同时对弘扬传统文化有一种使命感的当代中医人。"赖海标也表示，中医的发展离不开宝贵的人才资源，作为医生有充分挖掘中医人才资源的义务，中医人才掌握了中医药知识和技术，擅长运用中医药为病人解除疾病的困扰，随着时间的积累，就能够逐渐在临床和学术等方面有所造诣，证明中医的价值并推动中医事业的发展，实现"中医水平站在前沿，现代医学跟踪得上"的境界。

作为广州中医药大学的非直属附属医院，中山市中医院每年都承担着大量的教学任务，帮助在校的学生将自己所学的理论知识应用于临床实践。赖海标说："我们既贯彻规范化的中医人才教育体系，也坚持'师带徒'的传统模式。名医们在某些专科各自拥有一技之长，每一位名老中医都有着不同的医疗经验及手法，这些在书本上是很难学到的，只能靠名医们口传心授、手把手地教，从而使弟子们能在学习上有深度、医疗上有专长。"

三、中医药文化的精髓在和谐中体现

中山市中医院秉承了中医"仁心仁术"的优良传统，在"以人为本"精神的指引下，寓精神之无形于服务之有形，无论是在医护人员服务病人的言行举止中，还是为病人"调兵遣药"的医疗诊治中，还是在推广医院品牌形象中，都最大限度地体现了中医药文化的内涵，塑造出中山市中医院独具的中医药文化特色，使得医院上下呈现出一派和谐的景象。

（一）服务："以人为本"不是一句口号

2003 年 10 月，中共第十六届中央委员会第三次全体会议提出了"以人为本"的科学发展观，而后"以人为本"的观念被社会各个方面所应用和普及，医院是关乎性命的、人与人打交道的地方，发扬"以人为本"的精神当然更为重要。

其实，中医强调"以人为本"的理念已经有几千年历史了，从扁鹊、华佗、张仲景，到孙思邈、李时珍等救死扶伤的事迹中便可见一斑。

翻开中山市中医院的史册，笔者亦发现，早在 1984 年，以翁桂杨院长为首的领导班子就已经明确提出了"优质高效，为病人着想"的服务宗旨，在"好、便、廉"的三项要义上体现了"以人为本"的医院文化理念。1986 年中山市中医院就获得了由卫生部授予的"全国卫生文明先进集体"称号，1990 年被评为广东省卫生系统"文明建设先进单位"。

在历史基础上，孔祥廉院长恪守着"病人的利益高于一切"的信念，努力将"以人为本"的核心理念渗透到医院建设的方方面面，发展到的每一项措施中，贯彻到改革的每一个行动中，促进了医院的和谐发展。医院先后荣获"广东省职工职业道德建设先进单位""广东省文明中医医院""广东省精神文明窗口单位""中山市模范集体"等荣誉称号，初步形成了政府放心、社会满意、医院发展、职工收入提高、国有资产增值的多赢局面。

孔祥廉是这样形容中山市中医院的服务理念的："医院一直秉承'精心服务，爱心关怀'的服务宗旨，这两者是相互的，医护人员无论是为病人诊断、治疗，还是给病人打针、护理、进行健康教育，都需要本着真诚、友爱的态度，怀着诚挚的情感为病人着想，才能做到精心服务。"

在当前医患关系空前敏感的局势下，"坚持以人为本"在中山市中医院不是一个抽象、空洞的口号，它的触角延伸到病房、门诊、办公室、会议厅以及医护人员的言行举止中，赢得了病人的微笑和赞许。

中山市中医院是如何实践"以人为本"精神的呢？回放发生在医院里的几个镜头，或许我们可以对这种价值观念有更真实的体会。

1. 镜头一

泌尿外科的上岗培训室内人头挤挤，大家人手一份材料，正聚精会神地读着。坐在窗边的女青年是刚从广州中医药大学毕业的研究生，她转动着圆溜溜的眼珠，旁若无人地背诵着："我们的医护哲学：给我信任，还你健康；以人为本，生命无价。我们的核心价值观：优质服务，人文关怀。我们的服务理念：以病人的需求为导向。我们努力做到伦理查房：保护病人隐私，落实病人知情权，平等对待所有病人。"

这是中山市中医院每个新入职员工必须修读的中医药文化课和医院文化课，必须顺利通过考核才能入职，其中学习如何人性化服务就是其中最重要的内容。课上，培训人员语重心长地分析道："以前的生物治疗模式是'见病不见人'，而当代人性化治疗理念提出，在服务病人时不仅要考虑到疾病的治疗效果，还要考虑病人的个人感受、性别、宗教、社会地位、配偶、隐私等，只有从病人的切身利益出发，为他们着想，才能真正实现操作得当。"

"如果病人来看病，医生连头都不抬就把药方开出来，这样的诊治过程能让病人感到温暖吗？"近年来着力发展医护人员人文教育工作的赖海标反问道，他说："职业技能和专业技能一样重要，如果只注重医学知识与专业技能的培训，却忽视了那些与病人沟通的职业技能的培训，那么当越来越多的疾病都可以通过技术手段和仪器设备来解决时，医生就会离自己的病人越来越远。不断提高各级人员的中医药文化修养，是为了促进医院的整体行为和员工的个体行为始终坚持、遵循和体现中医药文化。"

笔者发现，为了将人性化服务的理念应用于临床服务，泌尿外科制定了多个行为规范。比如，他们力求做到的"十个一"是：工作勤一点，问候多一点，解释细一点，做事稳一点，说话甜一点，动作轻一点，笑容多一点，用心专一点，费用低一点，效率高一点。他们还倡导"多说一句话"活动：操作前多说一句话，让病人消除顾虑；操作后多说一句话，让病人放心；检查前多说一句话，让病人少走冤枉路；留标本前多说一句话，让病人一次性完成；出院时多说一句话，使病人顺利办理出院手续；为安全多说一句话，让病人避免意外伤害；为康复多说一句话，提高病人自我保护能力。这些理念也推广到了全院范围，广受病人好评。

2007 年，医院还邀请了深圳航空公司对院内的医护人员进行礼仪培训，培训后，医院的形象焕然一新。

2. 镜头二

"王老师，今天感觉怎么样啊？"

"医生说恢复得很好，过几天就可以出院了！这些天多谢你照顾了哦！"

王老师前一个月因胃出血入了院，由于唯一的孩子又在北京上班没法回来照顾，小林护士就像女儿一样给她细致入微的照顾，让她感激不尽。两人有说有笑，其乐融融。

据悉，以前像搀扶病人、推轮椅、推担架床这类事情是由团志愿者做的，而现在这些都有护士自发担当。她们在与病人打交道时也实行"伦理查房"的原则，比如不直呼病人的床号，而是用亲切的称呼，不当着病人的面讨论病情，在床头卡上也不注明敏感的诊断内容，在查房和治疗时，会为病人添置一个遮蔽的屏风，保护病人的隐私，给他们受尊重的感觉，以增进医患和谐关系。"一开始，避免敏感的疾病名词，对有些护士来说很不习惯，觉得麻烦，但经过观念的转变，病人满意度上升了，护士们也就意识到细节的重要性了。"赖海标副院长说道。

3. 镜头三

"医生，这次能不能开西药啊？因为我住出租屋没地方熬中药，每次要熬药的时候都要上朋友家，怪不好意思的。"在一家玻璃工厂打工的小李觉得很苦闷，他就是冲着中药治疗效果好来中医院看病的，但是平常工作早出晚归的，而且住的地方简陋得连炉灶都没有，根本没办法熬中药。

"你没留意门诊大厅的告示吗？现在我们医院有提供免费煎煮中药的服务，我帮你开张单，你直接去那里排队就行了。"

医生的话让小李吃惊不已，顿时笑逐颜开。

据了解，2001 年，中山市中医院投资 20 多万元购置了电脑控制的三台自动煎药包装机及配套设备，避免了传统的烟熏火燎的煎药方式，免费为门诊病人煎煮中药，深受病人欢迎。另外，了解到很多就诊人员没有条件煎熬中药后，中山市中医院中药房还根据中药验方自制了"中药饮片小包装"，这些药不但使用方便，价格也便宜，而且疗效比起用传统方法煎出来的汤药也是有过之而无不及！体现了"好、便、廉"的优点，很好地解决了病人煎药难、服药难的问题。

除此之外，医院内新的服务措施也不断涌现，如免费为门诊病人测量血压，给验血病人买早餐，为住院病人赠送生日蛋糕、慰问卡和鲜花，对回院复查而治疗有困难的出院病人免费上门诊治，实行无假日门诊、弹性上班，分楼层挂号收费，挂号、就诊、收费、取药"一条龙"服务，提供门诊处方和详细费用清单，开设廉价门诊和廉价病房减轻困难群众负担，门诊大堂设置便民服务中心，提供导医咨询、药品使用咨询、社保物价咨询、预约服务、验单处方打印等一站式服务，等等。

孔祥廉表示："十年累积下来，中山市中医院的各种便民措施共达 150 余项。付出是增加了，光是免费代煎中药一项，每年的运作成本就达 30 万元，但在给病人人性化关爱、促进医患沟通等方面，起了很大的提升作用。"

4. 镜头四

很多病人在体检后，获知自己患有癌症时会出现情绪失常，有的瞬间昏厥，有的大哭大闹，也有的会绝望到欲跳楼了断生命。这时，作为当时体检中心的主任，濮欣总会苦口婆心地为病人做心理疏导，给他们以精神支持。她说道："过去在疾病的治疗上是把人看做一个生物活体，而如今是把病人看作一个有思想、有社会价值的真正完整的人。治疗模式从以前纯生物模式转变为生物＋社会＋心理的模式。病人有思想、有情绪，因此，我们除了要重视他们生理上的痛苦外，还要关心他们的心理状况，让他们保持较好的心态接受治疗。"

通常在这种情况下，妇产科的钟伟兰除了开导病人外，还会组织一些病友回来现身说法，让病人知道"还有很多人跟我一样""癌症是可治的，治疗后也可以像他们那样正常地生活"。"这种正向的心理开导，在让病人重拾信心之余，还能让他们对未来的生活重新充满希望，这对术后的康复尤其重要！"钟伟兰说道。

而有些病人在治疗期间会出现焦虑的情绪，这时更需要医护人员给予他们精神上的支持。"就喝这么一碗中药能有效吗？""怎么还没完全好啊，多长时间可以治好啊？"每次赖海标医生去查房时，一位姓张的女病人总会焦急地拉着他不放，这时，赖海标总会耐心地帮她解释病情的好转迹象，并不断地给她鼓励，教导她安心养病，慢慢地病人对医生产生了信任，治疗效果明显提高。

医院还投入巨资装修、改建病房和门诊部，提供幽雅洁净的诊疗环境。比如，每间病房都有电视机供病人了解外面的信息，每个病床都有窗帘和独立的照明系统，为病人提供独立的空间。

据悉，2010年7月26日，中山市中医院由悦来南路搬到康欣路，由于没有如此大型的搬迁经验，搬迁前医院上下都捏了一把汗，害怕病人会在搬动中病情加重。还好，在医护人员的精心照料下，在七天半的搬迁时间内无一例病人病情加重，这让医护人员和病人家属都深深舒了一口气。

（二）治疗：强调中医药特色

新院区地处中山市新区，并非在人流密集的闹市区，这也意味着大部分市民要到中医院看病走的路可能要比以前多一些，有的可能还要转几趟车，花的时间也要更多了。但是，笔者初次步入中山市中医院时，他们才刚搬迁了3天，但是走进门诊楼的病人已经络绎不绝了。

一位年轻的护士指着门诊大堂告诉笔者："要是在老院区，这大堂就该水泄不通啦！"新院区很大，对于医生、护士来说一切都是陌生的，何况初来就诊的市民？大伙秩序井然地在服务台前排队咨询，不时有人张望着四周的各种标识和装饰品，相互谈论着。

一位来自中山市三乡镇的市民和笔者攀谈了起来。

"你怎么大老远跑来这里看病啊？"

"是啊，特别远，转了几趟车哇。不过我信任中医，中山市的中医就属中医院的名声最大啦，好医生走到哪我就跟到哪，医院搬到哪我就跟到哪，没事的，哈哈！"

病人的执着和爽朗让人体会到中山市中医院在市民心目中的地位。据介绍，由于专科特色突出、职业口碑良好，近年来中医院吸引了大量病人前来就医，2008年医院门急诊人次就高达170多万人次，出院人数2.7万人次。

俗话说，金杯银杯不如顾客的口碑，病人的口碑是医院发展最大的助力。备受市民信赖的中山市中医院又是如何化市民的忠诚为发扬中医药文化的动力的呢？

赖海标副院长解释道："对于中医院来说，丢弃了中医特色，就等于失去了生命力，这是业内的共识。而在现代诊疗技术以铺天卷地之势迅猛发展并显示出巨大优势的情况下，如何为中医药治疗找到合适的角色，并将其应用于实处，是对发扬中医药文化的重要考验。"

据悉，近年来，中山市中医院已成功摸索出一条让中医文化闪烁光芒的道路。

1. 用"自家药"治"百姓病"

正所谓"一方水土养育一方人"，不同地区的常见病不同，不同个体的易患病也不同，或者同样的病表现出来的特征又各不相同，"辨证施治，对证下药"便是中医的特色，但用统一标准生产的药物治疗，效果难免不够理想，而且往往价格偏高。为提高中医的治疗效果，中山市中医院提出：针对岭南地区疾病的特性，以当地药源和自身经验自制药剂，对一些缺失疗效资料的验方认真加以研发、申报，对已申报成功的院内制剂，积极推广、使用，从而充分发挥中医药特色。

据悉，中山市中医院之所以能有那么旺的人气，善于利用自制药剂吸引病人是重要秘诀之一。

"中山市中医院自1957年诞生起，就有了自己的药房和煎药室。"药学部主任钟希文眉飞色舞地讲述起药剂科的发展历程来，"70 年代末，中山市中医院成立了药剂科，由陈华沃药师任药剂科主任，先后研制出参麦、丹参等中药的注射剂、大输液、颗粒冲剂、代泡茶、软膏、滴眼剂、滴鼻剂等剂型的多个品种，开了自制注射剂和大输液的先河，实现了制剂技术上的一大突破。中药管理则由梁斯亚药师负责，加工炮制的药材也由原先的以草药为主，渐渐增加种类，规模也得到较大发展。在发展期间，药剂科遇到了不少困难，但终于坚持了下来，展现了中医药制剂的魅力。"

陈华沃还兴致勃勃地为笔者讲述了三个故事——

"我们医院很多中药饮片、院内制剂都被中山市民所熟知，比如悦康凉茶和三丫苦泡茶。之前有一位加拿大的归国华侨还特意来到医院，指名要开悦康凉茶，他说多年前中医院的凉茶就一直为人所称道，出国后还念念不忘。"

"还记得 2008 年初的南方冰灾吗？当时，电杆架线工人为了保护双手在抢修电路时别被冻伤开裂，试用了很多防护剂，但是最后还是选用了我们医院研制的当归薄荷膏。效果非常好！"

"中山市地处水乡，毒蛇咬伤事件非常多，以前由于还没有抗蛇毒血清注射剂，病人常常没法得到及时诊治而毒发身亡。为了解决这一难题，由何训昌、梅全喜等人组成的研制组用 5 年时间，利用本地草药资源，成功研制了复方三角草片。这种蛇药能有效延缓眼镜蛇毒的毒发时间，至今已成功地救治了数十例蛇伤的危重病人，疗效显著。虽然现在治疗毒蛇咬伤的手段多了，但本地人还是非常认可中医院中药治疗的优势，被蛇咬了就会到这里来。"

陈华沃的慷慨回顾引起了笔者的好奇，中山市中医院的中医药制剂实力真有那么雄厚吗?

据悉,目前制剂室已经生产了片剂、颗粒剂、胶囊、合剂、口服液、袋泡茶、洗剂、软膏剂、散剂等 10 多个剂型 70 多个品种,原料几乎全是中药,如复方土牛膝糖浆、复方三角草片、复方田基黄胶囊、清乳合剂、甘杏止咳露、清解汤、跌打镇痛液、痔舒息洗剂、骨科洗剂、桃花膏、转阴灵胶囊、三丫苦泡茶、悦康凉茶、红栀骨科洗剂、石膏止痛软膏等许多中药制剂。

"这些可都是由名老中医秘方和临床验方研制而成的,质量可靠、疗效显著,在临床应用了几十年,受到病人的欢迎。"陈华沃解释道。

在赖海标副院长看来,大力推广应用院内制剂是当代医院发扬中医文化特色的重要手段。他告诉笔者:"中医学术的发展史基本上是医学创新史。但是,几千年来中医已经形成了一套比较完整的理论体系,现代要在中医理论上做创新是非常困难的,而在治疗手段上进行创新却是当代的优势,院内制剂正是专科特色优势的有效体现之一,也是医院核心竞争力的重要组成部分。"

2. "三名"与"三进"

"中医特色疗法不仅要体现在门诊上,也要体现在病房里;不仅要体现在治疗慢性病上,也要体现在急诊抢救中;不仅要运用于常见病、多发病,也要实践于预防保健中。"这几句话被写入了中山市中医院专科文化建设的方案当中。但如何将其用到实处呢?中山市中医院管理层决定建立一支模范队伍,在院内发挥行为规范的先锋模范作用,在院外发挥中医的品牌影响力。

于是，"三名"战略便应运而生，"三名"即名科、名医、名院。

这里名科闪亮。中山市中医院以重点学科品牌为辐射点，以点带面，做大做强，有效地拓宽了医疗市场。医院在全面发展、综合提高的基础上，对基础好、潜力大、特色和优势明显的专科给予了倾斜政策，优先发展、大力发展。通过召开"科室发展战略研讨会"，集思广益，解剖"麻雀"，加强分类指导，专科建设成效明显。先后建成了1个国家重点专科建设单位，2个国家临床重点专科，3个国家重点专科建设单位，6个广东省重点专科，17个广东省重点专科建设单位，2个广东省中医名科，8个市重点（特色）专科，形成了国家、省、市重点专科建设体系。

这里名医云集。近年来，医院着力把学科带头人、高层次人才、基础人才梯队三个层次的人才培养作为医院的一个系统工程来抓，全方位提升业务队伍的整体素质与能力。

名院就是通过实施医疗卫生建设管理标准化战略，不断深化医院内部运行机制改革，实施岗位工资改革和全成本核算，加强科学管理，从医院管理、医疗技术、人才队伍、医疗设备、医疗服务以及医院文化等多方面着手，把医院建设成为技术高、服务优、声誉好的名牌医院。

2008年卫生部颁布的《中医医院管理评价指南》中有不少对中医药工作的详细要求，如对开展中医诊疗技术项目数、辨证论治优良率、中成药辨证使用率、中药饮片处方占处方总数比例等等都提出了具体的指标。在落实各项指标的基础之上，中山市中医院各专科对中药方和重要方的比重有了更明确的规定，并逐年调整。

从 2000 年开始，医院对科室全面实施"总量控制、结构调整"的目标管理责任制，每年将住院、门诊人均费用指标、药品比例指标、中医治疗率等下达到科室，严格执行实施，并实行一票否决制度，对不达标的科室，除扣罚该季度科室劳务效益工资外，年终不得参加最佳科室的评选。

为了推广中医药的适宜技术，扩大现代中医药文化的影响，中山市中医院还实施了"三进"工程，即中医药服务进农村、进社区、进家庭。通过积极举办适宜的中医技术培训班，对基层中医药人员进行技术培训、对基层医院中医科对口帮扶、推广以本院制剂为载体的中医药适宜技术在农村、社区卫生服务应用等工作中的落实，使中医药的简、便、验、廉的优势得到更好的体现。

随着社会的转型以及经济的发展，当代人越来越容易患上各种慢性病，中医学对于慢性病的认识有着系统的理论基础，在长期的临床实践中积累了丰富的经验，形成了系统、完善的理、法、方、药防治方案和针灸、推拿等多种非药物治疗手段。据赖海标介绍，中医药学历来重视预防保健，强调上工治未病，强调顺应四时，平衡脏腑气血阴阳。为充分发挥中医健康保健的优势，中山市中医院先后设置了中医健康管理中心、中医养生保健中心、治未病中心，设立了健康调养咨询问诊、传统养生技术治疗室和中医妇女保健门诊，制定了《健康调养干预技术规范》等，通过中医辨识体检进行调养，开发了保健灸、平衡火罐等中医传统养生技术，开发了中医纤体、减肥、养发治秃等项目，充分发挥中医药在防病治病方面的优势，在全院上下形成了讲中医、爱中医、用中医的局面。

四、让中医药走出晦涩封闭的框框

（一）使技术性服务扩大到知识性服务

人们在中医院看病，常常会觉得中医师对病理的解释深奥而晦涩，难以理解，就比如什么是"阴阳五行"，什么是"温寒虚实"，什么是"气血"，这些对中医师来说是脱口而出的常识，而对普通百姓，特别是文化程度不高的人来说，却是玄乎得不得了，到头来可能还是一知半解，还不明白自己得的是哪种病。

"中医药学在其发生发展过程中，与天、地、人，与文、史、哲，与儒、道、佛，与政、经、社等形成了一个多层次、多角度的学术整体。长期以来，很多中医院在不断提高中医药从业人员的传统文化修养时，却忽略了广大民众对中医药的认识程度，老百姓无法理解，自然也就难以接受了，甚至导致对医生的不信任。"赖海标说道，"所以，在弘扬中医药文化这一巨大工程的建设中，我们不能满足于中医药文化的自然延续，还需要在广大民众中进一步开展中医药文化的科普宣传。"

为此，中山市中医院在普及中医药知识和宣传各种常见疾病的防治知识上，可是煞费了一番苦心。

赖海标告诉笔者："让更多的老百姓理解中医、相信中医，这是我们一直努力在做的事情。在建院初期我们就已经很重视这方面的工作，当时老医生们宣传中医的热情非常高涨，他们在条件简陋的情况下，自发地为医院出黑板报，用通俗易懂的语言向市民介绍中医典故和有关知识。现在，医院环境的改善、媒体的发达，以及中西医结合的运用，使得中医药科普知识的宣传有了更多的手段，也更能为病人所理解。"

在中山市中医院里，笔者发现，无论是门诊大楼、住院病房，还是候诊大堂，随处可见各种古香古色的宣传橱窗，上面张贴和悬挂着各种各样宣传中医药的海报，而各科病房还因科制宜对病人进行健康教育。在映入人们眼中的这一张张图文并茂的宣传海报中，不乏用通俗易懂的语言将疾病的病理阐述得妙趣横生的，让人们在获得医药知识的同时放松了心情。

最吸引就诊市民眼球的可能还要数日常的健康保健知识，大伙经过门诊楼三楼的治未病中心的宣传栏时，总会驻足观看，上面全面地教人如何自己辨识体质，还有保健身心的方法呢。笔者看到一篇《告诉你不生病、少生病的方法》的文章中，就用通俗易懂的语言为人们介绍了各种不同的体质类型，如"平和质：面色、肤色润泽，目光有神，睡眠良好；气虚质：呼吸短浅，懒于说话，肢体容易疲劳，容易出汗、头晕、健忘；血虚质：面色萎黄或苍白，口唇淡白，心悸少眠，手脚发麻，肌肤苦涩……"而在体质特征的后面，还附有相应的日常保健方法。几位前来体检的年轻女士对照着文章判断自己的体质后，还不忘互相提醒着把对自己有用的保健饮食方法记在手机里，如获珍宝。

"医院加大中医药文化的宣传得到了市民的'慷慨买单'，相信对医院、对病人都是好事。宣传效果最明显的是摆放在门诊大堂和住院部的那些免费供市民取阅的健康教育宣传册，几乎每天都被来往的市民取阅一空！医院每年都印

五桂山下的中医传奇

发 10 万份，几乎供不应求。"赖海标副院长说起市民的热诚，笑意盎然。

据悉，赖院长所说的这些健康教育宣传册上不仅有门诊和病房在开药的同时附上的保健处方，还有日常保健和护理的小常识，既提高了病人的认识，又可以让病人的疾病治疗更加全面有效。

另外，中山市中医院还利用各种传媒开展中医药常识宣传工作，比如在中山本地报纸上发表医疗卫生动态文章，在中山电视台上作健康知识讲座，既宣传了中医药健康知识，有扩大了市民对中医药的了解。而医院保健科还和护理部携手，在开展整体护理的同时，积极进行健康教育。护士在病人入院时、住院中、出院时，利用图片、文字等形式对家属和病人进行针对性的健教宣传指导。

中山市中医院对中医药知识的普及已经由过去单一的医疗型向提高生命质量的医疗保健型转变，使治疗服务扩大到预防保健服务，使技术性服务扩大到知识性服务，中山市中医院多渠道、多形式的中医药健康教育工作受到病人和市民的广泛欢迎。

（二）打造中医药健康文化活动品牌

2010 年 8 月，由中山市中医药学会主办、中山市中医药文化研究会（筹备组）承办、中山市中医院协办的以"弘扬中医药文化，提升中医药服务，创新中医药发展"为主题的中山市首届中医药文化节活动在中山市中医药文化馆正式全面启动。

活动期间，中医药文化主题征文活动、中国中医药史知识竞赛、八段锦五禽戏大赛、中医名家讲坛、中医药创意艺术品设计大赛、义诊咨询活动、中国中医药文化长廊展示、"杏苑杯"书画摄影作品比赛、中药标本展示及中药材真伪鉴别、"杏林风采"护士英语大赛、中医药养生文化展示及体验活动、中医美容讲座及体验活动、药膳食疗讲座、广东省名中医李旭主任医师从医五十周年学术研讨会等 14 项活动在医院如火如荼地举行，受到了中医药行业的大力支持和市民的广泛关注。

统筹此次文化节的赖海标表示："多开展这样的活动能进一步传播中医药文化，展示深厚的中医药历史文化底蕴，促进中医药继承、创新和发展，充分发挥中医药在疾病预防控制、应对公共卫生事件以及医疗保健服务中的作用，促进中医药行业内外的交流，打造中医药健康文化活动品牌。"

"中医药文化必须走出晦涩和封闭的框框，以积极的姿态向外界展示其深厚的历史背景和巨大的发展潜力。我想，文化馆是传播中医药文化的一个很好的平台，除了举办文化节，我们还将与教育界合作，让中小学生免费参观学习，与旅游界合作，开辟养生旅游项目，加快中医药文化的发展，让文化馆的价值得到充分的体现！"谈起中医药健康文化品牌的建设，赖海标胸有成竹。

五、用制度告诉员工：医院是市民的

常言道："无规矩，不成方圆。"中山市中医院将中医药文化融入各种规章制度的制订和实施过程中，不断巩固以中医药为主的发展方向，不断加深中医药特色优势的底蕴。

"用刚性的制度来约束，有助于全面提高各级人员的中医药文化修养，促进医院的整体行为和员工的个体行为始终坚持、遵循和体现中医药文化。"赖海标说道。

2002年"医改"启动后，"医改"一直是备受关注和被广泛议论的社会焦点，对于百姓来说，这是关乎生活质量的头等大事，而对医院来说，强化医疗质量管理与监控，为病人提供优质高效、收费合理的诊疗服务是最基本的要求。

"'医改'刚开始启动时，有些干部职工觉得医院是自己的，'医改'会影响医院收入，从而影响个人福利，态度比较消极。这种错误观念是'医改'的一大障碍，不破除就难以体现医院的公益性。所以，我们要让干部职工明白，'医院是市民的'，'医改'为市民谋福利就是医生和医院发展的初衷，也是最终目标。"孔祥廉院长说道。

在正确思想的引导下，那少部分的干部职工端正了对"医改"的态度，并心悦诚服、身体力行地改进医德医风，还积极为改革出谋献策，医院逐步体现出"医改"的巨大成功。

"比如'收红包'现象，这是逢会必讲、逢会必强调的话题，尽管现在这种现象未发现过，但是，医德医风的建设关系到医疗队伍的建设，关系到医患关系是否融洽，所以医院从来没有放松这方面的要求。只有作风端正了，才能心怀群众、操作得当。"原院长孔祥廉告诉笔者，中山市中医院将医德医风建设纳入医院的议事日程，明确制定计划，采取措施，在党委领导下，党政工团密切配合，齐抓共管，做到"动之以情，晓之以理，导之以行，持之以恒"。

曾被媒体评价为"铿锵一身正气，坦然两袖清风"的孔祥廉院长曾接触过这样一件事：一名药品推销商为打通医院关节，把一沓资料放到他的办公桌上，里面夹了一个大信封，装了整整 2 万元人民币。孔祥廉发现后不为所动，当即把钱交给医院办公室，并要求办公室通知药品商把钱取回。医院 16 层多排螺旋 CT 即将招标时，某参与厂家暗中许诺，如果让其产品中标，可给一部小车作回扣。孔祥廉对此严词拒绝。这些廉洁奉公的小个案，也许可以作为医院连年荣获各种"文明""先进"奖项，在廉洁问题上波澜不惊的极好注脚。

院领导坚持民主治院原则，实施民主管理，制定了万元以上支出"双签名"制度，在医院网络中建立医院新闻内部网，开辟了院长邮箱、科室园地、留言板，科室设置了科务公开栏，及时将院务、科务情况公布于众，广泛接受群众监督，院内民主气氛浓厚、院科人际关系和谐，凝聚力明显增强。

在收费管理方面，中山市中医院建立了《医院内部收费行为的奖惩制度》，完善了科室经济核算指标体系，规范了奖金分配办法，严禁将医疗服务收入直接与个人收入挂钩，提高了院务公开透明度；在接受病人和社会监督方面，医院明确了价格公示制、查询制，费用清单及时发放，同时建立了信息发布制度，主动接受社会和病人对医疗收费的监督，对医疗服务收费的有关投诉责令限时处理……

笔者发现，中山市中医院的医德医风教育绝非空洞的说教，而是通过多种形式来实现的。

从 2001 年起，医院每年 8 月都坚持搞服务月活动，围绕医疗服务质量这一中心，根据社会需要和存在问题确定主题，比如"满意服务月""和谐服务月""医院文化月"等等，年年不同，在细节上下工夫。活动有完善的方案，从领导动员、督查到评比、奖励，都形成具体条文，成为传统。通过这一传统活动，中医院人的主人翁精神得到彰显，也突出了中医院的文化个性。

据介绍，2005年3月推行药品招标时，中山市中医院把用量大、金额大、影响大的药品拿出来招标，以招标价顺加20%为零售价，招标后零售价与之前零售价的差额部分由自己消化，切实减轻了病人负担。这一作价方式和降价幅度，与后来国家出台相关招投标法中确定的作价原则大体相符。不仅如此，医院在临床方面还实行费用控制，对药品收入占业务收入的比例以及病人人均药价，均确定了合理的标准，开药的数量与药费不但不列入奖金计算，相反，超标者还要扣减奖金。全部西药、中成药实行网上采购及实施临床费用控制后，在住院人数、门诊人数不断攀升的情况下，药品收入比例依然持续下降，长年仅占业务收入的30%左右。

笔者在中山市中医院的管理文件中还看到，为了保持和发扬中医特色，加强专科建设，提高医疗质量，医院不断完善管理制度，并进行改革，使医院的经营管理既能够按经济规律运行又能体现社会主义福利性，在着力创造社会效益前提下体现经济效益，让两者有机统一起来。从2001年起，医院打破原固有的员工"身份"，实行全员竞争上岗、合同聘用的人事制度改革。从1984年起，医院推行"定人员、定任务、保质量、联劳计奖"的奖金分配方案，并在医院发展历程中不断改进，大大调动了职工的积极性，同时又与文明医院建设相互结合起来，受到社会高度的赞誉，社会效益和经济效益不断提高，管理改革成就和经验受到上级和同行的肯定。

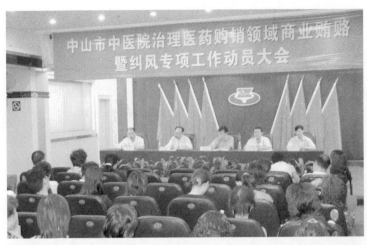

图 31　中山市中医院召开治理医药购销领域商业贿赂暨纠风工作
动员大会

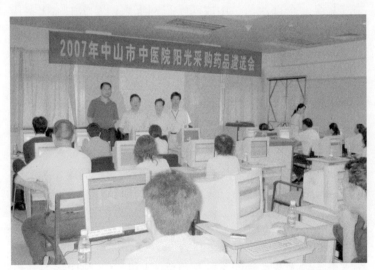

图 32　中山市中医院举行阳光采购药品遴选会

人物篇：

永不止步的中医人

　　祖国医学的发扬光大在于传承与创新。

　　中山市中医院的发展也在于传承与创新。可以这么说，中山市中医院的发展史是中山中医人的奋斗史，医院的每一点成绩都是每一个员工辛勤努力的结晶。

　　与中山中医人攀谈，聆听他们的故事，感动之余，更多的是为他们永不止步的精神所折服。

　　　　　　　　　　　　　　　　——题记

一、孔祥廉："两手都硬"创佳绩

孔祥廉，1951 年 2 月出生，内科主任医师、教授、硕士研究生导师，曾任中山市中医院院长、党委书记，兼任中山市中医药学会会长、中山市医院管理学会副会长、中山市中医药研究所所长、广东省中医疑难病专业委员会副主委、广东省中西医结合肝病专业委员会及中医急症专业委员会委员等职。先后被授予"全国卫生系统先进个人""广东省优秀党员""广东省优秀中医医院院长""全国中医中药中国行活动先进个人"等荣誉称号。

21 世纪以来，孔祥廉团结和带领全院员工，深怀"发展才是硬道理、病人利益高于一切"的信念，坚持把社会效益放在首位，不断提升医院科学管理水平，增强核心竞争能力，促使医院各项工作持续、快速、协调地向前发展。他带领员工承前启后，勇创未来，把中山市中医院建成已具雏形的现代化综合性中医院，先后荣获"广东省职工职业道德建设先进单位""广东省文明中医医院""广东省精神文明窗口单位""中山市模范集体"及"中山市先进党委"等荣誉称号，初步形成政府放心、社会满意、医院发展、职工收入提高、国有资产增值的多赢局面。

（一）锐意改革，勇于创新

2000 年 3 月，孔祥廉带着组织的重托，来到中山市中医院。面对当时复杂困难的局面，他表态说："人生平凡，但不能平庸，共产党员称号是我的骄傲，为党和人民工作是我的终生目标。"几年下来，他获得中山市优秀共产党员、中山市先进生产工作者、广东省中医医院优秀院长、广东省二等功臣、全国卫生系统先进个人等荣誉，成为当之无愧的院长。

面对医药卫生体制改革和医疗市场进一步开放的新形势，孔祥廉拟定了"发展特色、做大做强"的改革思路，通过市场调查和内部调研分析，加强思想引导，大刀阔斧改革各项不适应形势发展的旧制度。改革人事制度、改革分配制度、改革管理模式……通过建立和完善全成本核算的劳务效益分配方案、以岗位工资改革为基础的绩效激励机制、全员聘用合同制、竞聘上岗的人事新体制等，充分调动广大干部职工的积极性，使医院迸发出无穷活力，为中山市中医院的发展翻开了崭新的一页。同时，他准确把握医疗服务市场的发展方向，采取多渠道、多方式贷款融资，加大对环境建设和医疗设备等方面的投入。不到 5 年，1.1 万米 ^{2} 的 8 层住院大楼拔地而起，旧住院大楼重新装修扩建，旧门诊大楼焕然一新；16 层螺旋 CT、1.5T 双梯度核磁共振（MRI）、1000 毫安数字剪影 X 线机等大批先进诊疗设备在中医院安家落户。硬件设施的根本性改善，产生了很好的社会效益、医疗效益和经济效益，形成"投入—产出"的良性循环。院内绿草如茵，宽敞舒适，处处透露出现代化综合性中医院的蓬勃生机。

当时正值 50 岁左右的孔祥廉，身材健硕，神情饱满，思维敏捷，举止淡定，白皙的脸膛更增加了他的儒雅气质。他坦言改革的过程困难甚多，就是"加大投入"这样的好事，做起来也并非一帆风顺。"医院内部尤其是中层干部和老职工不大接受。在他们心中，医院是自己的，将过去的积累一下子花光用光，担心收不回来，影响经营和经济收入。"孔祥廉说，他和其他院领导对此做了大量分析、说服工作。以眼科为例，它是院里的重点科室，早在 1956 年，就因有名老中医雷金允先生坐诊而享有美誉；1991 年郑州四院的全国知名斜视弱视专家阎凯教授前来创建病房，开展各类眼科手术，更使它名噪一时。但由于技术守旧、设备简陋，90 年代中期经营状况开始下滑，1999 年滑落到年总收入只有 90 多万元的最低点。要按规划建成中山最好的综合性中西医结合眼科，就必须要大笔投入。中山市中医院投资 200 多万元全面更新设备，先后购进德国 Ziss V-150 显微镜、美国眼力健 Diplomax 超声乳化仪、Reichert 非接触式眼压计、Humphrey-745 视野计、Topcon 眼底造影系统、Nidex 眼底激光治疗仪等一流先进设备。同时，引进人才，建立白内障专科、眼底病专科、斜视弱视专科及角膜病专科。资金和技术的投入，立马就收到成效，医院以白内障超声乳化技术为突破口，开展透明角膜切口超声乳化、植入器植入折叠人工晶体手术，因是中山市内唯一真正的小切口白内障手术，效果良好，所以吸引了大批白内障病人，2003 年白内障手术量达到 400 多例，超过同级市人民医院的同类手术量；2005 年更达 600 例。2006 年起，先后开展晶体眼人工晶体、多焦点人工晶体（Restort）、非球面人工晶体（Z9003）的植入术。世界上目前最先进的人工晶体植入，中山市中医院眼科都能够做，成为中山市市内唯一能做此类手术的医院。之后又陆续购买了德国第六代准分子激光机（爱丽丝 ESIRIS）及配套设备，价值 500 多万元，开了中山市以及省内中医系统激光矫治近视的先河。LASIK 手术全年数量一下子达到 850 例（1690 只眼），全科业务总收入 800 万元，超过同级市人民医院眼科。在购置美国博士伦玻切机（中山市级医院唯一的一台）后，又做了中山市级医院首例玻璃体切割手术（PPV）。从此，视网膜脱离、玻璃体出血、糖尿病视网膜病变、严重眼外伤、球内异物等需到广州治疗的疑难眼科病病人，在中山市中医院都能救治。2006年，医院创建了中山第一个眼部整形专业，眼科业务得到进一步巩固和发展。由此，中医院眼科成为中山市眼科领头羊，是中山市开展眼科手术项目最多、年手术量最大、专业最齐全、总体业务量最大的单位。

要发展就必须变差为优，需要资金投入。孔祥廉说，"解决资金窘迫，除了争取政府财政支持外，还必须依靠多种渠道的筹资融资。活生生的现实让干部职工们明白了适应社会需要，要在竞争中求发展的道理。困难应当在发展中寻求解决，也只有发展才能解决困难、大发展小困难、小发展大困难，不发展更困难。虽然后来财政投入因'医改'而加大，获得'医保定点'资格后更是病源倍增，但我们也没有停止'上硬件，创软件'的步伐。"他不容置疑地表示，事实证明这是无比正确的，医院用地、科室设备、人才规模、门诊住院人数、年度产值，全部都翻了几番。"离开前瞻而持久的投入以及由此带来的累积效应，这都是不可想象的。"

他举出这样的事例。97岁的香港侨领郑亮钧，高热昏迷到中山市中医院医治，会诊为心衰、感染性休克，后又出现消化道大出血、肺部感染，经西医前期抢救，后以中药治疗而痊愈。郑亮钧有感于中医的魅力和医院设备的不足，主动资助了几十万元和两台车，并发动香港中医界和社团组织捐款。说明社会对中医的扩大发展十分支持，把中医做大做强符合社会的需要。

（二）以德治院，精细服务

孔祥廉在全院积极开展"服务承诺"活动，与其他领导一起，建立医院向社会、科室向医院、个人向科室的三级承诺制度，树立廉洁行医、诚信践诺的良好形象。针对群众反映医疗费用过高等热点问题，他引导各科室务求做到合理用药、合理检查、合理治疗；用药上强调价廉效高，通过加快病床周转、缩短病人住院天数等，想方设法降低医疗费用，切实减轻病人负担。同时，医院进一步完善信息网络建设，相继完成了住院医生工作站、门诊挂号及收费网络、门诊医生工作站、PACS、LIS 等医院信息管理系统网络工程，基本实现全院数据共享。诊疗服务有了信息化的平台，大大提高了全院的管理水平与临床服务的时效。在具体服务上，他提倡换位思考，设身处地为病人着想，通过组织和引导，全院上下推出便民措施 150 多项，使医院的精细化服务达到一个新的高度。

"以人为本"进行文化建设，努力塑造具有自身特色的职业文化，促进医院和谐发展，一直为孔祥廉所孜孜以求。在他主持下，医院先后创制了院歌、院徽和院训，文化建设走上了一个新的层次。借此，他希望力促形成"以病人为中心，全程优质服务"的指导思想，"爱心关怀，病人为先"的人性化理念，以及"博爱、和谐、创新、奉献"的医院文化，确立建成省内先进、国内知名的现代化综合性中医医院的中长远奋斗目标。

（三）科技兴院，发挥优势

孔祥廉认真分析本地区的医疗现状和社会需求，确立了"突出中医特色，发挥中西医结合优势，以专科专病建设为重点，以完善综合服务功能为目标"的业务发展思路。他主张拓展重点学科的品牌优势，将中医药与现代科技相结合，以点带面，逐步形成"人有专长，科有特色，院有优势"的技术格局；主张在全面发展、综合提高的基础上，对基础好、潜力大、特色和优势明显的专科给予政策倾斜，大力扶持，优先发展。他通过召开"科室发展战略研讨会"，集思广益，解剖"麻雀"，加强分类指导，使专科建设取得明显成效，先后建成国家重点专科 1 个、省重点专科 6 个、市重点专科 4 个、医院重点专科 8 个，初步形成了从国家到本院的重点专科建设体系；在他的领导下，医院每年开展几十项具有省、市先进水平的新技术、新项目研究，同时加大力度引进、使用先进专科设备，培养、引进专科人才，使专科特色和优势日趋显现。

在科技兴院中，孔祥廉一直将科研作为医院重点工作之一，确立以医疗临床为基础，科研为先导，临床、科研相结合，以科研促进临床的科技兴院总方针。通过鼓励引进新技术、开发专药制剂、召开科技工作大会等激励手段，加快医院科技创新步伐。十年来，医院承担了多项国家和省级重点科研项目，在高级别科研课题以及科技成果等方面取得了新突破，共获得省市科技进步奖 20 项，通过成果鉴定的科研课题 70 多项，其中获得广东省科技进步奖二等奖 1 项，为目前中山卫生系统医药类所获最高奖项。另有国家自然科学基金资助项目 1 项，国家发明专项 5 项。与此同时，医院通过加强与规范临床教学管理，逐步完善教学的机构建设、政策激励、设施配套和管理实施，提高了实习生临床实践能力。2003 年，医院被认定为广州中医药大学附属医院（非直属），2007 年成为广州中医药大学博士后流动工作站研究基地，实现了教、学、研的互动相长，促进了医院业务持续发展。

发挥中医药特色与优势，诊疗中不断加大中医药含量，也是孔祥廉科技兴院蓝图的重要一环。孔祥廉认为，科技兴

岭南中医药文库

院必须发挥自身特色，那就是中医药特色和中西医结合的优势。"我们进行了两方面的工作。"孔祥廉表示，"一是归纳整理出专科专病的系列治疗规范，扩大医院制剂、中药汤剂在临床上的应用。二是创新管理理念，将健康管理中心作为一个专业学科来规划和建设，不但投入必要的硬件设备，建立体检空间，更注重健康管理理念的培育和专业人才的引进培养。"他和其他医院领导敏锐地发现，中国人保和中国平安在 2008 年不约而同地成立了健康保险公司，以它们的专业营销手段和既有渠道，来自大型企事业单位和境外公司的许多高端客户，将会逐步转移到它们旗下。抓住这一机会，他们与多家健康管理公司和保险公司合作，举办"健康创造财富""中医养生之道"讲座等多项活动，着眼未来，抢先布局，为培育、延揽高端客户打下了基础。与医院签约的知名保险公司、健康管理公司多达 16 家，健康管理中心工作蓬勃发展起来，得到了社会的认可，医院由此被确定为广东省首批十一家"中医治未病"健康工程试点单位之一。之后，医院又成立治未病中心，增设了健康调养咨询门诊、传统养生技术治疗门诊和中医妇女保健门诊，探索中医药在养生保健和预防亚健康方面的作用。越来越多健康、亚健康人群被吸引前来就诊，健康管理中心显示出良好的发展前景，先后被推选为广东三家"全国优秀中医健康俱乐部"之一，入选"全国百家优秀中医健康俱乐部"。前来参观的外院研究生，对中医健康管理中心赞叹不已，说"这么一个医院（好得）让人受不了"。

中山市中医院虽是地级市中医院，但面积之阔大、环境之优雅，在全国中医院（不含分院）中首屈一指，尤其是它的文化中心，很有博物馆或文化馆的味道。然而它绝非是贪大求全，也绝不是形象工程，这完全是前瞻性发展构想的实践和体现。在孔祥廉的医院发展蓝图里，有两点很清晰，首先，它不仅仅局限于中山市，而是定位为区域性的综合性中医院。这来自于医院得天独厚的地域优势：它与四周交通畅达，往港澳高速只有 15 分钟车程，西面离太澳高速不过 2 千米，驱车至深罗高速也只需 10 来分钟。孔祥廉认为："珠江是个经济圈，医院也可以而且也应当成为立足中山、背靠珠江、面向港澳的区域性诊治中心。比如周边高速公路发生群死群伤，救治的首选就是中医院；高端客户也摆在那里，医院既然有技术和品牌优势，就应把他们吸引过来。公立医院的服务无疑是以基本人群为主体的，但也应包括高端人群。"其次，它应当定位为全国中医文化建设示范单位。这是中山市被国务院批准成为历史文化名城后的必然要求，医院也有这个条件和能力。比如，医院文化广场可向组织群众健身方面发展，让人们在这里打太极拳、耍八段锦；可建立中医科普基地和中医文化馆，设个"中医院开放日"让人参观游览，普及中医中药知识；可与其他景点结合起来，推广中医文化的一日游、二日游；等等。在孔祥廉的设想里，如何不断把中山市中医院做大做强，充满了敢为天下先的开创性和前瞻性。

（四）钻研医术，身体力行

作为内科主任医师、肝病专家，孔祥廉在医学上也是努力钻研、孜孜以求的。他擅长运用中医和中西医结合的方法治疗病毒性肝炎、肝硬化、脂肪肝等，技术高超，经验丰富；先后在国家、省级医学杂志发表专业论文近 20 篇，所主编的《脂肪肝中医治疗》一书多次再版，深受读者欢迎；

主持、参与省、市级科研课题 10 多项次，荣获广东省科技进步奖二等奖、三等奖各 1 项，中山市科技进步奖一等奖 2 项、二等奖 2 项、三等奖 3 项。

其中，由他主持并经多年研究的"昆藻调脂制剂治疗脂肪肝的机理与临床研究"项目，获得省市医学界一致好评。中医药防治脂肪肝多以疏肝、活血、健脾、益肾、利湿等法为治则，孔祥廉主持的课题组，详细研究了脂肪肝的病因病机，认为其与"痰"的关系最为密切，部分病例还有演变成肝纤维化甚至肝硬化的可能，因此提出防治脂肪肝从"痰"论治，注重祛痰软坚的治则——以清热化痰来消除脂肪肝成因中"痰"的因素，以软坚散结来阻止脂肪肝向肝纤维化、肝硬化发展。他们借鉴国内外治疗脂肪肝的中医药成果，选用广东沿海特产药材广昆布、海藻为主药组方，研制出具有化痰利湿、软坚散结、疏肝活血作用的昆藻调脂制剂。对该制剂进行的制备工艺、质量标准、药效学、作用机理及临床上的研究表明，其对治疗脂肪肝具有显著疗效。昆藻调脂制剂获得国家发明专利，制剂也获得生产批文。昆藻调脂制剂的问世及其治疗脂肪肝的机理与临床研究成果，为中医药防治脂肪肝提供了新的思路和科学依据，丰富和发展了祖国医药学的内容；对促进地方药材资源的开发利用，也具有重要的现实意义。

二、林棉：我愿成为医院未来的一块拼图

正如"乱世出英雄"，突如其来的大疫也是磨砺医护人员心智技术的试金石。许多卓越的医护人员，乃至医院领导者就是从这些大疫中成长起来的。

2003 年的非典事件，虽然让中国医护系统经历了一次严重考验，但是从这起事件中成长起来的医护人员，许多已经成为了医院的领导者和业务骨干。林棉就是这样一位医护人员，而他的成长经历，颇为传奇。

他曾经长期处于一线岗位，并在非典事件中得到磨炼。如今已经成为中山市中医院党委书记、院长的他，谈及自己对医院未来发展的目标，用一句话来回答："中山市中医院这次乔迁新址，只是发展战略的第一步。未来，医院还将进一步引进设备和加强人才管理。而我愿成为医院未来的一块拼图，为医院的发展贡献自己的一份力。"

（一）临危受命：抗击在非典第一线

非典，曾经是一个人们谈之色变的名字。在 2003 年的春天，它就是一个死神代名词，引起了全国乃至全世界人们的恐慌。

正如许许多多舍生忘死的医护人员一样，林棉，时任中山市中医院副院长的他，在面对非典病魔时，没有退缩，毅然站在了抗击第一线，为全院一线员工竖起了标杆，稳定了大家的信心，成为大家心中的主心骨。

然而，这次抗击非典的战斗来得很突然，而他也是临危受命。

正如许多影视作品中表现的那样，早在真正认识到这种疾病的危害之前，已经有谣言传出，但是没有引起人们的注意，而病魔在人们放松警惕时，猛然来袭。

2003 年 1 月 2 日，一位"奇怪"的病人，因发热、气促、干咳数日无法痊愈，而住进了中山市中医院内二科呼吸专科。病人入院后病情迅速恶化，出现成人呼吸窘迫综合征的症状，经气管插管、呼吸机辅助呼吸等积极抢救，几天下来病情仍不见好转。这时，医院又收治了两例病情类似的本地区病人，而与病人接触过的医护人员相继出现发热、肺部片状阴影等表现。

情况越来越严重！

这异常情况引起了时任业务主管院长林棉的警惕，他怀疑这可能是带有一定传染性的疾病。"当时，我们对这种疾病都没有明确的认识，基于职业敏感，我觉得这种情况很不对劲。所以汇报给了院领导班子。"

经研究分析，院领导班子认为事态严重，立即向市卫生局和市疾病控制中心报告。中山市卫生局也立即行动起来，成"中山市急性呼吸道感染抢救协调小组"，对病人和病情进行系统的、有组织的治疗抢救。林棉成为其中的一员。

相对于疾病本身，传染病造成的谣言危害更大，影响更严重。因为该不明原因的肺炎对各种抗菌药物均有抵抗力，所以治疗效果不佳。随着上呼吸机的人数不断增多、中医院多名医护人员相继中招，院外谣传四起——病人甚至不敢再到医院来看病；在院内，医护人员内心也开始浮动起来。不少年轻的医生、护士，对于能否平安度过此次疫病感到忧心忡忡。此时，如果没有一个主心骨来稳定军心，就可能出现后果严重的医疗事件。

这个时候，林棉站了出来！

林棉在医院党委的领导下，迅速成立了中医院抢救小组，并亲自担任组长。此后，他将呼吸内科设为临时隔离病区，全部用于收治非典病人，并对感染者实行隔离治疗。

"面对未知的疾病，要说不紧张，那是假的。但是在那个时候，我们作为领导者的如果不站出来，不作出表率，一线的医护人员肯定更加惶恐。"所以，林棉一方面顶住心理压力，对广大职工做好解释工作，对他们的心理压力进行正确的引导，增强广大医护人员对疾病的正确认识；另一方面，他在全院进一步加强消毒隔离措施，加强病区地板及空气的消毒、开窗通风，并做好医护人员的个人防护，等等。这些措施有力地控制了非典在医院内的传播和流行。

"作好安全防护，只是第一步，只有研究出治疗疾病的方案，才能从根本上控制疫情的发展。"林棉介绍，在当时，人们对于这种疾病的认识还不充分，社会上甚至因对此病的定论而发生了许多的争论。林棉会同院内多位专家边治疗边探索，逐步形成了一套中西医结合的治疗方案，效果较好。

林棉介绍，由于中山地处岭南地区，气候炎热潮湿，人群中多有湿热内伏，根据中山地区的这个发病特点，他吸收民间医药的精华，和一群技术人员研究出了羌银解热汤。林棉表示，对于病毒上呼吸道感染的治疗目前尚无理想的防治方法和特效的抗病毒药物，西医治疗原则上以对症治疗、抗病毒、调节免疫为主，由于呼吸道病毒抗原变异频繁，使得现有疫苗对于新爆发的呼吸道病毒感染性疾病失去预防作用。羌银解热汤通过抑制病毒表面的神经氨酸酶活性可以遏制病毒的扩散，减轻气道炎症及流感样症状。据了解，这种羌银解热汤已经在中医院开始进行临床试验，目前正申请专利。

最早送来医院抢救的两位重症病人，就是在林棉的亲自治疗下，避过了死亡的命运。据参与治疗的医生介绍，当时，大多数人都对这两位病人不抱希望了。但是林棉仍不放弃，坚持每天亲自查房，制订治疗方案，并邀请省内专家多次会诊，终于使这两位病人先后渡过呼吸窘迫、肺部二重感染、气胸等一个又一个难关，最后康复出院。病人在出院时，激动地给医生下跪以表示感谢。而中山市中医院也创造出了一个非典奇迹——前后收治的十多位非典病人，全部治愈出院，无一例死亡。

事后，林棉在回答是否担心被感染的问题时，说出了自己的想法："第一个，这本身是我的职责所在，真的！作为一名很基层的领导，是不能跟临床脱节的，一定要下到一线去了解情况、组织协调、直接指挥抢救，将每项任务落实好。第二个对于抗击非典这么大的一场战役，作为医院领导你不愿意下去，叫下面的医生怎么做？这还关乎一个士气的问题，所以这个带头作用是一定要起的。第三个如果我不下去，临床科室做了什么都不知道，自己都不放心啦。作为一名医生真的顾不了这么多的，不能说因为怕感染就不去，只能说为了减少感染机会尽量在自我防护方面做好一点。"

唯一令林棉感到愧疚的就是，在参与抗击非典战役的时候，其 70 多岁的父亲因中风住院，他都无暇照顾，没有尽到一个儿子的责任。

（二）大医精诚：一线工作积累丰富经验

俗话说得好，不打无准备之战。林棉能够指挥若定地领导医院医护人员，将抗击非典战役圆满完成，全赖于他在一线工作岗位上磨炼出的扎实的基本功。

林棉 1977 年 7 月于中山县纪念中学高中毕业后，到中山县商业畜牧场当知青；1979 年 9 月考入广州中医药大学医疗系；1984 年 7 月获本科学士学位后分配至中山市中医院工作至今。他积极上进，2000 年 9 月至 2002 年 7 月于广州中医药大学中医内科专业进修研究生课程并结业，2007 年 9 月至今于中山大学就读医药卫生管理 EMBA 班。

呼吸科是林棉来中山市中医院工作后首先工作的科室。他从基层做起，当了多年的临床医生，后来到急诊科做主任，再到医政科当科长。

接受过林棉教导的学生与跟他共事过的同仁都表示，林棉的为人与医术，无愧于"大医精诚"四字。何谓"大医精诚"？它指的是：第一是精，亦即要求医者要有精湛的医术，认为医道是"至精至微之事"，习医之人必须"博极医源，精勤不倦"；第二是诚，亦即要求医者要有高尚的品德修养，以"见彼苦恼，若己有之"感同身受的心，策发"大慈恻隐之心"，进而发愿立誓"普救含灵之苦"，且不得"自逞俊快，邀射名誉""恃己所长，经略财物"。

在临床第一线的时候，每天准点查房是林棉必做的功课，而他这样做也是为了更了解病人的情况，并掌握住临床的第一手信息。得到过林棉诊断治疗的病人，都会有这样一个印象——林院长的态度很谦和，对病人的问题都能够细致认真地解答。

"他（林棉）看病很认真，而且能够从病人的情况中举一反三，研究出行之有效的解决方法。"一位与林棉共事过的医护人员这样告诉笔者。近年来，针对多种影响呼吸道的疾病，林棉都能根据实际情况，研究出许多有效的治疗方剂。

如经过多年研究，林棉在研究上有了新突破，最近发表了《羌银解热汤对甲 1 型流感病毒 FM1 株的抑制作用研究》。这也是目前中药治疗病毒性的呼吸道疾病的另一个新方向。林棉告诉笔者："其实是平时的经验积累、平时临床病人的需要，诱发了我进行这个研究的动机。以前就有非典，现在就有禽流感。假如我们研究的这种中药方剂是有效的，将会对病人有帮助。如果能医好病人就更有意义了。"

为了让这个研究早日出成绩，林棉还仿效神农尝百草，到中山市的五桂山进行药用植物的调查。"大医精诚是我们做医生的一个目标，精主要讲是对业务的精益求精、执著，诚是一种态度，这种态度就是全心全意为病人的态度。"

林棉能够如此全身心地投入到医疗事业中，多少是受到了家庭的影响。林棉是一位地道的中山人。中山市因是孙中山故乡而得名。孙中山，早年曾留学日本，学习西方先进的医术。而他之所以留学东洋，也与中山市受到的文化冲击与人们的生活习惯有关。"司机、医生、猪肉佬"被当地人们奉为最吃香的三种职业。

林棉告诉记者："我出生在一个跟医很有渊源的家庭里，家父是从事医院管理工作的，因此家里总是有很多的医书，从小耳濡目染，对医学感兴趣，高考考上了广州中医学院，也就当上了一名医生。"

勤勉，加上态度让林棉收获了甜美的果实。林棉主持或参与的《内科危重症中医评分系统的临床研究》《中山市中医院 SARS 患者的发病特点及中西医防治研究》等 13 项课题研究成果先后获得省科技进步三等奖及中山市科学技术进步一、二等奖，《羌银解热汤对甲 1 型流感病毒 FM1 株的抑制作用研究》《中西医结合治疗传染性非典型肺炎 20 例疗效观察》等 30 多篇学术论文在国家、省级学术刊物发表，并主编出版了《流感的中西医治疗》《ICU 医师简明读本》《脂肪肝的中医治疗》等著作 3 部。

（三）医院管理：成为未来的一块拼图

"业务副院长一职本身就是业务和副院长连在一起的。

五桂山下的中医传奇

作为业务副院长要负责指导全院业务的正常有序运作、医院医疗质量的监督管理、医疗制度的完善以及新业务的拓展等，所以说，业务副院长的行政工作和业务是密不可分的。"林棉在回忆之前担任医院业务副院长的情况时，这样进行了总结。

而担任业务副院长的经历，也促使林棉对整个医院的管理和发展进行了通盘思考："如果以前担任科主任的时候，只是对一个科室进行规划的话，担任业务副院长，则让我对医院的管理有了更深入的认识和思考。"

"有一句话叫做'鱼与熊掌不可兼得'，如果你又想当好医生又想搞好管理，到最后就可能没有一样是能做得好的。人总在不同的阶段扮演着不同的角色，相应的，职责也跟着改变，你只要承担好这种职责就行了。"谈起从医生到管理者的转变，林棉说得十分形象："像我现在的岗位是一名管理者，我就尽自己最大的能力做好管理方面的工作，但假如有一天我又回到医生的岗位上去，我又会尽力做好医生这份工作。不过话说回来，我现在有时候也会到病房走走，参加会诊，抽查病历，或者在办公室帮一些老朋友看看病之类的，总之不会完全跟临床脱节，只不过我大部分的精力都放在管理上而已。"

他认为，一个医院的根本还是在于医疗质量。"如果医疗水平不够，病人来这里看不好病，不仅仅会对其造成经济方面的损失，还会给病人留下不好的印象，从而造成医院在病人心中的形象缺失，进而影响医院的口碑。"

在作为主管医院业务的副院长时，他便紧抓医疗质量管理，突出特色专科建设，提高全员业务素质，确保医疗安全，使得全院医疗技术与质量明显提高，各项业务迅猛发展。医院在多方面采取了很多切实的整改措施，如在门诊大堂设置便民服务中心，提供包括导医咨询、药品使用咨询、社保物价咨询、预约服务、验单处方打印等一站式服务，坚持做到合理用药、合理检查、合理治疗，先后开设廉价门诊和廉价病房，制定实施了150多项便民利民措施，等等，受到广大中山市民的赞誉。林棉介绍："合理用药、合理检查是医院狠抓的重点。我们要求医生得根据病人的病情来实施治疗方案，看是否合理要视病人病情来决定，如果用药、检查不合理，就算费用便宜实际上也是贵的。在保证医疗效果的基础上，我们再想病人所想，尽量为病人降低费用。当然，我们医院在规范医生医疗行为方面也做了不少工作，象抽检病历、成立药学室、处方公示等等，总之我们在这方面是有自己的一套管理方法的。"

因管理工作卓有成效，林棉多次获奖：2003年，广东省人民政府授予他"广东省五一劳动奖章"，中共广东省委、省政府给他荣记一等功；2001—2002年度被评为中山市优秀共产党员；2003年，中共中山市委、市政府授予他"先进个人"称号；2003年度被评为"中山市十杰市民"；2003—2004年度被评为中山市优秀共产党员；2005年被评为第五届"中山市十大杰出青年"；2006年，市委、市政府授予他"中山市先进生产工作者"称号；2005—2006年度被评为中山市优秀共产党员；他还是中山市第五期优秀专家、拔尖人才等。

如今，已经担任院长的林棉对中山市中医院未来的发展寄予了厚望："希望能够把医院办成一间人才一流、设备一流、管理一流、服务一流、环境一流的现代化综合性中医院，办成国家、领导、人民、职工都满意的医院。我希望能

五桂山下的中医传奇

岭南中医药文库

够把中医院办成一个品牌，使病人有需要的时候就自然而然地想到中医院、找中医院。"而林棉自己则愿意为实现这一目标担当一块拼图。

三、余德爱：改进护理模式为医效提速

如今是一个提速年代，铁路要提速，经济要提速，作为关系人们身体健康的医疗单位，提速也势在必行。而通过改进护理模式，让护士的工作更有效率，进而为医院效率提速，是作为中山市中医院原副院长余德爱研究探讨出的可行之路。

（一）护理模式斗芳菲

"白衣天使"是一个神圣的称呼，它和"人民教师"一起受到人们的尊敬。

作为医生的得力助手，护士一直承担着照顾病人的职责，她们细致入微的工作以及兢兢业业的态度，是对病人最大的慰藉。在2003年抗非典战斗中牺牲的护士长叶欣便用行动诠释了"护士"两字的高尚内涵。

然而，在如今这个高速发展的年代，单纯靠态度以及热情，已经解决不了越来越多病患带来的高工作负荷的现实问题。那么，如何才能有效率地提高服务质量呢？

在第一线工作多年的余德爱副院长告诉笔者："只有实施多元化管理，提高护士的综合素质，才可以显著提高她们的业务技能，进一步提升医院的医疗效率。"

余德爱对医院实行的护理模式进行了深入的研究，认为护理模式主要有三种。

第一种是功能制护理。

实行功能制护理，护士以医嘱为中心去完成各项护理工作，以技术操作为主，很少考虑病人的心理、社会需求因素。病人得不到由固定护士负责的完整护理，护士也因分工的限制而被动地工作，无法满足病人的个体需要，其主动性和创造性难以得到充分的发挥。

这一护理体制的最大缺陷在于：忽视了疾病是发生在一个完整的人体上的，临床护理只关心病人人体局部的病症，没有专门的护士对病人整体负责，病人缺乏安全感。随着生物医学模式向着生物－心理－社会医学模式的转变，功能制护理受到病人全面需求的挑战。

第二种是责任制护理。

责任制护理是由生物医学模式向生物－心理－社会医学模式转变过程中发展起来的。责任制护理这一临床护理制度的特点是以病人为中心，由责任护士对病人实施8小时上班24小时负责的有计划、有目的的整体护理，即病人从入院到出院完全由责任护士负责全面计划和实施护理，使病人在生理、心理、社会各方面都处于接受医疗和护理的最佳状态。

责任制护理的护理程序，是以恢复或促进病人康复为目标进行的一系列前后连贯、相互影响的护理活动，包括护理诊断、护理计划、计划实施、护理评价4个阶段。也就是先通过对病人的护理诊断提出护理问题，再制定出针对性的切实可行的护理方案，逐项加以实施，同时注意观察病人的反应及护理效果，最后，对各项护理计划实施后的效果进行评价。

合理的人员组织机构，是责任制护理实施的组织保证。责任制护理要求以责任护士为中心，将护士分为责任护士、辅助护士、治疗护士、办公护士等，构成一个护理组，对一定数量的病人承担全部护理责任。护士长负责组织和引导各个以责任护士为中心组成的护理组的工作。

责任制护理对于推动临床护理工作的开展具有积极的意义。首先，有利于护理质量的提高，使病人得到身心的整体护理；其次，有利于调动护士工作的积极性，增强其责任心，同时，也可使护理工作从功能制护理的从属地位上升为独立的工作体系，改变护士在病人和医生心目中的形象；第三，有利于促进护士业务素质的提高和护理学科的建设；第四，有利于进一步密切医护患关系，加强医护之间的合作。

第三种是系统化整体护理。

随着当代科学的发展和进步，人类社会正进入一个信息化与系统化的时代。现代产业管理已从单一的生产管理发展为全面综合配套的系统化管理。护理作为一个与社会广泛接触，与人类健康息息相关的专业，更需要与社会及相关学科协调发展，实施系统化整体护理。

实施系统化整体护理，护士能根据护理程序为病人制定适宜的护理计划，规划出为病人解决问题的项目和内容，根据专科病种制定一套标准的护理计划，把每一种疾病最常见的护理诊断及措施都列出来，对病人进行系统的健康教育，如病人需要做哪些诊断性检查或治疗以及是否需要进行手术等，从而减轻病人心理负担，使其更好地配合医疗和护理，减少疾病复发或可能出现的并发症。

系统化整体护理发挥了很好的作用：

一是改变了护士单纯执行医嘱的从属地位，激发了护士的主观能动性；

二是将健康教育和心理护理纳入护士的日常工作，增进了护患关系的密切程度；

三是转变了护理人员的观念，增加了护理工作的科学内涵；

四是提高了护理质量，改善了护士形象，提高了护理队伍的整体素质；

五是提高了病人的满意度，有力地促进了专科的建设与发展。

"临床护理方式是临床护理工作的基本组织制度和工作方法。临床护理方式是否科学、先进，既会对临床护理质量产生直接的影响，同时也制约着整个护理事业的发展。"余德爱向笔者介绍了中山市中医院实行多种护理模式的历程，"中山市中医院于1994年铺开责任制护理，于1998年实行系统化整体护理，而今更加发展到辅助特色护理。"

余德爱以神经内科·康复科作为辅助特色护理的例子：他们先后制定了脑梗死、脑出血、颈椎病、腰椎间盘突出症的中西医诊疗护理常规，并在中风后吞咽障碍、失语及中风后抑郁症的护理方面，开展了特色护理方法，获得了广大病人的好评。

余德爱介绍了肛肠科的情况：在现任护士长黄颖娴主管护师带领下，由传统单一的以疾病为中心的功能制护理变为现在的以病人为中心的责任制护理与系统化整体护理。这种临床护理方式的改革与发展，有力促进了肛肠科护理质量的提高和省重点专科、市特色专科的建设与发展。

（二）东风化雨润心田

"护理模式，好比战士手中的武器。只要护理模式改进了，护理的水平和效率就会得到提高。从根本上来说，护理模式的改进，必须依靠护士本身的技能的提高和责任感的增强。"余德爱介绍，"我们之所以对护理模式进行改革，很大程度上也是为了培养和增强护士的责任感。"

在抗非典时期，许多一线护士的表现深深震撼了国人，让人们认识到她们娇小的身躯中也蕴含着不屈与努力。

"在非典事件之后，我想了很多，除了认识到规范的技巧可以增强护士的自我保护能力之外，还认识到一个护士的责任感才是最重要的。"余德爱介绍，从那时开始，她就很注意护士的选拔和责任感的培养。"我们医院在全国范围内进行护士的挑选工作。我也去了许多地方，如云南、山西等地的护校，进行护士的挑选。我选护士除了看她们的基本护理知识之外，更注意看她们处事的细心程度和对病人的关心程度。"

一个护士该如何调整好自己的态度，用全副身心去照顾病人？余德爱用自己的经历进行了说明。

有一次，一位身高 1.8 米的壮小伙子因病住院。经过治疗，小伙子到了差不多可以出院的时候。然而，就在快出院前，他吃了一碗鱼肉粥，不幸吃下了鱼刺。他本来以为没有什么大事的，想不到这根鱼刺刺穿了他的动脉。

"血立刻冲了出来，像喷泉一样。现场照顾他的护士都吓呆了。她们赶快去找医生。等医生来到，再将病人送去手术室，时间已经拖得太久，错过了最佳抢救时间，病人最后还是没能救回来。"余德爱回忆道，"如果当时在场的护士懂一些急救的知识，能够马上进行现场的简单救治，病人可能就能救回来。"

"这也从一个侧面说明，护士绝不应只是给医生打打下手，有的时候，护士的应急能力、急救技巧，更能抢救回病人的生命。"余德爱说。

从那之后，余德爱就改变了自己的认识，不断自学以充实自己的理论基础，而且在工作中投以加倍的细心和责任感。

余德爱每次协助医生动手术，都会默默地记下医生的手术步骤。甚至连医生习惯用什么手术刀，习惯先用什么器具，她都记得很清楚。

手术结束后，余德爱都会用笔记本记录下每位医生的习惯和工作流程，下次再和这位医生搭配做手术的时候，她就预先做好准备，节省了时间，提高了效率，也减少了手术中可能出现的意外情况。

"这虽然是微不足道的细节，但是却增强了我的信心和责任感。"余德爱说："我觉得自己在抢救等医护工作中不再只是一个旁观者，而是其中不可或缺的一部分。而且，参与的工作越多、参与的程度越深，我就越坚定自己的信念。"

病房就是一个战场，进行着一场生命的征战，而且是一场没有终期的战争。每一天都是一次新的出发，每一天都是一场攻坚，护士们就是坚守在生命前沿的战士。

记者看到一位护士如此记述自己的科室——

"血透室里故事多，每天都有一些人和事牵挂着这些天使们：某某今天没来透析，要了解病情如何了；某某昨天半夜来紧急透析，生命受到了威胁；还有某某透析管道阻塞了，还要加强观察，做好交接班；明天有一个新病人要做造瘘手术了，要早点做好准备工作；ICU又有病人要做床边CRRT，要安排值夜班了。

"尽管这是一个非常特殊的部门，这里有着一群特殊的人，但是这里最不缺少的是温暖和笑声。由于病人特殊、护理特殊，这里就形成了特殊的'文化'。看得出来，这里也有特殊的禁忌，天使们忙乱而又细心地照顾着她们的病友。

换装、循管、上机、监护、收机、消毒，照顾病友们进食、服药，监控血压、血液流量、以及各类复杂的生化指标等等。

"细心的病人曾经测算过，透析室的姑娘们每天要做几千上万个动作，还有各类登记、病历书写等等日常工作，工作十分繁重……"

（三）技能培训添活力

余德爱根据自己的经历，将护士的心理品质与培养列为重中之重。

作为一名合格的护士，余德爱认为应当具备如下良好的心理品质——

（1）高尚的道德和真挚的同情心。具有高尚道德的护士，就会自觉自愿、竭尽全力地去为病人解除痛苦。而且，只有在这种情感的支配下，才能够设身处地地为病人着想，以病人的忧为忧，以病人的乐为乐，形成真挚的同情心。

（2）敏锐的观察力。敏锐的观察力对帮助护士从病人身上获取直观资料、判断病人需要、帮助医生诊断病情、评价治疗和护理效果，以及预计可能发生的问题等都具有非常重要的意义。敏锐的观察力，可以帮助护士从病人的呼吸、脉搏、体温、皮肤颜色、口唇干燥或湿润等情况获取病人的信息。同时，对病人的面部表情、行为举止、哭泣声、叹息声、呻吟声、咳嗽声等都保持敏锐的观察，能预判病人的疾苦和需要。

（3）良好的记忆力。记忆的敏捷性、持久性、准确性和准备性都是护士应当加强培养的，其中记忆准确性最重要。因为：第一，护士应当严格执行医嘱，打针、发药、查体温、数脉搏等。每项任务都必须数量化，而且数量要求准确。一旦记忆不准确，数量出差错，轻则贻误病情，重则造成严重责任事故。第二，护士要面对许多病人，病人是经常变动的，病情又是不断变化的，护理计划也在不断地改变，用药品种和数量也会经常地改变，一旦相互混淆，前后泛化，就会酿成不堪设想的后果。

（4）思维的独立性。过去那种护士只是执行医嘱，打针、送药，无须独立思考，这是错误的。国外的护理专家认为，现代护理的独立功能占70%左右，而依赖功能只有30%左右。因为护理工作对象是互不相同的病人，每个病人的疾病又时刻处于动态的变化之中，虽然医嘱是医生思维的结果，一般说来是合乎客观规律的，应当坚决执行，但是认识落后于存在，这也是经常发生的客观事实，所以有独立思维品质的护士并不把医生的医嘱当成金科玉律，而是先按医生的思路去思考，再在病程的动态变化之中发现问题，运用求异思维方式去独立分析，然后提出自己的观点。

（5）"注意"的灵活性。护士工作头绪繁杂，病人的病情又变化多端，所以这项工作要求护士应当具备"注意"的全部优秀品质。护士也只有"注意"分配的能力好，才能对病人一边处置、一边观察、一边思考、一边谈话，做好整体的护理。

"此外，积极而又稳定的情绪、良好的性格、美好的语言、娴熟的技术以及良好的人际关系，也是一位护士必不可少的。"余德爱认为，护士与病人接触的时间最多，护士与病人家属的联系也比医生多，护士与医生在工作上又必须密切合作，这些复杂的多角联系，显示了护士人际关系的重要性。

为了培养护士这些"硬条件"，余德爱介绍，中山市中医院加强了对护理人员的培训。

"我们加强了护士岗位培训，特别是加强了护士专业核心能力的培训。各科室制定详细的分级培训计划，以《广东省临床护理技术规范》作为培训的蓝本，加强'三基''三严'训练。护士们通过培训和考核，从以往只注重操作程序，逐渐向提高对病人整体情况的综合评估能力的转变，从被动执行医嘱到主动关注病人，整体护理水平获得长足的进步。各种操作形成规范流程：查对医嘱→病情评估→知情告知→操作流程→健康指导→观察记录。重点培养护士们科学的临床工作思维。"余德爱举了急诊科的例子，"急诊科每月利用护理查房的时间以小组为单位进行应急预案的演习示范，示范前由 A 班护士评述模拟病例的抢救程序、适应证、禁忌证、抢救注意事项，抢救完毕大家当场讨论演习过程中好的方面和存在的问题，最后由护士长综合评述。模拟演习提高了护士们应急处理的能力、配合抢救的能力、解决问题的能力。到月底由护士长对护士进行全面的考核。急诊科还对护士全员进行了气管插管的技术培训，以适应院前院内急救的需要，对新护士分别进行模型与手术室实体操作观摩并严格考核，目前护士已能掌握气管插管技术并在院前院内抢救工作中发挥作用，抢救更加迅速、有条不紊。急诊科获得广东省护理操作技能大赛二等奖和中山市护理技能大赛一等奖。"

（四）面向社会促和谐

听着余德爱介绍多年来的工作，笔者仿佛听到了一首有 6 个声部的交响曲。

第一声部：建立职责明确、权责统一、能级合理、管理到位、监管有力的护理管理组织，对护理工作制度、岗位职责、各项工作流程等进行全面的修订、完善和补充，使之更符合质量管理要求和专业发展需求。

第二声部：建立前瞻性和以病人安全为本的护理质量管理体系；以连续、均衡、层级、责任为原则，调整护士排班模式，建立质控前移的三级质控体系，确保对责任护士、护理组长和护士长实施护理工作过程的动态质控。建立多层次、多专科、岗位结合、科学规范的临床护士培训制度。

第三声部：建立非惩罚性不良事件网上报告制度，把问责制和非惩罚制度有机结合起来，采取科学的质量管理手段，指导护士避免不良事件的发生，并将病人的意外伤害降低到最小限度，及时采取前瞻性的防范措施保证质量和安全。

第四声部：成立了11个专科护理小组，制定了各专科十大安全护理目标，完善了各专科的护理工作指引及质量评价标准，充分发挥各个专科小组成员的作用，在全院开展专科护理培训、护理会诊、病例讨论、健康教育等活动，均取得较好的成效，专科护理的新技术、新理论和新方法得到进一步推广和应用。

第五声部：遵循责任、安全和简化原则调整护理记录书写的方式、时间，使用表格记录方式，简化不必要的护理文书书写，保证护理记录的即时性和动态性，大大缩短了书写的时间，让护士有更多的时间和精力为病人提供直接的护理服务。

第六声部：全院各护理单元启动以"夯实基础护理，提高满意服务"为主题的优质护理服务活动，转变护士们的护理服务理念，从"要我服务"变为"我要服务"，从小事做起，从点滴做起，增强服务的紧迫感和使命感。活动的开展进一步提高了基础护理质量，通过实践"三个贴近"，回归了护理本源。

五桂山下的中医传奇

"加强基础护理，提供病人满意的服务，是病人的需求，社会的需求、也是服务于医改大局的需求。为了实现这个工作目标，我们要切实改进临床护理服务，将贴在墙上、挂在嘴上的护理落实到行动上来。我们要在护理技术上求精、在护理安全上求严、在护理服务质量上求细，确保各项工作落到实处，真正为解决病人的需求而不断地开拓进取和创新，让病人满意、社会满意、政府满意。"余德爱说，"拯救生命是我们的天职，更是我们的荣幸。我们将乘全国上下深入开展'优质护理服务示范工程'活动的东风，进一步夯实基础护理，使护理服务更贴近病人、贴近临床、贴近社会。"贴近病人的一个例证，是骨二科给病人送爱心小礼物的事情。

一些儿童因为创伤骨折而住院，本该活泼、好动的他们，小小年纪却承受着骨折复位、打针、手术等种种痛苦。他们恐惧、惊慌的眼神，单薄、幼小的身躯，哭闹与泪水都那么牵动着骨二科护士们的心。

于是，在平时给患儿治疗护理、伤口换药时，护士们就充当起"天使姐姐"的角色，关心呵护着他们。每一个动作都更加轻柔，希望能减轻他们的痛苦；每一句话语都更加温柔，希望能安慰他们弱小的心灵。

有一次，一间大病房同时入住了 5 个患儿，变成了一个小小幼儿园。为了尽量消除患儿的紧张、焦虑情绪，大家经过商量，决定为每个患儿送上一份爱心小礼物。

医护人员一起带着好多毛毛公仔、玩具枪、芭比娃娃、泡泡水，来到小朋友的床边。

躺在病床上的小朋友一个个兴奋不已，挑选着自己最喜爱的小礼物。连刚入院、怕生不爱说话的小朋友，也露出久违的笑容，跟医护人员"握握手，做好朋友"。

患儿的父母紧握着医护人员的手，连声说："谢谢，谢谢你们！"

医护人员说："不用谢，他们开心，我们更开心！"

贴近临床的又一个例证，则是 2010 年优质护理服务示范工程活动。

各科室制定了详细的、操作性强的工作计划，创造性地开展工作；广大护士献计献策，共同促进活动的顺利开展。

在活动中，全院护理人员转变护理服务理念，从小事做起，从点滴做起，让诚信护理落实到小事上，通过护士平凡而繁忙的工作去实施，全面履行护士义务，为病人提供护理服务，无微不至地照顾病人，特别是扎实做好对病人的基础护理，通过改善服务，努力提高基础护理质量，减轻病人的家庭负担，让病人得到实惠。

这一活动，评出了病人和社会反映好、提供优质护理服务并能发挥示范作用的 6 个"优质护理服务示范病区"，以及 23 名"优质护理服务先进个人"。

中山市中医院贴近社会的一项举措，是与中山市护理学会举办各种培训学习班。如 2010 年 1 月 15 日，中山市护理会主办、中山市中医院护理部协办的新护士长规范化培训学习班。

中山市各个医院的 220 人参加了这个培训学习班。其中，也有具有丰富临床经验的护士长或总护士长以及护理部主任。

这个培训学习班根据新护士长们在管理实践中面临的共同难点，特地设计了一系列课程：护理单元建设与管理，护士长领导方法和艺术，护理质量管理的理论、技术与方法，护士长的岗位职责与能力匹配，护士长的领导力与执行力。

五桂山下的中医传奇

这个为期 2 天的培训学习班，邀请了暨南大学管理学院教授、MBA 导师沈远平，广东省护理学会副理事长、全军护理专业委员会副主任委员潘绍山，广州军区广州总医院主任护师王美珍 3 位护理权威专家来授课。专家们精彩的讲课技巧和丰富的讲课内容、广博的知识、迷人的人格魄力及生动、幽默、互动的授课形式，使学员们耳目一新，受益匪浅。

中山市中医院贴近社会的另一项举措，是加强与邻近各市同行的学习交流。

如 2010 年，赖海标副院长及护理部温杏良主任率各科护士长一行 21 人，与中山市其他医院同仁一起，参加在珠海举办的"首届珠中江纪念国际护士节联谊活动"，与来自珠海、中山、江门的近 500 多名护士代表欢聚一堂，开展护理学术交流。

又如 2010 年 5 月，在中山市卫生局的安排下，中山市中医院接待了 7 名青年志愿者参加"我来当护士"体验活动。这 7 名体验者分别在内二科、ICU、骨科、康复科等 4 个科室进行了一天的体验。各科室指派专门的带教护士为体验者介绍、示范护理工作流程与内容。澳门科技大学的一名体验者表示，此次活动为社会群众和护理工作者搭建了一个平台，经过一天的换位思考与生活体验，深刻感受到了护理工作的艰辛，病人与护士之间应当相互理解，才能实现护患关系的和谐。

"新的医院为我们带来了更好的发展前景，同时也面临着严峻的挑战。作为中医院的一分子，我要跟大家一道，用严谨的工作态度、精湛的护理技术、优质的服务品质来诠释护理的内涵，为医院的发展共创新的辉煌！"余德爱的话语，充满着对未来的信心。

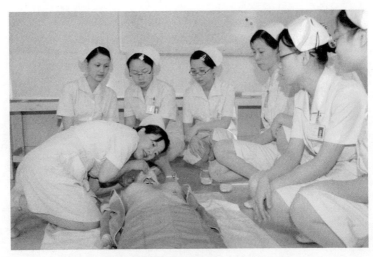

图 33 护理带教老师对实习护士进行示范教学

四、赖海标：跟着他，有奔头

赖海标站在人群中有种鹤立鸡群的感觉，因为他有着一米八几的魁梧身材，额头饱满，目光有神，风度翩翩。持刀手术，他成竹在胸；对症下药，他心中有数。披上白大褂时，他是一位温文尔雅的医生；脱下白大褂时，他又是一位雷厉风行的管理者，还是一位善于用技巧的公关专家。

（一）深谙泌尿疾病诊治之道

初见赖海标，他身穿鲜艳的湖蓝色运动上衣，笑容可掬，好一个意气风发、拼劲十足的模样。交谈中，他很是专注，谨慎的言语中透露着清晰的逻辑和稳重的素质。

赖海标是广州中医药大学 1992 届中医系的毕业生，毕业后就一直在中山市中医院从事泌尿外科的临床、教学和科研工作。目前已是泌尿外科主任和医院的副院长。

讲到现在的"小有成就"，赖海标并没表现出满足与兴奋，而是仿佛想起什么事情来。随后，他缓缓地告诉笔者："其实医生的成功都是来之不易的，天赋很重要，而后天的努力才能足以决定医生的前途和命运。"

"我刚毕业时，可以说什么都不懂，连简单的阑尾手术都要老师教，认识到自身不足后，我也曾经彷徨和心伤过。"回想起当年艰苦的岁月，赖海标说道，"当时的门诊房间非常很小，而且光线很差，白天跟晚上一样黑，坐了整整一个早上才能接诊到几个病人，身心都感到无比的压抑。"幸好，这种心态得到了及时的调整，赖海标心想：难得有中山市中医院这样的平台和起步，应当好好珍惜。"定下心后，我决定把职业和事业一起做！"

于是，在接下来的无数个日日夜夜里，赖海标坚持阅读医学著作，研读中外文献，提高技术熟练度，也主动请缨到国内各大医院进修和学习。在职期间，他在2000年创建了中山市中医院泌尿外科病区，2004年又完成了广州中医药大学在职研究生课程。

中医出身的他精通中医药治疗前列腺炎、泌尿系结石、男性不育症等传统泌尿科疾病的治疗，十多年来，他还不断总结和挖掘疗效好的中药方剂和中医治疗方法，如针对慢性前列腺炎的不同证型，他已总结出5种疗效好的不同方剂予常规应用，如排石汤、尿石清等，发展了专科的特色和优势。为了有效缓解病人的疼痛，他又开展了针刺足三里、委中治疗肾绞痛的特色疗法实践，取得良好反响。

此外，赖海标能熟练开展各种泌尿外科手术，尤其擅长泌尿外科微创手术，并把它打造为专科的特色品牌。赖海标说："中医和西医就像我的左右手，谁也离不开谁，两者共用能很好地提高治疗效果。"

2002 年 3 月 10 日，赖海标为一病人成功施行了中山市首例"经皮肾肾镜取石术"，把中山市中医院的泌尿外科技术又推上了新的台阶。

中山市沙溪的李先生曾因膀胱癌住进了医院，鸡蛋黄大小的肿瘤把李先生吓得够呛，尽管手术难度较大，但赖海标仍为他行"经尿道膀胱肿瘤电切术"，整个手术仅耗时 30 分钟，而且没有任何痛苦和伤口，术后通过中西医药物治疗，半个月后李先生便恢复正常出院了。

赖海标是一个勤于思考并善于总结之人，而长期训练出来的这种发散思维在疾病的诊治，特别是在疑难杂症的诊治中，总能使他在众多病因干扰之下迅速地找出致病的症结，化解病人的身心痛苦。

曾还有位澳大利亚籍华裔女病人，因长期血尿得不到根治而郁郁寡欢。她曾努力寻医治疗，可是连著名的悉尼大学医院都查不出明确的病因，在国内多家医院检查后医生的回答也是五花八门，病情时好时坏，生活完全无法正常化，由于自己也不知道究竟是哪里出了问题，她非常恐慌！

赖海标接诊时心里也很清楚，这是一次棘手的诊疗。因为能导致血尿的病因至少有 30 多种，要从多种病因中找出其中之一需要花费大量的时间，也要求医生有丰富的经验。一开始，他如同其他医院一样给女病人做了常规的检查，检查出来的结果也和其他医院一样，没有发现病因。

"这时我就意识到了，重复别人的路子是绝对不行的，这是一种对时间、资源的浪费，也是对病人的不负责任。"赖海标回忆道。于是，经过仔细分析，他判断，问题在肾，并怀疑肾脏有先天性畸形。结果证明他的推测是正确的，经细致检查发现，果然是肾脏的血管畸形惹的祸：病人的血管先天畸形引起走行于腹主动脉和肠系膜上动脉之间的左肾静脉受挤压，引起顽固性镜下血尿。随后病人住院观察，通过中药内服解决了多年的困扰。

"重复别人走过的路子是很难取得突破的，要想别人没想到的，要比别人想得更深，才能取得新的突破。"多年来，这个信念不断鞭策着他在困难面前不低头，经过时间的打磨，他已经成为一名经验老到的泌尿科专家，通过清晰的逻辑判断和精湛的医术，侦破了一个个错综复杂的病案。

（二）最难的不是技术，而是理念

作为一科之长，赖海标要思考的远远不只是提高自己的业务能力，还要考虑发展科室的特色、培养人才、扩大经济效益和社会效益等问题。而作为副院长，他分管办公室、宣教科、科研教学、药学及药品招标采购等工作，更需要有敏锐的眼光、独到的视角、缜密的思维、开阔的视野以及灵活的应变能力。

在科室、医院文化方面，赖海标有突出的建树。为增强科室文化，他在院内率先推广"伦理查房"，制定了不当着病人的面讨论病情、不直呼病人床号、不暴露病人隐私等多项规定，充分体现了医护人员对病人的负责和伦理关怀。他又倡导了"多说一句话"活动：操作前多说一句话，让病人消除顾虑；操作后多说一句话，让病人放心；检查前多说一句话，让病人少走冤枉路……赖海标还认为，"以人为本"不仅要体现在对病人的服务上，还要体现在对员工的管理上，"我相信'没有满意的员工，就没有满意的顾客'这句话，我的理念是行政服务于临床，临床再服务于病人，医护工作者的人性化管理是其中重要的一环。"

文化是一个团队的底蕴和灵魂，有利于增强科室的核心竞争力，是科室长期发展的保证。在短短几年内，赖海标带领医务人员把泌尿外科建设成为广东省中西医结合重点专科，使之成为医院特色专科并在省内外享有盛誉。

2010年7月，医院完成了搬迁，新医院大到建筑的整体设计，小到柱子、宣传栏、摆设、病历本、每一条职工行为规范、服务细则，到处都体现着浓厚的中医文化色彩，人们无不感觉眼前一亮。而这些都是由赖海标亲自统筹操办的。

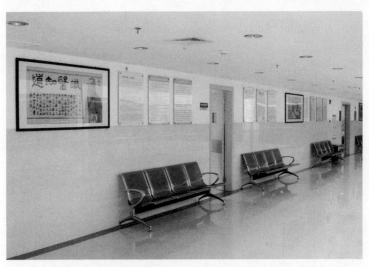

图34　富有中医药文化特色的诊疗环境

在新院长办公室里，赖海标的书架占了整整一面墙，里面放了密密麻麻的各种书籍，有专科技术的，而更多的是管理类书籍。现在，他正就读于中山大学开设的EMBA班，在工作之余阅读了大量管理方面的书籍，以探索管理之道。赖海标表示："只有业务技术和管理技能兼美，才能推波助澜，带动科室和医院的蓬勃发展。"

赖海标很乐意跟笔者分享他的管理经验，他说："最难的不是技术，而是理念的转变。现代中医院的发展需要强调三个理念的转变。第一个就是'变取为给'。"

"以前为了发展只懂得一味地从基层获取病人，而不懂得回报，以为送一个技术，就会少一个病人，而事实上并非如此，传播技术是一种有效的营销手段，反而有利于塑造专科的品牌，获得更多被市民选择的机会。"据赖海标介绍，在泌尿外科创科初期，新官上任三把火的他也曾"犯过这样的错误"，观念转变后，他和几个科室骨干常常不辞劳苦地到各个乡镇医院进行公关，不仅免费开课教授技术，还推出了一套"给"的服务，这项服务包括乡镇医生到该科进修不用交学费，帮助乡镇医院解决医疗纠纷，给予科学研究评估、给予技术支持等，这样做反而扩大了科室的知名度，也获得了更多的病源。

另外，赖海标还通过大力开展义诊活动、在电视台开展免费讲座等形式来与市民面对面，这样一来，科室得到了腾飞式的发展。"别人用三年时间发展起来的规模，我用一年就办到了。"赖海标自我肯定似的点了点头，脸上写满自豪的神情。

"第二个转变应当是'变固守为活用'。"这时赖海标强调的是技术应用方面的理念转变。在创科初期，"如何在现有的体制下走一条有中医特色泌尿外科之路"，让赖海标想破了脑袋，他有个模糊的想法：中医好的方面不能丢，加大力度体现中医特色，不仅要体现在门诊，也要体现在病房，不仅要体现在慢性病、急诊抢救中，也要运用于常见病、多发病上。

　　曾经有位来自澳大利亚的华裔阿姨，50多岁了，由于尿频、尿急，整天坐立难安，几年来吃了很多药，也曾在某大医院住院治疗40多天，但仍治不了这个顽固的病。阿姨心想："那么大的医院都治不好，我下半辈子怎么过啊，真不想活了！"

　　经朋友介绍，阿姨找到了赖海标，赖海标发现中医药在这方面具有巨大的优势，于是赖海标安慰她说："你要相信中医，每天内服两副医院研制的中药进行治疗。""就喝这么一碗中药能有效吗？"阿姨心里将信将疑，然而果不其然，不久后她便尝到了中医辨证治疗的甜头，不用频繁地跑厕所了。可是，病情才刚好一点，阿姨又有了新的焦虑，甚至导致失眠，她见到医生总问："多长时间可以治好啊？"这时，赖海标总会耐心地帮她解释病情的好转迹象，教导她安心养病，慢慢地就获得了病人的信任，治疗效果明显提高。四周后，阿姨带来好消息，尿频、尿急的毛病几乎没有了，还是中医中药好啊！

　　"丢弃了中医特色，中医院就会失去生命力。"赖海标解释道，同时，他也认为，在医疗竞争激烈的形势下，要成为强者，专科不仅要拥有中医特色，还需要核心技术优势。在探索泌尿外科的发展过程中，赖海标找到了一个很好的中西结合切入点，那就是让微创技术成为优势，把先进的现代诊疗手段与传统的中医特色疗法相结合，这样做不仅提高了临床疗效，也全面改善了病人生活质量。

　　歌曲《我想去桂林》中唱道："……有时间的时候我却没有钱……有了钱的时候我却没时间"，赖海标也常常遇到这两种情况的病人。"让病人在医院多住一天，所意味的不仅仅是让他多花一天的住院费。更重要的是，病人多生一天病，可能就要少上一天班，往往就会少一天的收入。对于许多家境比较拮据的打工仔、打工妹来说，一天的打工收入，也许就是老家人的一袋化肥，或者一包猪饲料。少一天的收入，比起多生一天病可能会让他们更难受。"从病人的利益出发，赖海标多次召开会议研究制定针对不同类型病人的治疗方案，在医院率先开展临床路径工作，使泌尿外科病种诊治进一步规范，医疗质量得到保证，病人住院时间和医疗费用也得到控制。"比如对于没时间治病的我们会为其缩短住院时间，建议其采用微创手术，而比如小孩或者工作繁忙者患上肾结石就有几套方案：开刀、微创手术、碎石、吃药等。"所以，赖海标所指的第三个转变就是"变治病为治人"，为病人提供更人性化的服务。

当然，在个人与科室发展的过程中，赖海标也曾碰到过很多棘手的问题，既要保证医疗的质量，又要不断地学习新技术，比如买设备时，折旧、设备的使用的把握方面，又比如泌尿外科的中医特色难以体现，赖海标就采用专家坐诊，自己先学等方式，避免了科室发展的同质化。

"路总是一步一步走出来的，一开始是为了解决吃饭问题，后面就要发展专科特色，不但要'做正确的事'而且要'正确地做事'，只有过程正确，丝丝入扣，结果才能完美。否则，凭借投机取巧，可能一时成事，却不能永远成功。"赖海标淡淡地说道。

（三）严于律己，先医生后院长

赖海标表示自己是一个追求不高的人，但是敢做敢干。

出生于广东省河源市的他，当初选择医学专业也只是想着将来能在乡镇里做个小医生就挺不错了，完全没想到自己能成为一名主任医师。如今，不惑之年的他已是中国中西医结合泌尿外科学会委员，也是广东省中西医结合泌尿外科专业委员会中唯一一个非来自广州医院的副主任委员，他还是广东省中医外科专业委员会副主任委员、广东省中医药学会男科专业委员会常委、中山市中西医结合外科专业委员会主任委员、中山市中医药学会副会长、中山市青联常委。

作为学科带头人，笔者在他身上却看不到任何"官架子"。他深知身上的担子很重，丝毫不敢懈怠。泌尿外科护士小林是这样评价他的："他一如既往地准时上下班、不追求利益、亲自出诊、亲自带研究生、主动给门诊上课，是很踏实的一个人。"

坊间有句俗话说"教会了徒弟，饿死了师傅"，赖海标可不这么认为，他认为中医的教学都是无私的，对于科室人才的培养，他都是手把手进行教学，要求医生要有一专多能，中医西医都要懂，发挥各自优势。据了解，赖海标在创科8年内便建设了一支有13名医师，2名主任医师、6名副主任医师，富有活力的人才梯队，得到了团队的认同，许多人都觉得"跟着他，有奔头"！

不论多忙、多累，赖海标总是面带笑容对待病人，并经常以浅显、易懂的语言向病人解释病情，使精神紧张或疑有重疾缠身的病人听后如释重负。他常对他的学生说：心宽治百病，我们对病人的病情、诊疗解释得越清楚，病人的思想压力就会越小，疗效自然也会事半功倍。

在繁重的日常工作外，赖海标依然有条不紊地进行着科研工作，硕果累累。他组织医务人员编写了本专业泌尿外科常见病的中西医结合诊疗常规，总结了现阶段泌尿外科疾病和男科疾病的证治规律，弥补了教科书的不足，规范了本院泌尿外科诊疗行为。在 20 多年的职业生涯中，他已在国家级和省级杂志发表专业论文 20 多篇，主编及参编专著各 1 部，主持或参与省市级科研项目 9 项，获中山市科技进步奖一等奖 1 项、二等奖 1 项、三等奖 2 项。

看来，在做好医院管理的同时，赖海标也把自己的医生生涯"管理"得有条不紊，他是如何做到的呢？赖海标说道："我首先是一个医生，其次才是一个院长。关键是看哪个为体，哪个为用，体用不同效果就大大不同了。"说完，他还继续补充道："如果你问什么是真正的中医院？我也觉得应有正确的定位，首先是医院然后才是中医院，首先要体现出医院完善的架构，然后再突出中医特色，才能实现从治病到治好人的目标。"在赖海标抑扬顿挫的语气中，我们可以感受到他的冷静沉着、成竹在胸。

在中医发展方面，赖海标也有自己的思考："我非常认同原省委书记张德江提出的'建设中医药强省'的指示。看病难成为民众的三座大山之一，特别是农村地区缺医少药的问题仍十分严重，在这种现实情况下，我认为大力发展中医力量是非常有意义的，因为西医需要系统的培训才能真正掌握技巧，农村的赤脚医生也很难考到相关职称，而培养中医人才的成本较低，途径更多，是一条有效的解决问题之道。"

在与赖海标的交谈中，笔者发现，他缜密的思维以及富有感染力的表情、语言，能将对方的注意力深深吸引住。听完笔者的评价，赖海标笑着说："这些东西都是这些年实实在在思考过的东西，就是因为整天不停地想东向西，所以年龄才 40 出头头发就已经掉了不少，一转眼就变成秃顶的老头了！"赖海标用手指了指前额稀疏的头发，不加掩饰地嘲笑起自己，发出爽朗的笑声。对于身兼多职，他表示确实挺累的，"虽然很辛苦，但是很快乐。"

五、伍中庆：融贯中西的中医使者

作为中山市中医院骨伤科带头人，伍中庆急病人之所急，想病人之所想，探索西医技术与中医正骨技法的融合之道，曾经获得中山市优秀党员、中山市青年科技工作者协会优秀理事、医院"十佳"医务人员等多个荣誉称号；他带领科室人员开展了大批的新技术和新项目，对专科疾病形成了传统、微创、手术等多系列疗法，达到国内先进水平；他积极推进二级分科，使骨伤科专科建设形成较大规模，在中山市内取得了专业领先地位，在广东省内享有较高的声誉。

作为中山市中医院副院长，他匠心独运，融中医药文化推广与旅游为一体，打造了中医药文化养生旅游基地和中山市首届中医药文化节，向民众展示了深厚的中医药历史文化底蕴，促进了中医药的继承、创新和发展以及中医药行业内外的交流，为中山市中医院创立了中医药健康文化活动品牌。

（一）中西合璧，传承正骨衣钵

谈起自己的从医生涯，伍中庆深情地回忆道："为了实现'上以疗君亲之疾，下以救贫贱之厄，中以保身长存'的愿望，我选择了从医。每天的工作虽然平凡，心里却很充实。新技术、新业务的开展，给病人带来了好的疗效、新的希望，也给我带来了新的挑战。"

1987 年，伍中庆考进广州中医学院，成为首届骨伤科专业学生，得到岑泽波、袁浩、樊粤光等骨伤名医的悉心指

五桂山下的中医传奇

岭南中医药文库

导，始知"三折肱知为良医"的教诲；1988 年拜于广州名医韩绍康传人韩兼善门下为徒，学习中医治疗奇难杂症，对传统中医的治法和疗效有了深刻的理解和认识，20 多年来，两师徒对交流中医临床心得都乐此不疲。

1992 年，伍中庆被分配到中山市中医院骨伤科。"当时中医院的骨伤科，在蔡木扬、苏培基等专家领导的经营下，在中山已经有很高的知名度。所以，我知道我是站在巨人的肩膀上发展，应该要用更高的标准去要求自己，扎扎实实从基本做起，努力学习。"

在细心接诊每一个骨伤科病人的过程中，伍中庆发现，如果仅仅使用纯中医疗法，病人往往需要两到三个月的时间才能得到康复。这对于患有多种基础疾病的老年人来说，显然是"难以承受之重"。在这方面，在短短几天内就能够让病人重新站起来、重新走路的西医技术无疑更具优势。而且，随着时代的变迁，病人对治疗效果的期望已不仅仅停留在"骨头接好就行了，走路有点瘸也没关系"，而是希望治疗后没有任何瘢痕，不影响行走外观，这对传统的中医技法也提出了更高的要求。

如何才能满足病人的愿望，让病人更好、更快地恢复呢？这一想法一直萦绕在伍中庆的心头。直到 1997 年到天津医院参加为期一年的全国高级骨伤科医师进修班，他才豁然开朗："那是我职业生涯的重大转折点。"在进修班中，他见到了我国著名的中西医结合骨伤科的奠基人尚天裕、顾云伍教授，聆听了他们先进的创伤理论和实践经验，熟练掌握了西医的人工关节技术。伍中庆意识到，在充分发挥传统医学优势的同时，自己还应重视吸收消化现代医学最新科技成果，走骨伤科微创手术之路，走中西医结合之路。

1999 年，由于工作成绩突出，伍中庆成为中医院最年轻的临床科室行政主任，并带领关节组，为中西医结合治疗骨关节病探索道路。他率先应用关节镜和中医正骨撬拨手法结合治疗胫骨平台骨折，通过关节镜实现直观、微创的检查，使中医的正骨手法能更有的放矢地进行关节的功能复位，达到创伤小、瘢痕少、康复快、并发症少的效果。部分病人在手术麻醉过后，即可下地活动，极大地提升了病人战胜疾病的信心。

病人谭小姐曾经长年左膝疼痛，行走不稳，到处奔波求医整整 5 年，却连病因都没法弄清楚，以致无法伸直膝关节正常行走，左下肢肌肉萎缩。眼看左腿即将面临残废，她抱着最后一线希望，来到中山市中医院。伍中庆根据她的病史和体检报告，很快确诊为"前、后交叉韧带损伤，左膝外侧半月板损伤"，并为其施行了关节镜下前、后交叉韧带重建 + 半月板修整术。手术切口仅为 3 厘米，术后谭小姐膝部疼痛得到明显缓解，膝关节不稳的现象也立即得到纠正。

"中山市中医院的骨伤科专家技术水平就是过硬！"出院时，谭小姐出院时由衷地赞叹道。

为了进一步深入学习关节镜技术，伍中庆还远赴大连医科大学第一附属医院进修关节镜技术、到德国汉堡 ENDO-CLINIC 骨伤科医院学习骨与关节重建技术，到新加坡中央医院以及香港玛丽医院学习管理和关节技术。通过不断地走出去，他掌握了本学科最前沿的知识和管理经验。

在他的努力下，中山市中医院成为广东省首批开展微创诊疗技术治疗骨科疾病的中医院。在 2002 年的广东省中医骨伤科会议上，伍中庆报告了中山市中医院在有机结合关节镜技术和中医正骨手法方面的研究进展，与会医院无不表示惊讶和佩服。2007年，伍中庆的研究成果《关节镜下正骨撬拨手法纠正胫骨平台骨折》，更获得中山市科技进步二等奖。

到目前为止，伍中庆主持开展的临床医疗新项目有10多项，获得中山市科技进步一等奖1项、二等奖2项、三等奖3项，治疗关节创伤逾千例，完成人工关节置换手术500多例、关节镜手术600多例，开展了类风湿性关节炎、骨性关节炎、强直性脊柱炎、股骨头坏死、先天性髋臼发育不良的人工全髋关节置换术、人工全髋关节翻修术、人工全膝关节置换术、人工膝关节单髁置换术，骨盆骨折支架外固定术、关节镜下膝关节交叉韧带重建术、胫骨平台骨折关节镜下复位经皮内固定术、胫骨髁间嵴骨折关节镜下内固定术，复杂型骨盆骨折切开内固定术、交锁髓内钉在股骨和胫骨骨折中的临床应用等新技术。

2005年，36岁的伍中庆已经晋升为骨伤科主任中医师。

（二）独具慧眼，推进骨科二级分科

这天，中山市中医院关节专科迎来了一位苦恼的病人陈小姐。半年前，陈小姐开摩托车时不小心摔伤了左膝关节。她以为只是平常的磕磕碰碰罢了，没当一回事。然而，后来她走路时总是很容易扭伤，最后发展到连上下楼梯都感到膝关节无力，到了几个医院进行X线和磁共振检查，却均无异常。

后来，她慕名来到中山市中医院关节专科诊治，才发现是膝关节前交叉韧带陈旧损伤。关节专科的医生为她做了膝关节镜检查，并在关节镜下用自体肌腱重建韧带。三个小小的切口，就解决了困扰陈小姐半年的问题，令她惊讶不已。

其实，像陈小姐这样的病例，在中山市中医院关节专科并不罕见。该科在2001年购置了当时世界上最先进的三晶片关节镜，现已开展膝关节镜手术 1000 多例，取得了良好的效果，像陈小姐这样需要韧带重建的病人已经有 300 多例，均获得了成功，正可谓"小孔洞医治大关节疾病"。

中山市中医院关节专科之所以能够取得如此杰出的成果，离不开伍中庆独到的发展眼光和发展策略。

在 1997 年之前，中山市中医院只有一个笼统的骨伤科，无论是脊柱问题、关节问题还是手外伤问题都是在骨伤科进行处理，很多骨伤科医生所掌握的技术多而不精。彼时，长年担任骨伤科专家苏培基教授助手的伍中庆清醒地认识到，如果骨伤科不进行二级分科，使骨伤科医生做到术业有专攻，便会直接影响骨伤科整体技术水平的提升，影响骨伤科规模的进一步扩大。

为此，在做好骨伤科临床业务工作之余，他大力支持学科建设工作，积极推动二级分科的进行。首先，他把骨伤科分为三个组：脊柱组、手外科组、关节组，继而，在医院建成新住院大楼之后，他把关节组再细分出来，形成关节专科。然后，他带领关节专科把业务重点放在关节创伤、关节疾病、关节置换、关节镜等四个方面，并划分专业组如关节置换专业组、关节微创专业组、小儿及传统伤科、关节创伤专业组，每个专业组都培养出一个技术过硬的人才团队，使该科的关节技术向规范化、标准化发展。

如今看来，这一变革是中山市中医院骨伤科发展的里程碑。但回溯发展的历程，却并非一帆风顺。起初，正所谓技多不压身，不少骨伤科医生希望朝着脊柱、关节、手外伤治疗"全能手"的方向发展。伍中庆提出二级分科，骤然要求他们专攻脊柱、关节或者手外伤，他们在心理上往往难以接受。

面对同事的异议，伍中庆以身作则，率先投身到关节技术的研究和治疗之中。桃李不言，下自成蹊。他以自身一系列的研究成果和精湛的关节治疗技术，给其他骨伤科医生敲响了警钟：一个人的精力是有限的，医生尤其如此，面对专业分科越来越细的世界潮流，只有集中精力进行专科研究，才能攀登上医学的高峰，才能更好地为病人解除痛苦。

除此之外，如何培养青年中医生也是一个难题。虽然伍中庆通过学习和应用关节镜技术，深深体会到中西医结合之优势，然而，他也意识到，由于西医效果立竿见影，不少青年中医生容易"忘本"，成为"名中实西"的"中医"。

为此，2009年，伍中庆上书市政府，积极推动中山市优秀中医临床人才研修项目的启动。在全市范围内选拔22名（其中20名来自市中医院）具有专业基础及临床经验的中青年中医临床骨干，在国家、省知名中医专家"一对一""师带徒"的模式下进行为期三年的中医研修学习。通过经典理论研修、名师临床指导、老中医药专家学术经验整理研究等多种形式对他们进行重点培养。此举既可将中医学术思想通过老中医传给学生，也可将老中医自身积累的临床实践经验传授给学生，达到中医学术传承的目的。同时伍中庆拜广州中医药大学第一附属医院何伟教授为师，把何教授的成功经验和新的中医理念引进中山。另一方面，伍中庆也鼓励科内年轻医生刻苦钻研业务，学习骨伤科新技术、新方法，关注骨伤科前沿动态，积极参加国内外学术交流活动。在临床上，他更要求青年中医生"先中后西，宁中不西"，使他们不断强化中医的理念。

目前，中山市中医院骨伤科已是国家中医药管理局"十二五"重点专科建设单位，广东省重点专科、中山市医学重点专科。关节专科成为集医疗、教学、科研等功能于一体的临床专业科室，达到国内先进水平，在珠江三角洲地区享有良好的声誉。

不过，骨科规模的不断扩大没有使伍中庆松一口气，反而更让他意识到医疗质量和安全的重要性。为了建立更好的医患关系以及进一步实现诊疗的规范化、系统化，他根据自己多年的临床经验，向骨伤科医生通俗地提出了"三手"原则：接诊病人时，应确定是否有办法将病人治好，谓之"接手"原则；治疗病人时，对于如何综合运用各种治疗方法让病人康复，应做到心中有数，谓之"下手"原则；病人康复之后，应尽可能让病人没有后遗症，谓之"脱手"原则。同时，他还带领科室人员评估以及优化科室现有的各种技术手段，保证医疗质量，努力做到医德好、质量好、服务好，同时令社会和群众满意。

谈起外界的种种美誉，伍中庆谦虚地笑道，"作为一名关节医生，我深知自己的责任和使命，只有与时俱进、不断创新、发展专科，才能使自己和我们的团队成为真正的关节疾病克星，令广大人民群众拥有健康的关节，走快乐人生道路。"

（三）以文化人，寓中医药文化于旅游

中医药文化是一条流淌在中华大地上的滚滚长河，五千年来一直守护着华夏民族的健康与昌盛。然而，随着西医文化进入中国，中医药文化逐渐丧失了原有的主导地位，滚滚长河逐渐干涸，继而还被张悟本等所谓养生专家的种种谬论所污染，失去了原本的清澈与甘洌。

作为中山市中医院分管中医文化、科研教学和信息的副院长，伍中庆义不容辞地肩负起向民众推广中医药文化的责任。他积极推进中医药文化建设，不断创新，把中医药养生

五桂山下的中医传奇

岭南中医药文库

文化和旅游相结合，通过多种形式宣扬中医药文化，以文化人，让有枯竭之虞的中医药文化重新焕发出活力与光彩。

从外观上看，中山市中医院的门诊、住院大楼借鉴了客家围屋古朴典雅的建筑特色，与院内的中医药文化基地、中医文化广场、中医文化馆等中医药文化科普设施融为一体，构成了中山市一道独特的风景线。而且，中山市中医院还因应四时节气和中国人的体质特点，开发了一系列独具保健养生作用的药膳和院内制剂，拥有一批熟悉传统太极拳、五禽戏、八段锦的中医理疗师。

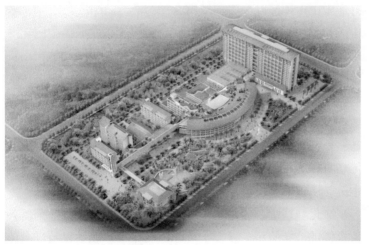

图 35　新院区鸟瞰图

这些得天独厚的硬件和软件优势赋予了伍中庆推广中医药文化的灵感，他别出心裁地打造出以"中医药养生文化"为主题，以"岭南建筑风格和本地中草药"相结合为特色，以"中医治未病、康复理疗、养生保健、药膳食疗"为核心的中医药文化养生旅游基地。伍中庆骄傲地指出："中医药文化与旅游两者的融合，可以让游客通过文化传承、养生保健、健康管理、种植观赏、科普教育等系列项目，真切地体验到中医药文化的精粹，从而让广大人民群众了解中医、相信中医、选择中医、保证了中医和中医药文化推广的可持续发展。"

在伍中庆的领导下，从2010年建成中医药文化养生旅游基地到如今，中山市中医院每年都接待6000余名游客，达到了展示古老中医魅力、传播中医药文化、延伸中医养生服务链、扩大中医药影响力、推进中医药养生文化的振兴与传承的目的。为了进一步展示深厚的中医药历史文化底蕴，打造中山市中医院中医药健康文化的活动品牌，2010年，伍中庆与赖海标带领医院相关科室，推出了以"弘扬中医药文化，提升中医药服务，创新中医药发展"为主题的"中山市首届中医药文化节"。在文化节中，组织了15项以中医药文化为主要内容的活动，包括中国中医药史知识竞赛、八段锦五禽戏大赛、中医名家讲坛、中医药养生文化展示及体验活动、中医美容讲座及体验活动、药膳食疗讲座等，让广大市民切身体验中医药养生文化和中医传统养生技术，充分了解中医、认识中医、感受中医。

文化节持续了整整3个月，得到了中央电视台等全国各大媒体的广泛报道，获得了广东省与中山市领导以及群众的一致好评，收到良好社会效益。伍中庆激动地回忆说："在参观我院文化节后，国家中医药管理局领导曾对我们说，'我参加过很多中医文化活动，能够把中医药推广活动办得这么趣味盎然的，中山市中医院是第一个！'这是对我们中医药文化推广工作的莫大肯定，也是鞭策我们不断前行的动力！"

由于中山市中医院中医药文化建设基础良好，管理和配套设施完善，先后获得中山市科普教育基地、中山市青少年科普教育基地、广东省中医药文化养生旅游示范基地等称号；由于中医药文化宣传取得了良好成效，2011年，中山市中医院还荣获全国中医药文化建设先进单位称号。

六、苏培基：永不止步的"种骨人"

"学不贯今古，识不通天人，才不近仙，心不近佛者，宁耕田织布取衣食耳，断不可作医以误世！"明末医家裴一中在《言医·序》中如此论述。

中山市中医院骨伤科主任苏培基自结缘骨伤科后，便一直对骨伤科保有一颗狂热的赤子之心。

狂热使他成为一个成功的"推手"——把中山市中医院骨伤科推到了全国中医院的前列，把自己推到了世界骨伤科人才的前列，用创新和技术把病人推向了健康。

狂热使他被赋予了许多称号——中国人才研究会骨伤人才分会、世界杰出人才学会授予他"跨世纪骨伤医学科技杰出人才"和"中华骨科微创名医"称号等。

狂热使他呕心沥血30多年，在中医院骨伤科发展的初期，在各项设备技术条件相对较差的情况下，他事必躬亲，一步步走来，为了中医院骨伤科的发展壮大，为了病人的康复，费尽了苦心，吃尽了苦头，中医院的骨伤科也因治疗骨伤而远近闻名。

至今他仍一直坚守，坚持做一个永不止步的"种骨人"。

（一）断骨之苦让他更懂人性化关怀

"是什么让你一直坚守在骨伤科的岗位上，其中有什么故事吗？"

"因为我小时候很皮的缘故吧，所以贪玩的我很小就有了断骨的经历。"

笔者的这个问题一下子打开了苏培基少年时的记忆之窗，那些记忆的碎片一下子翻涌出来。

儿时的苏培基是个调皮的小男孩，总喜欢与几个玩伴四处玩耍、攀爬。让苏培基印象深刻的是他7岁那年，正值秋收时期，他像往常一样和几个玩伴跑到田间玩耍，远远地，就看见许多的稻草堆，他们的乐趣就是在这些稻草堆上玩耍。有一个稻草堆堆了有几米之高，玩伴提出了爬到该稻草堆上玩耍的主意。几个小玩伴一阵商量后，便怂恿苏培基去攀爬。调皮的苏培基就兴致盎然地往几米高的稻草堆上攀爬，结果脚底一踩空，年仅7岁的他便从上面摔了下来。这一摔，就把他的骨头摔断了。

"当时我只感觉疼，我的小玩伴赶紧叫来了我的父亲，我父亲一看不对劲，赶紧抱起我往医院方向赶。到了医院，医生检查后说伤势太严重了，很难治，建议父亲给我找更好的医院。然后父亲带着我跑了中山、佛山、广州等无数家医院，足足一年的时间，我才算是康复了。"苏培基谈起当年的情形时仍十分感慨。

这次断骨的经历，在苏培基幼小的心灵上留下了阴影，也正是因为深刻的断骨之苦使得苏培基在以后的工作中更懂得从病人的角度为病人着想。

断骨之苦使他后来报考了广州中医药大学，读起了中医专业，并且十分勤奋刻苦，在他读医时期同学中都是他第一个起床读书，但他并不满足于书中的理论知识。毕业后有了实践机会，他开始与大学教师一起工作，这些老师丰富的知识和严谨、谦虚的态度让苏培基获益匪浅，对他以后的下乡工作帮助很大。

"读书时候的我对自己的要求特别高，工作已经完成了，但仍觉得自己未达到老师的要求，并觉得自己的知识很贫乏，感到十分痛苦。"

敬重老师的苏培基，把老师当成自己的亲人看待，虚心请教，最终得到了老师的肯定，这点让他感到特别欣喜。

1980年，苏培基被调至中山市肿瘤研究所工作。后来由于开展"开门办科研"运动，来自中山市的苏培基根据当时"社来社去"的分配原则被分配到了中山市中医院骨伤科。

"被分配到骨伤科，当时是怎样的感受？"

"意外，然后是惊喜。我很珍惜这次机会，这么多年过去了，我依然十分热爱骨伤科。"

被分配到骨伤科，对苏培基而言是一个新的人生起点，也使他有机会在骨伤科大展宏图。自此之后，苏培基就与中山市中医院骨伤科的命运紧紧联系在一起，在他个人成长过程中骨伤科也伴随着一步步地发展壮大起来。

如今的苏培基从事中医骨伤科医、教、研已近30年，擅长骨伤科创伤、骨病的临床诊治。主要研究方向是中西医结合治疗骨与关节损伤，在创伤骨折、脱位治疗中充分发挥中医正骨手法复位、小夹板固定、动静结合、内外用药的长处，精于辨证、专于手法、善于用药，大大提高了中医治疗骨折和脱位的临床效果。此外，在充分发扬中医骨伤科特色的同时，苏培基重视吸收消化现代医学最新科技成果，与时俱进，中西医并重，微创为先，由他主持开展的临床医疗新项目达30多项。对多发性、开放性、复合性骨折、脱位手术治疗已总结出一套成熟治疗经验的苏培基在解决骨伤科疑难症时，往往能取得显著疗效。

315

即便如此，苏培基仍然不断学习骨伤科新理论、新技术，刻苦钻研业务技术。还利用周六、周日休息时间坚持不懈地参加广州中医药大学在职研究生课程的学习，并于2002年7月结业。穿梭于国内各地区的骨伤科新技术学习班的医生中，总少不了他的身影。他系统地掌握了各种骨折与关节脱位的应用解剖特点、骨折分类和治疗原则，他总是想方设法优化治疗手段，提高临床疗效，缩短疗程，致力于为更多的病人服务。

（二）引领中西医结合治骨病的风潮

认识苏培基的人都知道，能熟练运用中医正骨八法的他长期致力于中医正骨理论与临床研究，正骨手法独到，对骨伤疾病能熟练运用中医理、法、方、药进行辨证论治，对复杂的闭合性骨折或疑难的四肢骨折，基本都能手到病除。

然而在20世纪80年代，骨伤科疾病的发病原因发生了巨大改变，大部分的骨伤病人因跌伤、机器伤、建筑伤以及车祸伤等原因前来就诊，当时单纯的正骨手法已经远远不能满足社会与病人的需求。

在这样的情况下，以苏培基为首的中医院一班骨科专家开始不断学习现代医学最前沿知识，用现代医学的理论丰富中医正骨术，大胆地走上了中西医结合治疗骨与关节损伤之路。

回忆起当初开展现代骨科手术时的情形，苏培基感慨良多："由于各种历史的原因，我们只能靠着一次次手摸心会的实践进行医治、复位，将传统正骨手法与现代科技融为一体，经过无数次的探索之后，才终于取得成功。"

随着在临床上的应用越来越成功，传统正骨手法与现代科技相结合的生命力越来越彰显，让许多疑难骨病病人从中受益。对此，苏培基表示，为适应现代创伤疾病谱的改变，满足现代生活、工作节奏加快和病人更高的康复要求，在继承中医骨伤科丰富的传统理论和经验的基础上，通过中西医结合继续发扬中医骨伤科的特色是十分有必要的。

苏培基认为中医正骨术是中华文化的瑰宝，是在我国特定历史条件下形成和发展起来的一套专门技术，而传统的中医骨伤科就是以正骨手法为主的。苏培基在继承总结传统正骨手法的基础上进行不断的创新并取得了一定的成果。

80年代，他首先在国内提出了儿童期桡尺骨下1/4骨折的解剖分型并对此骨折主张治疗以折顶手法为主、拔伸牵引为辅的复位技巧，这一提法给许多儿童带来福音。他多年的辛勤付出为年轻一辈的医生提供了一个很好的学习平台及榜样，也带来了一整套中西医结合治疗骨伤疾患的规范以及临床经验总结。

在苏培基的努力下，中山市中西医结合创伤骨科治疗中心于2002年10月挂牌。并专门成立了领导机构，由苏培基担任中心主任，副主任由伍中庆（骨三科主任）、缪英年（急诊科主任）担任，统一指挥，全院协作，这一举措提高完善了创伤性疾病的综合抢救能力。

目前，经过以苏培基为首的几代人的艰苦创业和励精图治，在中医正骨基础上发展起来的一套以手法复位、小夹板固定、病人自觉练习为主要内容的中西医结合的骨折治疗方法，具有骨折愈合快、疗程短、功能好、病人痛苦少、并发症少的治疗效果，且收费低廉，符合市民的医疗需求。苏培基认为不论从继承中华传统医术，还是从减轻老百姓就医负担角度来看，重塑骨伤治疗原则——先用中医正骨，其次考虑手术治疗都很有必要。

（三）喜欢"胡思乱想"的学术带头人

"褪去管理者的身份，私底下的你是怎样的一个人？"

"是个很喜欢'胡思乱想'的人吧，总是对很多事物充满好奇，我想的最多的应该是把自己想象成病人吧。"苏培基笑着说道。

苏培基是喜欢总结工作的，旨在通过对工作的抽丝剥茧，找出潜藏中的问题再将其解决。

在苏培基从医 30 多年来，他看过许多损伤，骨折损伤、皮肤缺损等病人，若采用西医治疗，就要将其缺损处切开，进行缝合、换皮，但是缝合具有一定的难度，而且十分容易受到感染。若使用中医方法，则需要进行牵引，然后用夹板固定，然而市面上的外固定支架面积大，固定也不方便，让病人苦不堪言。

苏培基就开始寻思："如果我是病人，我肯定希望这个外固定支架的面积小一些，使用起来方便一些，更灵活些。"

关键是如何做到面积小又更灵活呢？苏培基日思夜想，不停地进行研究，并与工程人员不断进行探索。

传统的外固定支架是细方的、长形的，病人使用起来十分不方便。"如果换一种外形设计呢？什么外形设计更灵活些？"突现灵感的苏培基开始找到改造的苗头，在与工程人员再三商量和多作尝试后，终于决定将外固定支架设计成半弧状、半圆形的。最终将传统的外固定支架改良成一种面积小、容易固定并具有万向调节功能的简单、安全的微型外固定支架。该设计的成功研发，也让苏培基获得了微型外固定支架的个人知识产权。该支架效果非常好，对多段骨折的病人也十分有用。

五桂山下的中医传奇

岭南中医药文库

一个有骨伤却不愿意开刀的小女孩听闻中山市中医院骨伤科治疗方法多、损伤小、外固定支架可靠，便从珠海慕名而来，最后取得了满意的效果，这让苏培基感到特别开心。

让苏培基印象深刻的是一个 30 来岁的男病人，因一场意外腿断了。送到医院的时候伤口血肉模糊，大面积损伤的肌肉裸露出来，伤势十分严重，骨伤医护人员为其进行伤口清洁和处理后，为该病人装上了改良后的 DICK 外固定支架。仅用了 3 天时间，以为自己不残废也会留下后遗症的病人便可以下地活动了，7 天后就可以开着摩托车到处跑了。

该微型外固定支架获得了 1998 年中山市科技进步奖一等奖，排名第一。这就是苏培基继续传统又不断创新的最有力的证据。

"如果我是病人，我就希望查房制度更完善，医生对我所患之病更上心。"于是苏培基落实了三级医师查房制度、疑难病例讨论制度、手术病例讨论制度等制度。

"如果我是病人，我希望看病费用更低些，服务更好些。"于是苏培基坚持用较低廉的费用，提供最优质的服务。

"如果我是病人，我希望医院的护理水平更高些。"于是苏培基与骨科主任共同努力抓好骨科住院部等各项工作，使骨一科、骨二科、骨三科的医护质量管理、经营管理都有了新的突破，使骨科连年获医院最佳科室和优秀科室称号。

他表示只要多从病人角度为病人着想，就能更好地为病人服务。工作繁忙的他还常常利用休息时间为远道而来的病人诊查病情，遇有疑难病例，经常翻阅资料到深夜，制定最佳的治疗方案。

作为骨科业务负责人，苏培基始终把医疗质量摆在第一位，一切以病人为中心。据统计，骨科出院人数从 2000 年的 2022 例到 2002 年的 2773 例，不停地增长，2002 年骨科出院人数占全院出院人数的 31%。手术次数也从 2000 年的 1141 例增长到 2002 年的 1678 例，2002 年骨科手术人数占全院手术人数的 37%。2002 年骨科的收入占全院收入的25.2%，病床使用率达 103.3%。2003 年上半年骨科出院人数、手术人数、病床使用率等均大幅度上升。目前中山市中医院骨科二级分科后收治专科病种的科学性和规范性均超过很多省级医院，骨科专科专病发展明显加快，产生了显著的社会效益。

此外，在选药方面，苏培基强调以中药为主，力求精练，忌中西药物齐上，也不迷信昂贵、稀有之品。对每味药的药性、用量、配伍运用精当、措置得宜。苏培基还从长期临床反复验证中总结出一系列熏洗方剂及协定内服处方，利用现代工艺将其制成院内制剂，具有活血祛瘀、消肿止痛、舒筋活络的作用。临床应用收到了良好的疗效。

（四）永不止步的背后离不开团队

"所有的成绩离开了团队都会站不住脚，推动我前进，让我永不止步的正是骨伤科这样一个团队，与我共进退。"

苏培基十分明白人才的重要性，因此他在致力于骨伤科学科建设时，根据专科发展规划，有计划、有目的、有重点地通过多种形式、多种途径培养人才。

他培养了伍中庆、刘永恒、吴俊哲等年轻医生，使他们成为能独当一面的技术骨干。近年来他还建议医院送医生、护士到北京、天津、上海、广州等地进修学习 30 多人次。在 2000 年下半年接收骨科临床硕士研究生 2 名，本科生 1 名的基础上，2001 年下半年接收研究生 2 名（七年制），本科生 2 名，调入显微、手外科副高职称的研究生 1 名。目前骨伤科已形成专业知识结构、年龄结构基本合理、医疗技术力量雄厚的技术梯队，拥有主任医师 1 名，副主任医师 3 名，主治医师 21 名，住院医师 13 名，其中硕士研究生 6 名。今年准备引进硕士研究生 2 名、博士研究生 2 名。2002 年 10 月 23—26 日在中山市中医院成功举办了广东省中医骨科学术年会，全国、省级中西医骨科学会会长均出席大会并作学术讲演，共有 72 篇论文进行了学术交流，引起全国骨科界的轰动。

苏培基也深知学识的重要性，常常邀请省内外知名专家教授来院作学术讲座和示范手术，让本团队及时掌握新知识、新技术，积极开展以老带新、以新促老的业务学习活动，在骨科营造浓厚的学习氛围。为此，他还鼓励科内医生刻苦钻研业务，学习骨科新技术、新方法，关注骨科前沿动态，积极参加省内外学术交流活动，多写论文、写好论文，提高整个骨科的学术水平。

如今的苏培基，仍坚持在骨科临床第一线工作，三个病区每周总查房一次，每月大骨科大查房一次，每周上手术2~3 台。

这是一支具有凝聚力，不断努力向前迈进的团队。也正是因为有了苏培基这个学术带头人的带领，骨科所有成员一同进步，在为病人多想的过程中总结不足与经验，对技术进行不断改良、完善，研发出更多贴近病人的成果，也拉近了病人与中山市中医院骨科之间的距离。

七、蔡木杨：继承不泥古，发扬不离宗

蔡木杨，1946 年 4 月出生，副主任医师，广东省名中医，广东省医学会理事、中山市医学会会长、中山市中医学

会名誉会长、中山市中医院中医研究所顾问。曾任中医院副院长兼骨科主任，中医院党委书记、院长，广州中医药大学兼职副教授、硕士研究生导师，并多年兼任中国中西医结合骨伤科学会"软组织损伤"学组委员、广东省中西医结合骨科学会副主任委员、广东省中医学会骨科分会副理事长、中山市中医学会副会长、中山市医院管理学会常务理事、中山市预防医学会常务理事、中山市医师协会常务理事等职。

　　蔡木杨 1968 年毕业于广州中医学院中医医疗系专修科，1970 年进入中山市中医院工作。他自小笃信中医，1971 年起投身骨伤科领域，潜心研究传统骨伤专业的理、法、方、药，在整复手法、固定方式、功能锻炼以及内外用药等方面，打下了深厚基础。那时候政府对中医的重视程度不及西医，中医生地位不高，虽然提出"中西结合，以中为主；土洋结合，以土为主；中草结合，以草为主"的口号，但医学界对中西医如何结合，认识上较为混乱；在相关政策和临床规划上，中医也始终是个次等角色。蔡木杨可不管这些，心无旁骛地沉迷于中医骨科。他坚持认为，动静结合、内外兼治是中医治疗骨伤的一大特色和优势，特别是内服中药，既可补肝肾以固其本，又能活血消肿、加速骨痂生长以治其标，在培育、调动病人体内积极因素方面，有其优胜之处。长期孜孜不倦的勤奋学习和深入钻研，造就了蔡木杨这个骨科高手。他继承中医传统医术，徒手复位技术十分高超，一个人就能漂亮地完成髋关节复位，颌关节复位的手法也十分精准巧妙，常常复位完成后病人都没有多大感觉。2001 年，55 岁的蔡木杨被授予"广东省名老中医"称号，这是他职业生涯的壮年啊！他医术之精湛、声誉之隆盛由此可知。

　　民间对中医生有个说法，叫"越老越值钱"，中医的医

322

术太需要时间和临床的积淀了。蔡木杨一如既往，全副身心放在学术研究和临床实践上，一点一滴地丰富、深化自己的知识。有一次，医院收治了一名车祸重伤员，他颅脑受伤，昏迷不醒，双目失明。医治十天后，人是醒过来了，但仍看不见任何东西。一天他突然打了个喷嚏，之后奇迹出现了，他的视力突然恢复，睹物如初。是药物起了作用，喷嚏只是巧合，还是别的什么原因？要弄清楚并不容易，既然病情好转，人们通常就当作"悬案"算了。然而责任心极强的蔡木杨，不放过这难得一见的奇特现象，他多方研究后终于发现，病人失明是经颅底的视神经受到血栓压迫的缘故，喷嚏后血栓脱落，视神经不再受压，视力自然恢复。直到今天，蔡木杨对这个病案依然记得一清二楚，那是他进行医海探索的难得一遇的实例啊！

医院的中医驳骨很早就应用 X 线技术，但那时 X 线室的条件不好，照片效果欠佳。为了把骨折和复位的情况看到更清楚，蔡木杨常常夜里带着 X 线机，到病床上盖着被子为病人做透视，吸收的辐射量比病人还多，辛苦得不得了。有段不短的日子，他住在医院宿舍，急诊科接到危重的骨伤病人就找他，他总是二话不说就披挂上阵。这种高尚的医德和治病的严谨态度，为行内和经治病人赞叹不已。

蔡木杨艺高胆大，但心思也较为缜密清醒。他深知中医在治疗骨伤上的局限性，它只可解决骨伤问题的 70%。对一般性的闭合性骨折和筋骨损伤，中医的办法很多，但遇上危重、特异病例，比如多发性、复合性骨折的重症，别说把骨驳正，就是功能性复位也不易做到。医治这样的骨伤，必须走中西医结合的道路。他曾遇上一名病人，手指骨脱臼脱出了环状韧带，病情看似不重，但用中医手法复位多次不成，

323

最后还是施行西医手术才解决问题。又比如，西医的牵引复位虽比单凭手法的徒手复位要科学得多，但对头下型、颈中型的股骨骨折，牵引对复位并没有多大作用，必须施行开刀手术。现实的种种情形，坚定了蔡木杨走中西医结合治疗的决心。

1983 年，蔡木杨到天津医院进修骨科，回来后就购买了CT、MR 等先进设备，引进现代临床技术，切实迈开中西医结合的步伐。他的骨科技术由此获得质的飞跃，中医能治的用中医治，中医治不好的让西医配合治，中医无法治的用西医治。在中山市乃至更大范围，蔡木杨对中西医结合治疗骨折的研究和临床开展得很早，成为中山市中医院中西医结合治疗骨折的第一人。中西医结合弥补了中医保守治疗的不足，提高了对中医骨折徒手复位的认识和治疗水平，极大地拓展了骨伤专科的业务范围；伤者也不会再因为医治不了而转院外送，中医骨科声誉日隆。为全面开展中西医结合治疗，蔡木杨选派了七八个有中医骨科基础的医生，到天津医院进修，加强技术力量。

医院骨科的发展突飞猛进。一名车祸病人双腿被碾致残要截肢，以往只能转院的手术，他们也能完满解决。股骨关节置换、开刀植骨加钢钉，这些手术他们做得丝毫不差于西医院骨科。就是传统的固定材料，比如向来由自己手工制作的杉树皮夹板，也改由厂家按拟定标准专业生产，使尺寸划一，质量也更有保障。有病人股骨粗隆间骨折，某西医院解决不了转到中医院，蔡木杨采用植骨加内固定治疗，效果甚佳。那间西医院不得不承认："我们搞不过他们。"髌骨骨折尤其是粉碎性的，中医之法始终留有遗憾，蔡木杨从西医力学原理出发，对髌腱牵引器械加以改良，以髌底环形钢丝加张力带八字钢丝固定，使其屈伸不受影响。此技术一直用到今天，不但克服了传统髌骨牵引影响屈伸之弊，还使某些病人免除了膝关节摘除之苦。医院骨科的社会知名度越来越高，整个七八十年代，医院住院者半数都是骨科病人。在港澳尤其是澳门，骨伤病人都喜欢到中山市中医院求治。澳门现任特首崔世安一位堂弟，在新会遭遇车祸骨折，也慕名到中山市中医院诊治。

在科研和理论研究上，蔡木杨也是高手。他不断总结临床经验，提高学术水平。先后在国家、省级杂志发表《谈谈折顶法》《旋前位超腕关节固定治疗伸直型肱骨踝上骨折46例报告》等学术论文16篇，当中不少被提交到学术年会上交流。主持"'8'字张力带加环形钢丝固定治疗髌骨骨折""中西医结合治疗新鲜股骨颈骨折的研究"等科研课题七项，两项获得中山市科学技术进步奖二等奖，五项获得三等奖。

1991年，蔡木杨担任中医院专职院长，直至2000年调往市卫生局任副局长兼医院院长。在任专职院长的10年间，蔡木杨继往开来，领导全院干部职工完成了几项重大革新性工作：成为全省首批"三级甲等中医医院"和"国家示范中医医院"、获省中医系统"文明医院"和省"百家文明医院"、通过"广东省高等医学院校临床教学医院"评定等等。为此他领导全院做规划、建制度、订措施，狠抓内涵建设和全面质量管理，取得了多方面的业绩。当中，最突出的贡献之一是学科建设，值得记上一笔。

作为骨伤专业的学科带头人，蔡木杨1996年开始培养手外科专业医生，短短几年时间，手外科室的科研、医疗和临床队伍，从7人发展到近20人，均是主治以上的医师和硕士研究生。他尤其注重科研和临床两用型人才的培养和引进，为后来招收硕士研究生和人才的持续发展做好准备。对其他已有学科的建设，他也是殚精竭虑，全力以赴，使骨伤、中医急症、肛肠等专科，成为中山市中医院特色鲜明的拳头学科、中山市的领先学科。

脾胃科：1991年借综合门诊大楼落成、业务不断扩大的东风，在脾胃科里组建胃镜室。先后引进富士、奥林巴斯等全套进口的胃镜设备，在全市范围内率先实行影像资料电子化。随着病人的增加和科研的进展，胃镜从单纯诊断发展到内镜下介入治疗，业务水平不断提高。随着科室影响越来越大，不断有外院进修医生和护士到中山市中医院胃镜室学习。该科的消化内镜消毒隔离工作，在全市乃至全省都走在前列。在蔡木杨等医院领导支持下，消毒法进一步改革，改换成三槽加两盆的全镜浸泡消毒法，开创了中山市全镜浸泡的先河。2000年4月，该科在《中华消化内镜杂志》上发表了《三槽消毒法对胃镜被乙型肝炎病毒污染后的灭毒效果》，反响甚大，在广州、南京等多个城市举行的全国、省级学术交流会议上，对此都加以交流推广。

康复科：原名综合科，因在发展中相对滞后，影响了医院的总体发展。蔡木杨和其他领导对此非常重视，决心改变这种不平衡状态。1997年，通过对科室医务人员的学历结构及专业方向进行研究分析，决定组建中风病房，主攻中风及其并发症和颈肩腰腿痛的治疗和康复。临床以针灸推拿、中药内服和中药药物熏蒸等传统康复治疗为特色，同时开展运动疗法、作业疗法、物理因子治疗、语言训练和心理治疗等现代康复技术。高质量、全方位的中风康复医疗，收到了令人满意的医疗效益和社会效益。1999年，综合科更名为康复科，采取人才引进、外出进修、在职培训等方式，特别是选

五桂山下的中医传奇

派医生赴中国康复研究中心、暨南大学神经内科、北京大学神经内科和康复科进修，参加国内、省内短期学习班，大力提高科室人员的医疗水平。几年下来，康复科住院病区面积达到 800 米²，康复治疗部面积达到 150 米²，住院床位数增至 43 张，医务人员增至 26 人（其中主任、副主任医师 8人，康复、心理治疗师 6 人），构建起较为合理的专科技术团队。承担市科技局科研立项 7 项，发表论文 20 余篇。2002 年门诊量达到 8500 人次，出院病人 537 人次，业务收入 699.5 万元；通过了中山市科技兴医"十五"规划重点专科验收。目前，康复科已成为国家中医药管理局及广东省中医药管理局的重点专科建设单位，全国脑血管病康复示范基地，中山市唯一的工伤康复定点单位，在国内同行中具有一定规模和影响力。

肛肠科：1991 年从外科分出的独立专科，原名痔瘘科。1994 年只有床位 20 张、医生 6 人，其中职称最高的主治医师仅为 1 人；诊疗范围主要是痔疮、肛裂、肛周脓肿、肛瘘、直肠脱垂、便秘等几个病种；设备仅有肛窥镜、乙状结肠镜等不足 3 万元的几件器械；年门诊量 1 万余人次，出院约 300 人次，业务总收入 97 万元。1995 年，蔡木杨从外市引进现科主任陈金泉副主任医师，把痔瘘科改为肛肠科。陈金泉主任锐意改革，励精图治，使人才队伍、诊疗设备和技术水平发生了巨大变化。1996 年开展纤维结肠镜（1998 年开始使用电子结肠镜）检查业务，填补了中山市中医院长期无此项目的空白。该科现有医务人员 22 名，其中副主任以上医师和护理人员 20 名；床位 37 张，实际开床 68 张；年门诊约 3 万人次，出院 1329 人次，电子结肠镜检查与治疗3920 多人次。诊治各种肛肠痔瘘、直肠脱垂、肛裂、慢性结肠炎、肠易激综合征、慢性溃疡性结肠炎、克隆氏病、缺血性肠炎、便秘、大肠肿瘤（息肉、大肠癌）等40多种常见病和疑难疾病，成为中山市规模最大、技术力量最雄厚、设备一流的特色肛肠专科；该科还是广州中医药大学肛肠科硕士研究生培养单位，中华中医药学会肛肠学会理事单位，广东省中医肛肠专业委员会副主任委员单位及中山市中医肛肠专业委员会主任委员单位、中山市卫生系统"十一五"期间肛肠科学术与技术带头人单位。

妇产科：为促进医院综合发展，1997年8月，医院成立了妇科病房，附属外科病区，设床位15张，外聘退休的副主任医师付大平负责。不久先后调入冷观群、梁琪主治医师，充实门诊及住院部，业务逐渐扩大，收治各种卵巢肿瘤、子宫肌瘤、子宫脱垂、妊娠剧吐、先兆流产、盆腔炎、异位妊娠等病人；开展各种卵巢肿瘤手术、异位妊娠手术、阴式子宫切除术、曼氏手术和中孕引产等多种手术。门诊范围则以月经病、不孕、慢性盆腔炎、更年期综合征等疾病为主，治疗上突出中医特色。良好的疗效赢得了病人口碑，社会效益明显。

麻醉科：开始只是简陋的手术室，做一些疝气、阑尾切除、清创缝合等简单的手术，并需临时请外院麻醉师配合。80年代有了陈仲溢、曹晓燕两位麻醉师，也只能做简单的椎管内麻醉、臂丛麻醉、针刺麻醉以及少量的气管内插管、普鲁卡因静脉复合全麻，主要为满足骨科手术之需。为打破麻醉技术不足对手术开展的制约，1991年起连续接收了李秋宏、曾晖、王树桢等麻醉专业人员，1993年成立麻醉组，购置了新型进口麻醉机，开展氨氟醚静吸复合全麻等麻醉项目，年手术量超过1000台。1994年引进某三甲医院麻醉主任医师吴论，带来新的麻醉方法和理念，如双腔管气管插管、经鼻气管插管、控制性降压等，有力地支持了医院胸外科、耳鼻喉科的发展。1998年正式成立麻醉科，开启了麻醉业务的新里程。引进了双针法腰麻、美国雅培公司镇痛泵、PCA术后镇痛术，开展深静脉穿刺CVP监测、终末潮气二氧化碳监测、异氟醚静吸复合全麻等；在危重病人抢救或重大手术中使用参麦针稳定病人生命体征，用当归针硬膜外注射加强术后镇痛等等，都收到不错的效果。李秋宏医师的课题研究成果《硬膜外丁丙诺啡复合当归针、胃复安术后镇痛的临床研究》，获1999年中山市卫生系统科技进步三等奖，实现了麻醉科获奖课题成果零的突破。

急诊科：原为急诊室，1990年升格为急诊科，针对中医的研究热点和急诊科的优势，做出了很多在省市具有一定水平的研究，多次获得中山市科技奖。其中《急性虚证的研究》获中山市科技进步一等奖，说明急诊科对中医急症的研究达到了省内领先水平。1991年随着抗蛇毒血清的广泛应用及急救设备的添置，急诊科对蛇伤的治疗效果不断提升，并就此申报省中医急症重点建设单位，1998年获得省中医药管理局批复同意。1999—2001年三年间，急诊科对设备、人才、技术、科研给予大量投入，订立了中西医蛇伤诊疗常规，将105-4片（现称复方三角草片）、复方蛇鳞草散外敷内服以及抗蛇毒血清的使用、中医蛇伤分型、治疗方案皆列入常规，2001年通过省中医药管理局验收，成为省中医急症重点专科。1991年至今共收治各类蛇伤病人2300多人，重症400多人，其中涉及银环蛇、眼镜蛇、竹叶青、五步蛇、眼镜王蛇、蝰蛇和蝮蛇咬伤。当中有银环蛇咬伤致呼吸麻痹、急性左心衰的，有眼镜王蛇咬伤致急性呼吸衰竭、中毒性心肌炎、伤口溃疡坏死的，有蝰蛇及竹叶青蛇咬伤致 DIC 等重症的，抢救成功率 100%，没有出现任何致残现象。该科中西医结合治疗蛇伤达到国内先进水平。

"继承不泥古，发扬不离宗"是蔡木杨长期坚持的座右铭。这些科室的高速发展，有力地促进了其他已有科室的成长，全面、大幅度地提升了全院的医疗、科研水平和诊疗服务质量。对 2000 年后呼吸内科、胸外科、泌尿外科、综合 ICU、儿科等专科的组建和发展，更是起到了极大的启迪、铺垫作用和经验上的支持。专科专病是中山市中医院强有力的质量品牌，而蔡木杨在 90 年代主持创立的专科成就，为以后专科专病工程的发展奠定了重要基础。

八、李旭：德技双馨赢赞誉

李旭，1941 年出生，内科主任中医师，广州中医药大学教授，广东省名老中医，国务院特殊津贴专家。曾任湖北省黄石市第八人民医院院长、湖北中医学院兼职教师、黄石市中医药学会副理事长、湖北中医药学会理事、中山市中医院副院长、中山市中医药研究所所长、中山市中医药学会会长、广东省中医药学会理事等职。

李旭从事内、儿科临床、科研、教学及医院管理工作四十余年。对中医经典著作《黄帝内经》《伤寒论》及温病学说有深入研究，临床经验丰富，尤其擅长急症、心脑血管病及内分泌系统疾病的中西医结合治疗；对各种慢性结肠炎、溃疡性结肠炎、大肠息肉、顽固性便秘等肛肠科疑难疾病，使用中医药为主的独特验方，疗效显著。在中山市及周边城市、港澳地区享有声誉。

李旭 1965 年毕业于湖北中医学院。他能走进神圣的医学殿堂取得不凡的医学成就，与他的博学多才和善于探究的精神分不开。在母校中山一中读书时，他的化学成绩十分了得，四五十年后一次师生聚会，化学老师突然问他，你还记得化学元素表的排列顺序吗？他不假思索就念了出来："氢氦锂铍硼碳氮氧氟氖……"老师这样问，也许是对当年推荐他到厦门大学念化学而被他婉拒一事未能释怀，其实他不愿去的真正原因是家里人不愿他跟有毒物质打交道，不肯让他读化学。他拗不过，转而考取了湖北中医学院。

1961 年暑假，外婆突发肚子痛，医生说她患了阑尾炎，可能要做手术。他觉得不像，硬是给外婆当起医生，一番望问闻切后，认为患的是急性肠胃炎而不是阑尾炎。结果，只用合霉素和颠茄合剂就把外婆治好了。那时他只是中医学院的二年级学生！毕业后他被分配到湖北省黄石市第八人民医院，不久即到阳新县巡回医疗。当时阳新县是湖北血吸虫病的重灾区，贫穷落后，巡回医疗时很多医生都不愿去。李旭和医疗队员们整天在河床、水田里用 1609、1059 有机磷农药扑杀丁螺，这两种农药毒性很大，稍有不慎就会中毒；遇上河流，还要分段截流后再自上而下分段撒药。另一工作是逐家逐户收集粪便，搅烂、沉淀后化验便渣，以检测血吸虫卵。每天早出晚归，又辛苦又危险，但想到能在源头上防治血吸虫病，李旭干得特别起劲，在阳新县一带出了名。1966年全国爆发流行性脑炎，病情不亚于几年前的"非典"。那时连磺胺也很难找到，只能用呋喃西林。有间卫生所的所长不懂用药，以为呋喃西林谁都可服，值班时背起一箱呋喃西林逐户派发，还要病人多吃一点。不久，许多人手肿、起斑，这所长找到李旭要他救人。李旭经过一番折腾，才使病情消退。这种磨炼，使他学会在恶劣的环境下，如何利用身边的设备和药物救治病人；也养成了他不固守前人经验，敢于发现和开拓的闯劲与韧性，大胆向那些似乎无可救治的疾病宣战。

20世纪70年代中期，高脂血症在中国还是"稀罕病"，一位国家干部因胸口发闷到黄石市第八医院就诊，接诊医生认为是普通肠胃病，开了一点药给他。当天晚上那位干部冲凉时死在地板上，他家人认为是误诊所致，要追究责任，结果以那位医生被批评、处分了事。然而是什么导致了误诊，没有多少人关注。李旭对此耿耿于怀，四处查找相关资料，发现心血管病已在国内悄然"崛起"，但未能引起多少医生关注。果然不出十年，心血管病在国内呈蔓延之势。那时李旭已到中山市中医院工作，他对此病的研究因先走一步而在认识和治疗上独具特色，什么时候用中医、什么时候用西医、什么时候中西医结合，都有明确的症候分类；用药时间也十分讲究，早了晚了都达不到预期疗效。体会如此深切，治疗上自然成竹在胸。20世纪90年代，他发表了论文《中医治疗心律失常》，一些很有经验的医生表示怀疑，认为不可能如此医治。李旭决定让事实说话：由"反方"医生选定一位心律失常的病人进行医治。她的心率每分钟只有27次，此前已安上起搏器，效果不显；李旭认为她是高度房室传导阻滞，给她定期服用中药，心率逐渐回到每分钟五六十次，再经3年的服药和观察，终于回升到每分钟80次，验证了中医治疗心律失常的有效性。1990年北京举办亚运会，附有一个医学博览会，其中广东馆的一个参展项目，就是李旭的《中医治疗心律失常》。他还因此获得亚运会的赠票。

多年来，李旭不管在医院哪个岗位，都以普通医生的身

五桂山下的中医传奇

份看待和要求自己。对病人满腔热忱，对技术精益求精，坚持刻苦钻研，善于总结经验，不断夯实理论根基，更新知识学问。水滴石穿，他的医疗水平与时俱进，不断向前发展。97岁高龄的港澳知名人士、中山市荣誉市民郑亮钧因患多器官功能衰竭，被送到中山市中医院，到院时已是高热昏迷，呼吸极度困难，生命危在旦夕。李旭勇于承担责任，在院领导支持下组织特医小组。当时，参加会诊的院外专家见此情形不由得倒吸一口冷气：如此严重的肺感染、心衰、感染性休克，死亡率高达90%以上，把他救活困难重重。李旭不管这些，主持、研究出应急救治方案。先以激素、强心药、氨茶碱和利尿剂让他苏醒，再施以羚银翘加犀角地黄汤，稳定病情；其后病人出现消化道大出血休克、肺部再度感染和心功能衰竭，李旭断定为急性虚证，先后投以竹叶石膏汤、参苓白术散、叶氏养胃汤治之，经43天精心治疗而使病人转危为安，最后痊愈出院，创出罕见奇迹。《健康报》《羊城晚报》和港澳报刊争先报道，在海内外产生巨大反响。

中山市在中医科研上开展较早，1986年中医院成立了科研办，李旭副院长兼任科研办主任；1993年成立了中山市中医药研究所，李旭副院长兼任所长，下设心血管病、骨伤、护理和剂改四个研究室，开启了中山市中医院和中山市中医药研究的新里程。李旭特别关注医疗的整体素质和学术水平，在中医院尚在发展之初、技术力量相对薄弱的20世纪80年代中期，他率先提出"以临床为基础，以科研促临床"的发展方向和相应的可行性措施。他在医院开展临床科研，通过普及临床科研知识，制订科研工作条例，使科研观念和实际操作在医院广泛扎根，并取得一定成果。他主持医院科研工作十几年，开展科研课题93项，获市科技进步奖57

项、省中医药科技进步奖 1 项、省重大科研成果登记 19 项。其中由其申请立项主持完成的科研成果 21 项，当中的《急性虚证患者甲状腺水平的动态观察及其临床意义》获广东省医学科技进步奖三等奖，《急性虚证研究》获中山市科技进步奖一等奖，尚有 6 项科研成果获中山市科技进步奖二等奖、13 项科研成果获中山市科技进步三等奖，多项科研成果载入《中国科技成果大全》。同时，他担任会长的中山市中医药学会，先后策划召开"振兴中山中医药学术研讨会""中山市中西医结合学术研讨会""面向二十一世纪中医药学术研讨会"等大型专业会议；多年坚持编辑出版 20 万字的《中山中医药》年刊，组织全市中医药人员举办各种学术讲座，大力促进中山市中医药事业发展，连年被评为市科协系统先进学会。

李旭的科研成果中，最有价值和最具影响力的，是对急性虚证基础理论与临床实践的研究。急性虚证具有情急、症重、体虚的特点，死亡率较高，是中医临床的一个新概念。国内学者自 20 世纪 90 年代提出以来，尚少有人关注和研究。1990 年，李旭的项目申请被纳入省卫生厅重点科研课题，他积 10 年努力，从中医经典著作中探讨急性虚证的理论基础，对其病变机理、辨证分型、证候学、实验室检测的相关因素和证据等多方面作了深入研究和探讨。陆续完成"急性虚证的病变机理与辨证分型的研究"等 6 项分课题，其中《急性虚证患者甲状腺水平的动态观察及其临床意义》一文，成为第二届国际急救学术会议唯一一篇中西医结合论文，在会上宣读并引起国内外专家重视。这项成果获得省中医药科技进步奖和中山市科技进步奖，还在美国召开的"首届世界传统医学大会"上获得优秀论文成果奖。其著述亦丰，先后发表学术论文 30 多篇，主要有《生命节律与时光医学》《内经对概念运用的语言形式》《休克的瘀血病机》《脉诊的现代病理生理学基础》《辨证施治的控制论证》《张仲景论急性虚证》《当代思维方式对中医学发展的影响》等。

良好的医德医风，也是李旭立足医林、赢得病人的看家之宝。他体谅病人的疾苦和心情，注重改进服务态度和工作方法，尽量满足病人需求。除每周安排的门诊外，在办公室工作时他也不拒绝病人求诊。一次在门诊中意外跌倒，右手腕关节脱位，复位后稍有活动就会重新脱位，动弹不得。为不影响给病人看病，他坚持门诊，请助手帮忙写处方，没有助手，就用左手捏紧右手脱位处书写，以致病情延误了四个月才好转。一次出差因为疲劳过度诱发脑栓塞，住院期间病情稍好，就坚持为求诊的病人治病，甚至一面打吊针一面诊病开方。因为忙碌，记者找他采访很难；采访时接到病人电话，他也不惜中断采访，说声"对不起"后直奔病人而去。他很爱钓鱼，下钩时不喜欢旁人说话，但却从不关闭手机，生怕伤了病人的心。有时手机频响，鱼饵用光了却一条鱼也钓不着。年关时节，曾有留院的重症病人，担心医生准备过年而对他有所疏忽，查房时送上红包，内有人民币一万元。他知道不能硬拒，便以病人的名字把钱存了活期，并附上一张贺年卡和存折一起送回给病人。他如今仍坚持在看病第一线，按时在门诊上班。"好大夫在线"上，病人对他的赞语很多。一位病人说：我感到心脏不适，请李大夫看病，他给我检查后开药并指导服用，吃了十几剂中药感到好多了，相信再吃几剂巩固一下就全好了。另一位病人则说：本人身体虚弱，因有妇科炎症长期吃药，平时又喜欢吃辣喝凉，肠胃很差。找李医生看后效果不错，营养吸收非常好，为我怀孕做好了前期准备……这样的例子数不胜数。他主管医院业务和药政多年，坚持按原则办事，从没收过一分钱的红包和回扣。

他是个技术型领导，但管理上也有独到之处，讲求实际和效率。20世纪90年代初卫生部要求医院实行分级管理，办出中医优势和特色，他受命于市卫生局和中医院，负责创建"三等甲级中医医院"和"国家示范性中医医院"的具体工作。任务重大，困难不少，他到沈阳参加相关会议、代表广东发言时，就有人怀疑他们这么一间地级市中医院，是否够资格申请"三甲"。他不管阻力有多大，说一千道一万，关键还是看条件。他狠抓各种条件的创造和落实：医院扩建、制度创建、人才培养、科研水平、医疗质量、服务措施……为此需要不菲的资金投入，如何筹措？他通过组织香港影星黄敏仪在中山纪念堂举办"黄敏仪演唱会"义演筹款，多个民间社团和186名华侨、港澳同胞，为医院建设捐出港币312.17万元、日元310万元；中山洗衣机厂等107个厂企单位和热心人士，捐出人民币116.83万元；争取到中山市地方财政拨款250万元、广东省卫生厅拨款10万元、国家中医药管理局拨款100万元；等等。自筹的1211万元加上医院历来积累，共2000万元的总投资，使悦来南新医院工程在1991年11月最终落成，成为"中山市1991年30项工程落成庆典"之一。旧院经重新装修后用作第一门诊部，医院用地用房面积增加了数倍。在科研上，1990—1993年间，全院获得各类科研奖12项、科研立项14项；李旭和内科主任何训昌、科研科科长岑永庄，分别获得此前从未有过的年度中山市科技金菊奖，李旭本人也被广东省中医药管理局授予"先进中医科技工作者"称号。结果，只用一年多时间，中山市中医院就通过了省卫生厅和省医药管理局对"三级甲等中医医院"的达标验收；李旭作为广东省代表，参加全国中医院分级管理和示范中医院建设大会，会上的发言受到领导和代表团的重视。国家中医药管理局由此决定，广东省的国家示范中医院验收提前一年进行，而首先获检的就是中山市中医院。检查结果获得高分，成为全国首批三甲中医院、广东首家地市级三甲中医院，不久又通过相关验收，获得"国家示范性中医医院"光荣称号。

由于临床、科研、医院管理工作中的显赫成绩，李旭荣获第一批"国务院政府特殊津贴专家"、广东省政府首批"广东省名中医"，两次被授予"广东省先进中医药科技工作者"、中山市"优秀专家、拔尖人才"称号。1990年获中山市政府记功奖励，2000年被授予"中山市十杰市民"，1998—2000年先后获"中山市劳动模范""广东省劳动模范"称号。《南方日报》《中山日报》等新闻媒介对他多次作过专题报道。回忆大半生的职业生涯时，李旭感言他所取得的成绩，与年轻时打下的良好的化学基础分不开。这当然没错，但我们想，更重要的是他探求真理、锲而不舍的务实、苦学精神。目前，李旭正全力以赴，做好防治心脑血管病、儿科疾病的成果与经验的临床总结工作，写出一本对医学研究和医疗科普教育都有用的好书。

九、何训昌：探索不止的杏林常青树

何训昌行医42载，是首批享受国务院"政府特殊津贴"的医生，医院上下对他都是无比的崇敬。

可笔者在何训昌身上却看不到任何"名老中医"的派

头。他没有魁梧的身材，质朴的衬衫被西裤高高束起，涨红的脸上始终保持着亲切的笑容，或许在年轻人看来，这位发带银丝、面带斑点、眼角厚重的老人是普通到不能再普通了。

然而，在与何训昌的交谈中，笔者验证了"没有实践就没有发言权"的名言：这位看似普通的老中医身上藏着无数充满传奇色彩的故事！

他言语简短，开口前脸上总会浮现一种神秘的表情，像是在品味过往某个有意思的细节，抑或是在享受曾经有过的辉煌，沉默少刻后他会轻轻地道出几个关键词，而当他觉察到他的话已经吊起笔者胃口时，他才肯慷慨解答。他那自信的眼神仿佛在说："不知道了吧，那让我来告诉你！"

就这样，70多岁的何训昌用他内敛而又不失情趣，低调而又不容忽略，轻缓而又劲道饱满的言语讲述起他的半世风雨行医路。

（一）一生难解中医缘

1942年10月，何训昌出生于中山市三角镇和平村的一户普通人家。读书时何训昌刻苦认真，1962年考上了广州中医药大学的中医系。1968年，何训昌毕业时被分配到中山市的某个小镇当起了"赤脚医生"。同年12月，他又被调往中山市民众卫生院，直到1972年7月才正式走入中山市中医院，成为医院内科病房里的组长。"其实当时医院内科才有4个医生，其中只有两个是大学毕业生，我就是其中的一个。"说完，何训昌释怀而笑，试图表示他的晋升只是因为在学历上占了点便宜。

事实是否如此无从考究，但这无疑是何训昌人生的一个新起点。

1983 年，悦来病房重建，内科分科，何训昌晋升为中医内科主治医师。1988 年他晋升为副主任医师，并成为中医院的第一位大内科主任。在他的带领下，中医院内科不断发展创新，1998 年，大内科细分为呼吸科、肿瘤科、肾脏科、心血管科和消化科。1993 年，何训昌还差一年工龄却被破格评定为中医主任医师。而在此之前，1992 年 10 月，他已成为首批终身享受国务院"政府特殊津贴"的专家。

他的能力确是有口皆碑的，他以高尚的医德和精湛的医疗技术，赢得了群众的信任与赞誉。多年来，他坚持理论联系实际，深入临床第一线，开展临床科研工作，有较高的中医理论水平和丰富的临床实践经验。多次获中山市政府的嘉奖（记功一次，记大功三次），并获"广东省有突出贡献专家"称号，1992 年获中山市科技金菊奖，1993 年、1997 年两次获"中山市优秀专家拔尖人才"称号。1997 年更被评为广东省本世纪重要科技人物，录入《20 世纪广东省科学技术全记录》，并入选了《中国当代中医名人志》《中国名医列传（当代卷）》《中国当代医药名人》《中华创业功臣大典》。

谈及曾经有过的荣誉，何训昌总用只言片语带过。"我们这一代的中医与以前的纯中医不同了。"何训昌掰起手指解释道，"我在中医系学医六年，其中前三年学中医，中间两年学的是西医，最后一年实习，中西医结合使我们懂得更好地解决问题。"

其实，在 1974—1977 年间何训昌主攻的是肛肠科，当时他在中山已小有名气，珠海、澳门等地都有人慕名而来找他看病。但是，他并没有满足于眼前的成就，断然选择到内科学习。"肛肠学科的范围太小，挑战性不大，而内科的疾病多而复杂，更具挑战性。"何训昌非常肯定地表示自己是一个非常爱挑战的人，他的眼中发出狂热的光芒："要是我没有挑战意识，恐怕就不会去做内科主任，恐怕就不能攻克下那么多难关，恐怕就碌碌无为了！"而后，他发出会心的微笑，强调说现在的他还像年轻时那么热爱挑战。

与那些别人封予的响亮名号相比，这源自内心的挑战意识对他来说似乎更加值得炫耀，而正是这种弥足珍贵的探索精神使他不断攻克疾病难关，成为中医院内科的常青树。

（二）博采众方，拿疑难病开刀

何训昌长期坚持专业理论的钻研，系统掌握中医经典著作和中医名家学说，博采众方，中西合参，专长于中医、中西医结合治疗血管疾病、脑血管意外、肝胆疾病、不孕不育症及各种疑难杂症的治疗，尤其是对中风、血证、热证等方面的临床治疗有较高造诣，对急危重症的救治有显著疗效。

妙手回春、抢救重症病人对何训昌来说并非罕事，他的高超医术一度成为中山地区人们津津乐道的美谈。

在何训昌带来的一份呈报表中，笔者看到：1984 年 10月 19 日，佛山某报刊登了一篇题为"处处让病人感到温暖的春"的文章，介绍了何训昌抢救心肌梗死并发心源性休克 DIC 的离休干部于文富的事迹；1989 年 12 月 27 日，佛山某报中的文章《期颐之年遇奇迹》介绍了包括何训昌在内的医疗小组成功抢救患肺部感染并发多器官功能衰竭的中山市荣誉市民郑亮钧的事迹。

四十载救人无数，何训昌已经无法准确描述出某个病例的具体细节了，但有一件事他至今仍记忆犹新，他饶有兴趣地讲述起当时的惊心动魄。

1986 年，一名关姓男童被毒蛇咬伤，被送到中医院后约半个小时就因蛇毒入侵肺部而停止了呼吸，由何训昌带领的急救团队迅速对他进行抢救，为他保住了最后一丝生存机会，他的心脏恢复了跳动。可是，如果不及时找出治疗方法，休克不醒的男童随时都可能一命呜呼。何训昌不放弃最后一丝希望，一方面尽量拖延住蛇毒攻心的时间，另一方面积极探索解毒方法，时间一分一秒地过去，每天何训昌都坚守在病床旁及时为病人提供帮助，终于，在采用了一系列综合治疗后，该男童在停止呼吸长达 406 个小时之后苏醒！

随后，澳门日报在《精心治愈遭蛇咬伤男童，中山中医院救死扶伤感人》一文中介绍了这一医学奇迹的经过，震撼了无数人的心。而何训昌也多次被邀请到其他医院传授经验。

中山市地处水乡，被毒蛇咬伤事件频发，但由于治疗手段有限，病人常常没法得到及时诊治而毒发病亡。何训昌意识到解决蛇伤问题的重要性，于是他积极开展蛇伤救治工作的研究，尽管过程不是一帆风顺，但由他主要负责的科研组经过 5 年多的深入研究终于研制出了一种蛇药：复方三角草片。它能有效延缓眼镜蛇毒的毒发时间，至今已成功地救治了数十例蛇咬伤的危重病人，疗效显著。他还参与了《佛山地区常见毒蛇咬伤防治手册》的编写，而他参与撰写的《105-3 蛇药的研究及临床疗效观察》获得了中山市科技进步一等奖。

说到疑难杂症，何训昌仿佛找到了共鸣，他的表情明显活跃了许多，话语中也尽显内心无限的自豪感："呵呵，我最拿手的就是疑难病症，治好的疑难病很多，抢救的病人也很多！"

"70 年代，有位退休老教授患上垂体瘤，当时左眼痛到眼睑外翻，没法睁眼也没法闭眼，几乎无法忍耐。"

"手术难度大吗?"记者问道。

"难度大啊,但也被我治好了。"说完,何老哈哈大笑。

曾有一珠海人,大半辈子都被神经性头痛深深困扰,经何训昌检查诊断发现其患有脑胶质瘤,虽然很难一次性治愈,但他采用了中西医结合方法治疗,也成功解除了病人的头痛。曾有一 14 岁女童常年尿床,在多处寻医无效后找到了何训昌,从此告别了难以启齿的尿床毛病。

"反正不论几点下班,每天回到家后就是看书。"正如何训昌所说,他几十年如一日地坚持专业理论的钻研,博采众方,再加上丰富的临床经验,使他对各类疑难病症都有较高的诊断水平。在他看来,疾病是千变万化的,作为医生要"做到老,学到老",决不能有丝毫的懈怠。

(三)能中不西,传承中华精粹

"在用药上,我坚持能中不西,这就是中医院的特色啊,如果不这样,还倒不如把中医院改名为'中山市第二医院'好了。"何训昌很认真地调侃,露出一种固执的微笑。

在数十年的临床工作中,何训昌还致力于科研及论文撰写工作。其所参与的《急性虚证研究——Ⅰ期研究报告》《肺心病辨证分型甲状腺(T3、T4)临床研究》《转阴胶囊对乙肝病毒标志作用附临床 830 例慢性乙肝临床分析》《慢肾康治疗慢性肾功能衰竭的临床研究》等 16 项科研成果获中山市科技进步一、二、三等奖。其中 6 项载入《中国技术成果大全》。其所撰写的《中医药治疗心肌梗死 48 例小结》《中西医结合抢救银环蛇咬伤呼吸停止 406 小时成功一例报告》《论慢性肺心病的痰瘀病机及论治》《慢性肺心病急性发作期中医辨证施治的血液流变学观察》《内科急性虚证患者甲状腺 T3、T4 动态观察及其临床意义》等 35 篇水平较高的学术论文，分别发表于国家级、省级医学杂志上。

他还潜心研究出不少验方，以飨百姓。如清解汤、清胆汤、复方三角草片等，经过大量的临床实践验证，都具有十分显著的疗效。

在担任广州中医药大学兼职教授、硕士研究生导师期间，他对学生谆谆教导，毫不保留地把自己的临床经验传授给他们，现任院长林棉、内一科主任缪灿铭便是他的得意门生。

"技无不严，严无不正，我把他们都当做自己的亲人那样来培养。"他由内而发的医者风范让每个求学寻知的人肃然起敬！

（四）老实治病，低调做人

走过六十个春夏秋冬的轮回，发生在何训昌身上的故事多到有时甚至不知如何说起。

然而，回忆起当年的时光，何训昌还清晰地记得："那时候家里还没有电话，医院一有病人需要抢救，门房就会跑来我家敲门，我马上就从床上爬起来，再累也要马上往医院赶去。"当时还没有路灯，他只能用手电筒照明，骑着脚踏车急匆匆地朝医院疾驰而去。骑一趟大约要花上 10 分钟，而当时经常一个晚上就要抢救病人两三次，他几十年如一日，风雨无阻。

"人命关天，做医生就要做一个好医生，一个负责任的医生，千万不能做'黄绿'（庸医）。"他摇着头摊开了双手，像是要和这种江湖医生撇清关系似的，眼神里写满了蔑视和否定。治好每一个病人，是何训昌不变的信仰。"几十年来，我只想平平淡淡专心行医，对疾病只看疗效。"

他从不夸夸其谈，也不喜欢宣传。曾有人要为他出一套纪念邮票，宣传他的医术医德，却遭到他的回拒。也曾有记者来采访过他，他也婉言相拒。2000年，曾有人邀请他去美国当医生，中医在美国正吃香，以他的医术在美国肯定能赚大钱，但是何训昌考虑后还是放弃了这个难得的机会。

用何训昌自己的话说，他毕生只抓住一个宗旨：就是"老老实实把病人治好"。

这一路陪中医院走来，他见证了中医院从崛起到发展再到腾飞的过程，他毕生之年还想见证中医院特别是内科的更大的发展，他更放不下他视为亲人的徒弟和病人们。他表示："只要医院需要，他可以一直干下去。"

本来现在何训昌可以退休在家颐养天年的了，可是他始终心系病人，于是又回到了医院开专家门诊，现在他每个星期都要坐四个上午的门诊。"上午看病，下午喜欢打麻将。"何训昌神秘地靠拢双手为笔者演示起打麻将的动作。劳逸结合而妙趣横生，何训昌享受这样的生活。

是怎样的一种力量让何训昌如此低调淡泊而无怨无悔地坚守在岗位上呢？何训昌具备一种海的智慧。他对医学的热爱如海纳百川，不分昼夜孜孜不倦地汲取知识；他的低调如海深千尺，不轻易表露那颗温暖而仁爱的心；他的质朴厚德又如汹涌波涛背后蕴藏着的冷静与深沉，无形而祥和，却终能制服风浪抵达成功的彼岸。

就是他这种纯粹的精神让人明白了"士不可弘毅，任重而道远"的含义，也看到了"仁者仁术"的真正境界！

何训昌一直强调："我就这样实实在在的人……"余音未绝，他矫健的身姿已消失在夕阳金色的余晖中。

十、梅全喜：追寻心中的那一片艾叶

"当不了华佗，就当李时珍。"

小时候的一片艾叶，让中山市中医院医教科副科长梅全喜与中药材研究结了缘。梅全喜告诉笔者，当他 1982 年大学毕业被分配到湖北李时珍医院从事药剂工作时，曾专程到李时珍陵园，在这位伟大的药圣的雕像面前，他默默许下心愿：作为李时珍的同乡和同行，一定要以他为榜样，在继承和发扬祖国传统医药方面有所建树，不辜负老师、同学和父老乡亲对自己的期望：不为良相，当为良医；不为良医，当为良药剂师。

（一）发掘药材——研制当地中药产品

民间谚语曾说："毒蛇出没之处，七步之内必有解药。"这虽然只是一个比方，但其中却有"任何一种生物生长的地方肯定有与之相制约的东西"的意思。

"其实，这句话很有道理。"梅全喜介绍："许多中药材，只生长在某地，而它们的药用价值也能够最大限度地治疗当地频发的疾病。我的兴趣就是发掘这类药材，将之研制成人人可用的中药产品，服务广大病患。"

在 30 多年的工作时间内，梅全喜从北到南，到过 4 个地方工作。每换一个地方，梅全喜都会以高度的责任感和敏锐的职业触觉，发掘当地的特色药材，并将之研制成中药产品。

比如，梅全喜调入中山市中医院后，就主持开展了多项有关本土中药材的科研项目，还抽挤时间撰写了大量论文和专著，日以继夜地开展工作。其中，最突出的成果就是跌打镇痛液。

跌打镇痛液的研究是由广东省中医药局和中山科委科技基金项目资助的，并被选为中山市科技兴医"十五"发展规划重点项目，研究的对象就是中山地产药材三角草。

梅全喜经过药理实验证明三角草有显著的镇痛、抗炎及改善微循环作用，外用可治疗急慢性软组织及关节损伤，总有效率达 98.86%，疗效明显优于其他同类药，进而研制出跌打镇痛液喷雾剂。该项成果获得了国家发明专利，而梅全喜本人也被评为中山市科技兴医"十五"发展规划的学术带头人。

其实，梅全喜的成绩不仅仅如此。早在 1993 年 11 月，梅全喜应邀到广东省博罗先锋药业集团有限公司任药物研究所所长，负责新药研究开发工作。首先承担了四类新药（国家四类新药是：改变已上市销售盐类药物的酸根、碱基，或者金属元素，但不改变其药理作用的原料药及其制剂）"氧氟沙星注射液"的研制申报工作，经过三年的努力，终于通过国家新药评审委员会的评审，获得国家四类新药证书。同期他还主持研制了"葛洪腰痛宁保健袋"，投产后销往全国各地，获 1995 年美国纽约国际传统医药产品展销会金奖。

（二）艾叶情深——童年时的中药情结

"对中药的兴趣，以及家庭的行医传统，是我不懈研究中药的动力。"谈起在中药方面取得的成功，梅全喜不忘小时候对艾叶的兴趣以及父亲对他的影响。

艾叶，可以说是梅全喜最早认识的中药，因为在他的家乡有"户户种植、家家收藏"艾叶的习惯。梅全喜记忆最深的有二件事：一是他 6 岁的时候，一位表嫂生小孩，被叫过去帮忙搓艾叶，他将艾叶抽去筋（叶脉），用手搓成团，再用此艾叶团冲开水待温后为小孩洗浴，说是可以防病祛邪；再就是小时候每遇风寒感冒时，家人便用艾叶煮水泡脚治疗。这使得梅全喜对艾叶特别有感情，这也是后来他选中艾叶作为长期研究目标的缘故。

父亲行医的经历，也让梅全喜对中药治疗效果兴趣十足。1969年流行性脑膜炎发生时，梅全喜陪父亲日夜出诊，父亲药到病除，很多小孩服药后退烧了，从床上爬起，到处闹着玩。

父亲救治了不少人，梅全喜跟随父亲出诊，所到之处，看到的是一片对父亲的感激之情！

梅全喜介绍："父亲对肝病的治疗更拿手，同村有一个父亲的远方侄子患肝硬化腹水，在县医院治疗被宣判了死刑，只好回家找父亲诊治，经过父亲精心细致的辨证施治，服中药50多剂就痊愈了。"后来，这位远方表亲逢人便说："我的命是四爷（梅全喜父亲）给的！"从此，逢年过节，远方表亲总是送大包小包的礼品来登门感谢！

在父亲的影响下，梅全喜走上了一条中医的行医之路。在大学期间，梅全喜开始还打算在临床方面进行发展。不过后来，在指导老师的帮助下，他顺利地完成了"复方蛇床子阴道栓的试制与临床疗效观察"的研究，并写出了两篇颇有见地的学术论文，发表在一个国家级的专业刊物上。要知道，在当时国内的专业杂志发表文章颇不容易。这次成功，让他自信心大增，而且对中药材研究的兴趣愈发浓厚："当不成华佗（一样的名医），就当李时珍（一样的草药学家）吧！"

1982年8月，毕业后的梅全喜被分配到湖北李时珍医院从事药剂工作。他专程来到李时珍陵园，在这位伟大的药圣的塑像前，他默默许下心愿：作为李时珍的同乡和同行，一定要以他为榜样，在继承和发扬祖国传统医药方面有所建树，不辜负老师、同学和父老乡亲对自己的期望。

（三）刻苦攀登——成就中药研究高峰

在梅全喜的科研生涯中，存在危险，也存在机遇，当然还有家人的理解与帮助。

1985 年，大学毕业 3 年后，梅全喜在做中药大黄提取液实验时，突然"轰"的一声，玻璃烧瓶爆裂了，滚烫的药液将他的手和胸部烫伤。同事劝他休息，但是他觉得试验灵感刚刚出来，放下会很难受，就坚持带伤进行实验，经过反复10 次试验，终于获得了成功。

实验的危险，只是梅全喜科研上的小小拦路虎而已。他之所以能取得成功，与其全身心投入科研工作的工作狂作风密不可分。

20 多年来，梅全喜充分利用业余时间，以只争朝夕的精神投身学术探讨和新产品的研发工作中。在编写第一部专著《中成药的引申应用》时，正赶上他的孩子刚刚出世，白天他要到图书馆查阅材料，为了争取时间，他常常从早到晚都待在图书馆里，午饭就用带去的馒头咸菜打发。图书馆的工作人员深受感动，给予他特殊照顾，中午下班时，不催他离开，而是把他锁在馆内方便他继续查阅资料。晚上回家后，他还要一边照顾小孩，一边整理书稿资料，常常伏案写作到凌晨一点多钟。就这样连续奋战 3 个多月，终于完成了 20多万字的处女作初稿的写作任务。

从 1991 年编著出版第一部专著《中成药的引申应用》一书起，至今他已独著或主编出版了《医药中药管理学》《抱朴子内篇·肘后备急方今译》《现代中药药理手册》等 10

多部专著，共计630万字；他还参与编审了《中国道地药材原色图说》《现代中药材商品手册》《中国常用中草药》《中国民族药食大全》等12部专著，逾千万字；他发表的各种学术论文和科普文章有200多篇。

为了宣传、开发李时珍故乡中草药资源，梅全喜不辞辛苦，上山下乡，采集药材标本，走访民间医生、药农，收集第一手资料，并组织有关的中药专家，在参考中草药资源普查的基础上，编撰了50万字的《蕲州药志》。

1992年7月，梅全喜大学毕业10年之后，湖北中医学院邀请他回母校为中药系全体师生作专题报告。梅全喜深受当时热播的电视剧《西游记》片尾曲——《敢问路在何方》中的歌词"路在脚下"的启发，作了同名的专题报告，其生动的讲解和诙谐的作风，让学生深受鼓舞。

梅全喜的刻苦，让他取得了成功。2000年9月，梅全喜作为大陆三位学者之一，应台湾中国医药学院的邀请，出席了在台湾召开的"两岸中药调剂学术研讨会"。台湾学者一见梅全喜，便惊讶地说："看过很多你的论文和专著，我们一直以为你是一位白发苍苍的老学究呢。谁知道你这么年轻！"

如今，50多岁的他已经成为广州中医药大学的兼职教授，还被邀请到广州中医药大学中药学院为应届毕业生作专题报告，题目同样为"路在脚下"，告诫年轻一代要自强、奋发、坚定。

梅全喜告诉笔者，近年来，他开始更多地教导学生学习以及如何做人。2009年，他培养的学生，获得了当年的"南粤优秀研究生"称号，而他自己也获得了广州"优秀研究生导师"的称号。

"代代接力，薪火相传，只有这样，才能让祖国丰富的中草药研究工作后继有人，并取得越来越辉煌的成绩。"梅全喜如是说。

十一、李燕林：用行动默默谱写大医精诚

门诊、手术室、血透室——对于求诊病人来说，这三处地方就是中山市中医院内二科主任李燕林的常驻地。

"要找李主任看病，只要在上班期间去这三处地方，准没错。"熟悉情况的人还悄悄告诉笔者："找李主任看病的人是很多的。如果要找他的话，就得赶早啊。"

（一）中西医结合治肾病在当地首屈一指

李燕林的名字，中山地区的肾病病人无人不知、无人不晓。连周围市县的肾病病人，也会赶到中山市中医院求诊。

原因无他，就是因为中山市中医院的肾病科甚至可以说整个中山市的肾病科的发展建设，是从李燕林创立中山市第一个肾病科开始的。他有着丰富的临床经验，在肾病治疗方面，可以说代表着中山市的最高标准，在国内也处于领先的水平。

回忆起20多年前，开始创建肾病科的艰辛，李燕林十分感慨地说："从无到有，从小到大。看着肾病科一步步地建设起来，我就有种看着孩子在慢慢成长的感觉。虽然付出了很多汗水，但是收获了许多果实和欢乐。"

改革开放之后，地理位置优越的中山市，吸引了众多精英人士的到来。李燕林便是最早的一批南下者。

李燕林在河南中医学院中医系大学本科毕业后，在天津中医药大学读硕士研究生，主要从事中西医结合治疗慢性肾

功能衰竭的临床及实验研究（天津科委"八五"重点攻关项目）。1992年，他在获得硕士学位之后，千里迢迢地来到中山市中医院。

那时的中山市，虽然在经济上开始腾飞，但是在整体医疗环境上却相对落后。而随着经济的发展，与饮食、环境、生活习惯关系密切的肾病的发病率也逐年增加。

当时没有专门的肾病科，加上人们都有"小病当地解决，大病都去广州"的习惯，所以人们得了肾病，往往坐几个小时的长途汽车前往广州求诊。费时不说，有时还延误病情，遇到出现肾衰的情况，往往会危及生命。

当时正值热血年龄的李燕林，每当看到肾病病人痛楚的表情，总觉得有一股气闷在心中，恨不得以身代受，减轻病人的痛苦。

那么用什么方法来治疗病人呢？

李燕林思索着脑海中的中医常识：肾，在中医看来是"主水之脏"，也是一个藏精之脏。《黄帝内经》认为它受五脏六腑之精而藏之。五脏的伤损，时间久了，都会影响到肾脏的功能。所以，古人认为精为人身之大宝，成之难，亏之易。而由于饮食、环境、情欲、生活习惯、劳累等诱因结合先天发育存在的问题，让肾病成为人们不愿面对，却又回避不了的疾病。

中医学说，对于普通人来说，似乎有点玄之又玄。虽然理论上说得很清楚，但能够理解其内涵的人却不多。由于李燕林是中西医结合的研究生，所以他很自然地将西医对肾病的理论融进思索中：西医认为，原发性肾小球疾病（原发性肾小球肾炎及肾病综合征）是免疫系统功能异常导致的肾小球免疫性损伤。传统学说认为循环免疫复合物或单位免疫复合物沉积于肾小球上，激发 T 淋巴细胞和单核－巨噬细胞等免疫细胞产生各种细胞因子等重要炎症介质，导致及加重了肾小球损伤。

结合中西医的理论，李燕林认为肾病就是由于肾脏这个垃圾站清除"人体垃圾"的能力减弱了，从而造成垃圾堆积，进而影响人体其他脏器的正常功能。为此，如何更好地排出"垃圾"，恢复肾脏的功能，便是李燕林研究的重点。

李燕林发挥中医药的优势，大力应用西医中先进的治疗设备手段，形成了系统的中西医结合治疗急慢性肾衰、肾病综合征、狼疮性肾炎等疾病的方法，建立了具有一定规模和先进技术的血液净化中心，结合中医药减少血透并发症，提高临床疗效。

中山市的血透，便是由他开始进行的。虽然血透在中国起步较早，但是在 20 世纪 90 年代，依然没有太大的发展，有些医护人员甚至还不会用血透机。

李燕林回忆，开始的时候，他和内科护士一起摆弄血透机，弄明白了，再教给其他医护人员。为此，他专门去广州市的南方医院进修了 3 个月。进修期间，为了一些急诊病人，他常常早去晚回，在中山与广州之间来回奔波，一来一回就是一天时间。

在李燕林的努力下，经过短短数年时间，中山市中医院的血透机就由 1 台发展到 32 台的规模，在全省市级中医院中排名第一。

90 年代后期，李燕林开始开展肾活检病理诊断。这对明确诊断、指导治疗、客观评价疗效具有重要的意义。

中山市中医院的中药结合病理分型治疗肾病的水平，已经处于国内中医同行的领先地位。

李燕林多次因肾病的研究而获奖：中药防治初发期急性肾小管坏死的实验研究、尿毒症病人进入血液透析前后的中医证候学变化及机理研究，均获得中山市科技进步二等奖；中药对血液透析早期残余肾功能保护作用的临床研究、慢肾康治疗慢性肾功能衰竭的临床研究、血液透析中急性虚证的证候学分析及临床治疗研究，获得了中山市科技进步三等奖；等等。

（二）点亮精神之火

3月的一天，正是百花竞艳的阳春时节，上午在门诊坐诊的李燕林教授，下午又为两个病人做了血管造瘘手术。

在手术台上忙到晚上7点钟的他，因为不放心病人，又到一间间病房巡查了一遍，才拖着疲惫的身子往家中走去。

李燕林回到家中，已是月上柳梢。稍事休息，他又坐到书桌前面了。

晚上10点钟，李燕林仍在灯下为一个少见的病例而查阅资料。突然，电话响了，他连忙接听，听到一个急切的声音："李医生，我父亲气喘，似要晕迷，情况紧急！"

李燕林一边告诉病人家属采取应对措施，并将病人立即送往医院，一边安排科内值班医生与护士做好抢救准备。

放下电话，李燕林立即赶回医院，为病人进行诊断，采取抢救措施。

原来，这是一个长期血液透析的肾病病人，由于生活饮食不当，加之气候变化而导致中毒情况发生。

一直到这位病人的病情稳定下来，李燕林才回家休息。

这时，已到了凌晨。

多年以来，李燕林总是这样：一切以病人为中心，想病人之所想，急病人之所急！病人就是上帝！

无论是院领导，还是科室同事，或者是病人，提起李燕林教授，没有不敬佩有加的。

在中山市中医院的血液净化室里，有不少病人者赠给李燕林的条幅与锦旗。它们是李燕林进取与敬业的见证，更是他与病人鱼水情深的见证。

李燕林把大半青春与全部才华贡献给了中山市中医院，这里的成长、建设与他息息相关。

李燕林每天的工作日程总是排得满满的，而找他治病、咨询的人每天总有许多。尽管这样，只要病人有需要，李燕林总是尽可能地在自己的能力范围为他们排忧解难。

"对病人的关怀，要体现在行动上。"李燕林是这样说的，也是这样带头做的。

尿毒症病人常常会因为急性肺水肿导致夜间突然出现胸闷、气促等尿毒症性心衰的症状。每当出现这种情况，李燕林和他的医护团队无论多晚、路程多远，都会毫无怨言地及时赶到，第一时间帮病人上机进行血液净化治疗。因为他们知道，作为医护人员，自己手中握着的就是生命。

在一般人看来，肾病是一种可怕的疾病，而一旦病人接触到李燕林教授，都会为他的专业、敬业、细致的关怀与从容的心态所感染，从而增强战胜疾病的信心。

在中医事业中，不仅需要智慧、承担与进取，更需要一种大智大德的成败观与得失观。一个好的医生，除了需要宅心仁厚的悲悯情怀，更需要把握好小我与大我的辩证关系。

在血液净化室接受长期治疗的病友中，不少人是股民。他们常常友好地问李燕林："李教授，涨了没有？"

听到这话，李燕林总是一笑而过。

李燕林常常自嘲是"一介平民"。确实，把所有的心思都放在工作上的李燕林，似乎只有头衔称得上在"涨"：中山市"十一五"规划学科学术带头人，主任医师，广州中医药大学教授、硕士研究生导师，中山市中医院肾病科主任，兼任广东省中医药学会肾病专业委员会常委、广东省中西医结合学会肾病专业委员会委员、中国中西医结合学会抗风湿病联盟常委，中山市社保局和医学会医疗鉴定委员会专家。

李燕林对"涨"，并不总是漠不关心的。

看病贵是近些年来人们的心头之痛。血液净化是一种比较昂贵的治疗手段，一般的家庭难以承受高昂的治疗费用。为了尽可能减轻肾病病人的负担，李燕林千方百计地在治疗、用药上为病人考虑。

无论是什么身份，只要是急危病人，李燕林总是第一时间赶到诊室，参与制定治疗方案。每一次，都是先抢救病人，后由病人及其家属付款。

这样，不知道有多少次，李燕林挽救了病人危在旦夕的生命。

因为，李燕林清楚地知道，面对更多的选择，自己唯一的选择就是做好一名医生，当好一个学科带头人，解除病人的痛苦。

病人的需要，使李燕林无法停止自己在医术上的前进脚步。为了中医院这个大家庭，他留给自己小家的空间与时间总是有限的。

了解李燕林的人，总会想到他就像蜡烛：点燃自己，照亮别人。

十二、陈世忠：一双手"创"出重点专科

西医讲究刀法的"出神入化"，中医则讲究疾病的辨证施治，而中山市中医院骨一科的副主任医师陈世忠唯独热衷于手法。一双手，便能揪出病魔，医治病人，特别是面对脊椎病这种喜欢表现为其他疾病症状而让病人摸不着头脑、让医生误诊的疾病，许多人拿它没辙，陈世忠自有制得住它的方法。

笔者常年坐在电脑前，不正确的坐姿使得颈椎常有酸痛，还未等笔者开口，"眼疾手快"的陈世忠便指出笔者的脊椎隐疾，在它"小试牛刀"一番之后，笔者紧绷的肩膀感受到了前所未有的舒畅。

当笔者表示惊叹之时，陈世忠笑着说道："这就是我热衷的手法，看似简单，却颇见成效；看似容易，实则内有诀窍。"

据悉，脊椎病是国际性多发病，一旦脊椎出现异常，一般先表现出头痛、头晕、恶心、呕吐、食欲不振等症状，若不及时治疗，可能会导致瘫痪。这让笔者不免产生了疑虑，简单的手法动作真能根除严重的脊椎病吗？

陈世忠表示，他 1992 年来到中山市中医院骨科时，也遭遇过别人的质疑，但他始终坚信自己拿手的手法治疗对病人而言是最直接、最简单又有效的治疗。2001 年骨一科专科成立，在他的努力下，手法治疗带动了骨一科的发展，成为骨一科的"招牌特色"之一。而陈世忠也在 20 多年的工作中，成为病人口口相传的手法医生。

（一）5 年"隐疾"被"一夜拔除"

30 岁的徐女士觉得自己生育后，似乎身子骨越来越"脆

弱"，稍稍一动，难受的感觉便像是从腰部的疼痛中蔓延出来，让她浑身不舒服。有时候腿部也莫名地不舒服。去求助医生，医生竟也说不出她的病因，认为她可能是累着了，让她好好休息，并开了一些保健药给她服用，只是徒劳之举，徐女士仍旧为疼痛所折磨。于是徐女士开始辗转于浙江、广东等各大医院，甚至求助于民间医生，答案如出一辙：未发现异常。徐女士觉得无奈，向朋友诉起苦来。"难道是脊椎在作怪？"朋友的一句话似乎点醒了她。于是在朋友的介绍下，她来到中山市中医院骨一科。在询问病情的时候，她告诉陈世忠，5年前生完小孩后她才频频感到不舒服。

陈世忠在得知该情况后，以往的经验让他心里立刻有了底。于是他用双手在徐女士的不适处寻找问题的根源。很快，真相浮出水面。果然如陈世忠所想，徐女士为尾椎综合征。生育过程使得徐女士的尾椎出现异常，直接导致她的尾椎部神经发生异常，才会出现腰部疼痛、腿部不舒服又查不出原因的情况。由于用X线、CT检查尾椎的偏向很困难，用常规方法治疗效果并不理想，于是陈世忠对徐女士进行了尾椎手法治疗。首先用影像学方法检测出尾椎是向左还是向右偏，然后用手摸出是哪个地方出现错位，徐女士出现错位的是韧带。陈世忠通过手法按摩对徐女士的韧带做了松解，徐女士立刻感到整个人放松下来。第二天早上，所有症状全部消失。困扰了徐女士5年多的"隐疾"像是被陈世忠"一夜拔除"，若不是精湛的手法，只怕徐女士还得继续辗转于各大医院，继续遭受疼痛的折磨。

然而对陈世忠而言，这仅仅是他每天都要进行的普通的工作。手法治疗正是他所擅长的，难不倒他。陈世忠所在的中山市中医院骨一科为脊柱专科，于2001年在原有骨科的基础上分科建立的，是以运用中西医结合方法治疗脊柱疾病为主并治疗四肢躯干创伤骨折的临床专科。精湛的保守治疗特色，如手法复位、小夹板外固定、中药内服外用等传统方法，在四肢常见骨折的治疗上受到了广大病人的一致赞许，赢得了良好的社会声誉。该科开设专科门诊两个，已成为中山地区规模最大、设备最完善、技术力量最雄厚的临床骨科。

"我记得，2001 年刚成立专科时开放床位只有 45 张，经过 10 多年的发展，现已有 140 张病床。我们还准备再开一个病区，到时可能会有将近 200 张的病床，可以让更多病人更好地接受治疗。"说起骨一科的时候，陈世忠颇有感慨，喜悦之情油然而生。

"现在，骨一科已被评为广东省中西医结合重点专科及中山市重点专科，并建立了多个具有中医特色的疗法方案，手法治疗只是其一。这些特色疗法打造了中山市中医院脊柱专科的品牌，让更多信任中山市中医院的病人得到了满意的治疗。"

（二）手法诊断 3 分钟可知所患之病

陈世忠表示，脊柱病病人很多，但愿意接受手术的少之又少。大部分踏进骨一科的病人多是不愿接受手术治疗的。如澳门一位 40 多岁的病人，因椎体不稳伴椎管狭窄，在澳门、香港、珠海做检查后医生都建议其做手术，可他本人不愿接受手术。后经陈世忠诊治后，开了一个星期的内服中药，病人服用后很快就好了七八成，3~4 个星期就痊愈了。

"这中药保守治疗也是我们科的特色，深得病人之心。西医不能解决的，就通过中药内服外治，通过整脊治疗、手法、小针刀等中医方式进行诊治。脊椎一旦出现问题，会在很大程度上影响心脏，若是用西药，则很难停药。手法治疗是最简单、直接、有效的治疗方法，可将脊椎病消灭于萌芽状态。"

人们向来知道酗酒对身体不好，然而人们却依旧喜欢在酒桌上以酒交友。有人千杯不醉，有人一喝就喝进了医院。陈世忠接诊过的一个校长便是如此。该校长平时应酬多，免不了要喝几杯。但这一喝，他的胃就消受不了，胃的疼痛深深地折磨着他，酒一喝胃必痛。于是他不停地看消化内科医生，不停地吃胃药，却起不到丝毫作用。

后他听闻了陈世忠的精湛手法，便来到中山市中医院骨一科，经陈世忠手一摸，不出 3 分钟，便摸出该校长是第 5 胸椎出现错位，影响到了支配胃的自主神经。经进一步检查发现其出现错位的第 5 胸椎有些左旋、前倾，才导致胃功能异常。检查完毕后，陈世忠便立即对其进行手法定向复位。该校长似乎并没有任何感觉，陈世忠便告知他已经复位成功，让他感到一阵茫然。然而他当晚喝酒，胃就不再疼了，这才反应过来，不由得感叹陈世忠手法治疗的神奇。

陈世忠表示，长期的不良姿势，会导致脊柱内的小关节紊乱，压迫从脊椎分出的支配胃肠功能的神经，造成神经功能紊乱，从而诱导胃部疼痛，从第 5~8 胸椎分出的正是主管消化道的神经。复杂的脊椎病的发病症状多样，常常让病人摸不着头脑，四处奔波于其他科室。陈世忠的手法诊断，不超过 3 分钟即可判断是身体何处出现了问题，让病人不必再走冤枉路。

据笔者了解，脊柱病是一类病因病理极其复杂的疾病，其中有退行性疾患、损伤性疾患、感染性疾患、先天发育性疾患以及肿瘤代谢性疾患等。因而脊柱病的治疗也须因疾病的不同而采取不同的方法或不同的方法组合进行治疗。

目前脊柱病的非手术治疗最有效的方法就是手法复位治疗，目的是使错位的骨关节复位，激发人们自身的调节功能，使机体自我修正损伤，这样才能做到长期的稳定。与其他治疗方法相比较，手法复位治疗是目前最安全、无副作用的治疗方法，又称之为"无血手术"。

（三）立志专门做手法医生

在与陈世忠的进一步交谈中，笔者了解到，目前，骨一科包括主任，共有 19 名医生。科室打算今后对专业做细化，将专门做手术和专门做手法的医生分开来，使各位医生充分发挥自己的专长，也有利于手法治疗的推广，而陈世忠专门做手法医生。

采用手法复位具有简便、安全、费用低、疗效高的特点，易于为病人所接受，社会效益良好，在行业内拥有较高的学术地位。中山市中医院骨一科除了手法治疗外，还能开展各种治疗脊柱疾病的手术，也常运用中药内服外敷的方法，以及脊柱支具复位矫形、小夹板外固定、骨骼牵引术、推拿按摩、针灸、药物熏蒸、功能康复等中医传统疗法进行治疗。

"整脊手法治疗腰椎间盘突出症，中药辨证治疗腰椎间盘突出症，微创手术治疗腰椎间盘突出症，新型复位矫形气囊外固定器在胸腰椎骨折中的运用，药物熏蒸、三维牵引等综合手段治疗腰腿痛的临床研究都是骨一科独具特色的疗法方案，已形成了一整套行之有效治疗腰椎间盘突出症的综合治疗路径，使中山市中医院保守治疗腰椎间盘突出症的疗效提高了 10%~15%。"陈世忠介绍道。

"专科人才的大力引进也推动了骨一科的发展。"不管是临床骨干还是有研究能力的硕士都是陈世忠大力引进的专科人才，他还注意挖掘名老中医的学术经验以武装全科队伍，重点培养年轻骨干，择优选拔学术骨干作为专科的中坚力量，承担医疗、科研、教学等任务。

俗话说"打江山易，守江山难"，一双手"创"出的专科，还需要千千万万专科医生的手去撑起来，方可更强大。因此骨一科每年都会培养 2 名主任医师，将其培养为博士、硕士研究生；每年对外接收进修人员 3 人以上，定期举办国家级继续教育项目，推广科研成果及经验；每年选送 1 名以上临床骨干到西医院进修脊柱手术治疗，有条件时还会选送至国外相关机构进修学习或访问。就连陈世忠都常常到北京、天津、山东、河南等地区进行短期学习交流。最后当笔者问及陈世忠往后有什么展望时，心系手法治疗的他表示，希望手法治疗能够在学术界得到客观评价和认可。手法医生应用个人经验做总结，而不应用自然科学手段去总结，多做总结，做好总结，让更多人掌握手法治疗。

十三、钟伟兰：母婴健康守护者

在午后金色的阳光中，一个头戴蓝色手术帽，身穿白大褂的身影匆匆走来，瘦削的脸孔，冷静的眼神，轻抿的双唇，微扬的嘴角，一副蓄势待发的姿态——干练、自信——初见钟伟兰，笔者就被她那股精气神给深深吸引，那是种经过锤炼后散发出的朴实魅力。

钟伟兰是名正言顺的中山市中医院妇产科主任，但对于"中青年骨干"这个身份，她却身体后仰摇着头做出了表示不可思议的表情。究竟她是过于谦逊，还是有自己更深的理解呢？

（一）女性健康的守护者

"刚毕业时我心里想，要是能当上主治医师就很不错了。"钟伟兰谈起 20 多年前的自己，感慨的语气里夹杂着一种复杂的情感。

1993 年的夏天，钟伟兰从广州中医药大学中医系毕业后，顺理成章地加入了中山市中医院，当时医院还没有妇产科，钟伟兰便做了 5 年的外科医生。"一开始上班时显得很稚嫩，别人不免会对你的能力产生怀疑，甚至还曾有人问'你会不会疝气手术'，要知道这是最最基本的手术啊。"说到这，钟伟兰的话似乎被哽在喉咙，一时说不出来，停顿了少刻，她又继续说道："后来，在外科的 5 年里我不断锻炼和提高，从而掌握了扎实的手术基础。"

据悉，钟伟兰能熟练掌握妇科肿瘤手术，游刃有余的手术能力正是她在妇产科屡建功勋的重要武器。但是，钟伟兰深知一名优秀的妇产科医师并不能仅拥有出色的手术技术，还需要有内科医生一样全面的知识体系。于是，年轻的她鼓足了干劲，刻苦钻研各类专业书籍，并在门诊和病房里不断积累、总结经验。如今，钟伟兰已经从稚嫩的毕业生蜕变为一名具备多年实战经验的妇产科主任医师了，她擅长中西医结合治疗妇科内分泌疾病，如月经病、更年期综合征等，特别是在治疗不孕不育方面颇有建树。多年的理论实践也使她形成了自己的一套治病理念：治病要以人为本，治疗不孕不育也要根据个人的体质类型和综合表现来对证下药。

在门诊中，钟伟兰曾遇到过一个深受闭经问题困扰的女病人。经诊断，钟伟兰发现该女病人的卵巢内分泌严重失调，而因排卵障碍导致了闭经，只有靠服用黄体酮才能把月经"逼出来"，也难怪她结婚 5 年了还没能怀孕。中医讲究根据体质对证下药方可有效治疗疾病，钟伟兰通过望闻问切，判断该女病人属于肾阳虚体质，于是当机立断为她开了一个调整卵巢功能的中药方子，并通过测体温动态监测病人的身体状况。在钟伟兰的精心调理下，该病人在服用了三个星期的中药后，体温便出现了双向，月经也来了。更没想到的是，就在第二个疗程，女病人突然出现了连续的恶心感，一检查果然怀孕了！

医术高低往往就体现在药方上，年轻的钟伟兰的药方，四两拨千斤，仅用两个疗程便解除了女病人 5 年来因不孕遭受的身心折磨，而类似的例子还有很多。俗话说"不孝有三，无后为大"，作为妇产科医生，钟伟兰认为自己有责任守护女性的健康，为人类的顺利传承尽上一份力。

（二）托起新生的太阳

2008 年 12 月 24 日 23 时，中山市中医院妇产科病区已没有了白天的繁忙喧闹，只是偶尔几声婴儿啼哭打破了夜的寂静。当时钟伟兰正一边指挥助理医生为一位怀孕 38 周的孕妇复查 B 超，一边把胎心多普勒放置于孕妇腹部。"天哪，这胎心怎么只有 60~70 次 / 分！"钟伟兰听后吓了一大跳，正常的胎心是 120~160 次 / 分，仅有六七十次的胎心说明胎儿已重度缺氧。难道是听错了？她重新把胎监放到孕妇的腹部，胎监显示：160 次 / 分，钟伟兰听到了强有力的心跳声！可她刚松了一口气，那胎监显示器的数字又迅速从 150~160 次 / 分跳转为 70~80 次 / 分。这时，B 超屏幕显示出了胎儿的心脏，钟伟兰一看傻眼了：胎儿的心脏就像是一台年久失修的机器，正无力地、缓慢地跳动着，胎心已降低到 30~40 次 / 分。怎么会这样？难道是脐带绕颈？还是……钟伟兰意识到时间已经不允许她再做任何猜测了，胎儿重度缺氧，若不及时娩出，将有生命危险。

钟伟兰告诉自己，哪怕是仅有一丝希望，都要做到十分努力。做出即行剖宫产的决定后，钟伟兰和护士马上推着病床冲向手术室，孕妇入室，过床，听胎心，那时胎心只剩下20~30次/分了，胎儿的生命已经到了最危险的关口，手术室内吹起了最后冲刺的号角。洗手、消毒、铺巾、局麻、开腹，钟伟兰的动作一气呵成，由于脐带绕颈3周，每次宫缩来临，勒紧的脐带就像是一只魔鬼的手扼住了胎儿的生命之源，钟伟兰迅速将胎儿以臀牵引方式取出，但新生儿已是面色青紫、四肢瘫软、无呼吸、无心跳了。儿科徐雁冬医师、助产士、麻醉师、手术护士即刻开始抢救，通过保暖、擦干黏液、清理呼吸道、触觉刺激、呼吸气囊正压给氧，1分钟后，新生儿有了微弱的反应，2分钟后，婴儿发出了一声清脆的啼哭。这一瞬间，一阵暖流涌上了钟伟兰的心头，泪水模糊了她的视线。

回忆起当时的场景，钟伟兰说："时间就是生命。我们从发现问题到抢救婴儿成功前后还不足10分钟，而那最后的2分钟却仿佛有一个世纪那么漫长。婴儿开始啼哭时，我就像听到了人间最美丽的天籁之声。"说完，钟伟兰深深地吸了一口气，使劲地眨眼睛试图不让泪水流出来。

"医者，是乃仁术也，仁者乃爱人者。"这句话一直鞭策着钟伟兰，她告诉笔者，通常病人都会很紧张自己的病情，以为医生的冷静态度是"毫不在乎"，但其实医生冷静的外表下心里也是热切地期盼病人能尽快康复。任何医生都不希望自己的病人出事，尽全力解决病人的忧患是医生内在的职责。

（三）成长在巨人的肩膀上

"我是2010年才当上妇产科的副主任的，想不到医院发展这么快，也正因为医院发展了，医生才有了发挥空间。"说到自己与妇产科的情缘，钟伟兰侃侃道来。

1998年，中山市中医院开设了妇科病房，钟伟兰成为病房的首批医生。2002年，妇科独立成科；2006年，产科成立并与妇科合并为妇产科。钟伟兰补充道："中医院办产科是鲜见的，相对于其他科室，产科的建设起步晚，但是它从一开始就定位很高，并依托医院雄厚的实力和兄弟科室的支撑，已经建设成为与医院同等级的专科了。"据悉，钟伟兰所在的妇产科仅用6年的时间就实现了从无到有再到优秀科室的飞跃。2008年，妇产科获得了医院的"优秀专科"称号。现在，妇产科已有95张病床，11个病房，8个门诊，20名医生。

当然，钟伟兰在妇产科如何发挥中西医结合特色的问题上有绝对的发言权："我是土生土长的妇产科人，见证了妇产科发展的全过程。"此时，她冷峻的表情变得眉飞色舞："中西医结合在治疗月经不调、盆腔炎、不孕不育以及安胎等方面有绝对的优势，加上中药多无副作用，在病人中有强大的号召力。"

"妇产科的服务态度也是有口皆碑的。"钟伟兰介绍道，他们设身处地地为产妇和婴儿提供人性化的服务。祖国医学有"寒从脚下起"之说，于是妇产科用林棉院长研制的配方免费为产妇进行"中药泡脚"，泡脚可活血、祛风、通络，很好地缓解了产妇关节疼痛的症状。

比起"产妇中药泡脚"，"中药游泳"更是一个新鲜的名词。"新生儿的皮肤常常携带胎毒并发黄，我们提供的中药汤具有排毒、去黄的功效，而且易吸收，可以使经过'中药游泳'的新生儿皮肤变得光鲜嫩滑。"钟伟兰强调说，"很多产妇出院时还总询问能不能带走这两个配方呢！"

用钟伟兰的话说，妇产科是站在巨人的肩膀上成长起来的，而她自己也为是其中的一员而自豪。

当问及对医生行业的认识时，钟伟兰回答得很干脆："做医生是我此生无憾的选择。"说完，钟伟兰还意犹未尽："儿子看我经常半夜才回家，小小年纪就决心这辈子绝不做医生了。可对于我自己来说，当看到病人的治疗效果好，想着她很快就能康复，心里就特别高兴。每次为难产孕妇做手术，当听到婴儿哭声时，自己比初为人母的产妇还先流眼泪……"

虽然钟伟兰一直谦逊地将个人的成长归功于集体，也刻意地掩饰谈及病人时的担忧或喜悦表情，但笔者在她雷厉风行的外表下已看到了她那颗执着而柔软的心，也正是有着这样一颗质朴的心使她能够为医疗事业倾心服务。笔者有理由相信，她被列为"中青年骨干"名至实归。

采访结束时，钟伟兰看了看手机："快到手术时间了，病人还在等我做手术呢！"说完，水也不喝一口就疾步离去。

十四、何希俊："飞针"巧治脑卒中

（一）阴差阳错学针灸

"赤脚医生向阳花，贫下中农人人夸。一根银针治百病，一颗红心暖亿家。"20 世纪 60 年代，赤脚医生遍布中华大地的各个村落，几乎解决了全国 5 亿农民的看病难问题。

何希俊，便出生在这个中国医疗界创造奇迹的时代里。"小时候喜欢围观村里的医生用银针治病，感觉很像看武侠小说，特别神奇。"赤脚医生执针治病的形象深深地烙印在何希俊的脑海里，而冥冥之中，那根神奇的银针似乎已经留在了何希俊的内心深处，默默地牵引着他的人生。

生逢"文革"动乱年代，何希俊的读书条件非常艰苦，但由于他求知欲望强烈，常常点上一盏煤油灯学习到夜深了还不舍得睡觉。高考过后，何希俊意外地发现，自己居然被广州中医药大学的针灸系录取了，"那是一个很偏门的专业，我是阴差阳错地录取进去的。那时除了童年的印象外，我对针灸一无所知，心中不免有些疑虑。"何希俊回忆道。可是入学后，他发现全校只有针灸系有外国留学生。性格爽朗的他忽然有了"针灸已经走向世界了"的想法，好奇之余不由得产生了一种自豪感，学习针灸的决心也愈发坚定了。

谈起读书生涯，何希俊念念不忘在广东省中医院实习的时光，因为在那里，他有幸师从了被誉为"东方神针"的陈全新教授。"陈全新教授自创的飞针疗法旋转进针快如电，不仅病人疼痛少、得气快，而且治病效果也非常好，特别是对面部、肢体末端等痛觉敏感的部位而言。"何希俊对陈全新十分敬佩，于是私下不断模仿、琢磨，通过勤学苦练，终于练就了娴熟的飞针疗法。

他认为："练飞针就好比练踢球，是一项持久性的需要坚定毅力的事情。"据了解，那时他每天早上、中午和晚上都要分别抽出一个小时做练习，由于双手一直处于一种疲劳的状态，他甚至有时连握笔和拿筷子的力气都没有。一年后的某天，何希俊在练习时发觉双手似乎顿时间变得出奇的轻巧，皇天不负有心人，此时他的飞针技巧已经可以"出山"了！

"在积累实践经验和把握时机的基础上，才能把基础医学变为经验医学，真正地为病人分忧解愁。"通过不断地学习和临床实践，如今何希俊已经能得心应手地用飞针应付各种疾病，他说道："不同病人选用的穴位、入针深浅、留针时间、行针力度等都是不同的。"

如今，何希俊从事临床工作已达二十多年，积累了丰富的临床经验，他擅长运用中西医结合疗法、针灸疗法和现代康复技术治疗急慢性脑血管病、脊髓病、多发性硬化、格林巴利综合征、帕金森病、肌肉病、头痛、眩晕、颈椎病、腰椎间盘突出症及各种痛症等神经内科杂病。

（二）针灸治脑卒中有原则

很多人称赞何希俊在针灸治疗上的造诣，他笑道："医学要求医生做到老学到老，自然在不断变化，病毒在不断更新，越来越多的新知识需要医生不断补充，只有不断锤炼医术，才能在治疗上有所建树。"何希俊在临床上扩大了飞针的应用范围，而实践证明针灸在脑卒中的治疗上有突出的作用。

当前，脑卒中已成为严重危害我国中老年人生命与健康的公共卫生问题。全国脑卒中发病率在 120~180/10 万人，每年新发病例大于 200 万。在我国城市居民中，脑卒中死亡居于首位，在农村居于第二位，每年死亡病例大于 150 万，比心肌梗死人数高出 2~3 倍。

我国应用针刺治疗脑卒中已有上千年的历史，对于医生来说，掌握诊疗的基础知识并不难，难的是遇到病重、病急病人时如何保持踏实心理，形成一个清晰的个体化治疗思路。

通过针对性的研究，何希俊在遵循疾病共同治疗规范的基础上渐渐总结出一套治疗脑卒中的原则。他诊治过一个来自香港的脑卒中病人，该病人经香港各大医院治疗后病情没有明显的好转。何希俊判断该其处于软瘫期且有先天性发育不良，于是为他进行了飞针治疗，并配以传统理疗和现代康复训练，不到半年时间，该病人就得以拥有正常人的生活。

对于自己的一套治疗原则，何希俊捋起袖子侃侃而谈："在中风急性期，病人除了出现运动、语言功能障碍外，多有不同程度的感觉和认知功能障碍，中医辨证属于'窍闭神匮，神不导气'，故采用醒脑开窍法，以开窍启闭；在软瘫期，采取健患侧同针的治疗方案，通过调动同经真气来驱逐邪气；在痉挛期，上肢选穴以手少阳三焦经和手太阳小肠经为主，下肢以足太阳膀胱经和足少阳胆经为主，以促进痉挛劣势侧肌力的提高，对抗痉挛优势侧的痉挛，达到缓解痉挛，平衡阴阳之目的。"

此外，何希俊的团队还进行了"针刺配合吞咽训练治疗中风并发吞咽障碍疗效观察"的临床研究，结果显示，针刺配合吞咽训练是行之有效的方法，可以改善吞咽功能，提高脑卒中病人的生活质量。

（三）在全国范围内首创中西医结合卒中单元

飞针疗法可谓是何希俊的"杀手锏"，而他却似乎觉得那只是一个不足挂齿的"小玩意"，他认真地解释说："针灸只是康复治疗的一种手段，只有对所有中医、西医基础都有了解，才能全面掌握病人的情况，进行准确的诊治。"

然而，从目前药物治疗脑卒中的现状来看，脑卒中的疗效并不十分理想。"因此，有必要形成一种新的理念和模式，有规范、有目标、有计划地针对卒中病人进行合适的治疗。'卒中单元'是一种新的医疗模式。"何希俊一边翻阅着准备好的资料，一边介绍起神经内科·康复科的技术特色。

2003 年 5 月 26 日，中山市中医院对神经内科与康复科进行合并，有效地整合了针灸、推拿、理疗及神经内科资源，建立了中西医结合卒中单元，在中风、偏瘫、失语等脑血管疾病的治疗方面具有独到之处。

所谓卒中单元，是指在医院的一定区域内，一个针对脑卒中病人的、具有诊疗规范和明确治疗目标的多学科专业人员讨论治疗和护理的医疗综合体。这种医疗模式把病人的功能预后以及病人和家属的满意度作为重要的临床目标，充分体现以人为本的医疗服务理念。

2007年，该科成功救治了一名因弥漫性脑出血而昏迷不醒的老人。当时老人已在其他医院住院和昏迷了两个星期，被告知无法治疗后被家人送至何希俊的科室。何希俊在检查时发现，老人虽然出血量多，但是其内脏功能尚好，假如抢救方法得当还是有苏醒的希望的！怀着"不到万不得已，决不放弃"的信念，何希俊和同事讨论后，运用卒中单元的治疗理念给病人制定了抗血小板治疗等综合治疗方案，并及时进行针灸等康复介入。经过一个多月的精心调理，80多岁的老人终于苏醒了，很快便能自己走路出院了。

据悉，神经内科·康复科采用中西结合卒中单元治疗模式在国内属首创，对于其中的意义何希俊深有体会："很多人都不了解，脑卒中超过3个小时就会对大脑造成永久性的损害，而中西医结合卒中单元的治疗模式在尽快保住脑细胞上有更多的方法。"

整体观念和辨证论治是祖国医学的精髓，随着对脑血管疾病基础和临床研究的深入，何希俊的团队发现，缺血性脑血管病发病机制的复杂性和发病后的复杂的细胞损伤过程，与中医整体观念下的辨证分型有吻合之处。

"就广东珠江三角洲的缺血性脑卒中病人而言，发病时除出现肢体偏瘫、口角歪斜、语言謇涩或伴有神昏外，大多伴有面色潮红、痰多、大便秘结、舌红、苔黄腻、脉弦数等症，中医辨证属于肝阳化风、痰瘀阻络者居多，而气虚血瘀者较少，故在治疗中多以清肝息风、祛瘀化痰为大法。"据何希俊介绍，该科根据广东地区病人的特点自行研制了多款中药制剂，取得不错的治疗效果。如息风通脑口服液，具有息风通脑、祛痰解毒、化瘀通络之功，用于脑梗死急性期所致的肢体偏瘫、口角歪斜、语言謇涩，或伴头晕、头痛、嗜睡、舌红、苔黄腻、脉弦数等症；息风解痉口服液具有滋肾柔肝、息风解痉、化痰祛瘀之功，用于中风恢复期肢体偏瘫、拘挛不舒、肩手疼痛或肿胀、舌淡红或暗红、苔少、脉细弦或细滑等症。

由于临床疗效的提高以及为脑卒中病人提供"一站式"的全程优质的医疗服务，卒中单元得到了越来越多病人的认可。目前，神经内科·康复科已成为广东省重点名科、国家中医药管理局的"十一五"重点专科建设单位、脑血管病康复技术全国示范基地。

（四）传承针灸技术必须有奉献精神

对于很多四十多岁的男人来说，他们生活的重心多半都在事业和家庭上，对其他纷杂的诱惑已经产生了"抗体"，生活变得枯燥单调。而对何希俊而言，年龄的增长让他越发干练豁达、游刃有余了。

他是一个热爱生活的人，除了喜欢打篮球、打羽毛球、看书、喝茶、跳国标舞、旅游外，他还有一个特别的爱好，那就是聊天。他认为聊天是互相交流观点、增长阅历的过程，更容易在短时间内汲取到别人的知识精华，比读书更省时，而且充满乐趣。

爽朗的表情、健谈的个性、意气风发的气质，这三点可以总结为人们对何希俊的印象，当然，也少不了他对针灸的全情投入以及对病人的尽心呵护。

针灸为自然疗法，安全价廉，是几千年中华医学的精粹之一。为传承针灸技术，何希俊担任了广州中医药大学教授及硕士研究生导师，利用休息时间积极培养下一代接班人。用何希俊自己的话说："传承针灸技术必须有奉献精神，而这是中国医学的一个优秀传统。"

十五、濮欣：巾帼不让须眉"治未病"

走进濮欣的办公室，一股清新的气息扑面而来。墙上挂着一张表现医生护士出游时欢乐瞬间照片，屋里摆着一盆淡雅的蝴蝶兰，濮欣灿烂的笑容与兰花交相辉映，煞是好看，而笔者发现，谈笑间，濮欣身上正散发出一种有如兰花般清新的亲切友善气质。

而正儿八经地谈起当初如何成为中山市中医院保健科的主任时，濮欣却决然地表示她一开始根本不想做这个保健科主任，甚至非常厌恶。如此坦诚的回答让笔者感到无比惊讶和怀疑。

（一）机会总是垂青有准备的人

保健科的"治未病中心"是全国百家优秀中医健康俱乐部之一，仅"中医养生保健中心"每天的人流量就达 300 多人次，两年超过 20 万人次，是一个社会效益与经济效益双丰收的专科，濮欣为何对这个发展势头如此好的专科不感兴趣呢？

"现在治未病中心就像我自己的宝贝女儿，我十分珍惜，但对于当时来说真的爱不下去。你对当时的情形可能还不了解……"濮欣打开话匣子，讲述起自己与"治未病中心"的历史渊源。

1982年濮欣毕业于湖南省中医药大学，1993年进入广东省中山市中医院，先后从事内科和急诊科工作。1996年，医院成立了保健科，医院领导钦点濮欣为该科的主任。

"说实话，当得知被院长选调到保健科时，我的心里有一千万个不愿意。"为什么呢？濮欣十指相扣，专注地谈起她当时复杂的心情，"从事内科临床工作，心里会有很多满足和成就感，而我当时认为预防医学还不就是打预防针这类小打小闹的东西吗，能有什么出息？"经过了一段时间内心痛苦的挣扎，她终于跑到院长办公室说她不想去，但是院长认为新建的保健科需要她来充实实力，婉拒了她的请求。就这样，濮欣不情不愿地当上了保健科的主任。

原本，保健科只有一名医师（李静）、半间办公室，主要负责疫情报告、简单的入职体检，濮欣来了也就只是两名医生、一间办公室，进行的也是一些简单的传染病管理、健康教育工作和健康体检。

"行吧，干一行爱一行。"濮欣只能这样安慰自己。可是在这里她的专业技能根本得不到发挥，心中也毫无成就感可言。这完全与她"想要干一番大事业"的初衷相悖，因此倍感失落，一度想要放弃。而这种心态整整持续了两年之久。

一个中山市卫生服务管理干部学习班的学习机会彻底改变了濮欣消沉的心态。在中山市卫生服务管理干部学习班上，她开阔了视野，开始发现保健工作的意义，重要的是她逐渐认识到专业思想稳定的重要性，就像养兰花一样，朝三暮四的瞎折腾是难以取得成功的。"霎时间，失落感全无！"

说出这句话后，濮欣刻意地眨了眨眼，笑了起来。

重拾工作信心的濮欣说干就干，她一方面从头开始钻研预防保健知识，一方面在专科的建设上下足工夫。2000年医院正式成立预防保健科，由濮欣负责全盘工作，那时她心里就有个想法：把保健科建设成一个不只有简单体检，而是具有特色健康管理模式的科室。

正如人们常说的，机会总是垂青有准备的人。恰逢在这一时期，以孔祥廉为首的新的领导班子在医院管理上强调现代化意识，提出医疗与保健两翼并举的发展思路，孔祥廉院长、林棉副院长和濮欣经过不断学习、外出取经和反复思索，提出了以健康体检为龙头，通过健康管理、亚健康调适、心身疾病调养、慢性疾病防治的一站式服务，创造新型保健服务模式的设想，在中山地区率先创建了具有以上特色的健康管理中心。在医院50多年深厚的历史积淀基础上，濮欣的努力取得了事半功倍的效果，2004年，该科的业务收入便突破了2000万元，为医院的效益提高做出了突出的贡献。

（二）治未病中心大放光彩

治未病中心是在濮欣含辛茹苦浇灌下开出的一朵雅致的兰花。

中医治未病健康工程是为落实吴仪副总理关于开展中医治未病工作的指示精神而开展的一项全国性的系统工程。2008年初，经过严格筛选，中山市中医院被确定为广东省第一批十一家中医治未病健康工程试点单位之一，医院将健康管理中心与治未病健康工程科学对接，于8月19日正式成立了治未病中心。

说起治未病中心的特色，濮欣仿佛有说不完的话，她说："中医经典认为，'上工不治已病治未病'。传统医学真的是有智慧，关于治未病，涵盖未病先防、欲病先治、既病防变三方面内容。我们理解三者并非处于同一层面，其中未病先防，属于养生层面；欲病先治和既病防变，是指及早施治、防止疾病传变和复发，属于医疗层面。根据上述理解，我们在"养生层面治未病"和"医疗层面治未病"两方面开展治未病实践和治未病服务的推广。"可能觉得这么描述有些过于理论化，濮欣继续解释道："通过运用'未病先防'思维和扎实的内科临床治病基础，我们治未病的手段变得更多，诊断也更全面。"

据濮欣介绍，治未病中心通过独特的中医养生技术及中医药内涵，实现个体化的具有中医特色的预防、保健、康复、诊疗等服务。目前，该中心设有辨识体检中心、健康调养咨询门诊、传统养生技术治疗门诊、中医妇女保健门诊、亚健康疲劳门诊、中医心身医学门诊和灸疗室。

中医典籍和历代医家著作，总是把"摄生"作为第一要义而置于卷首。《素问》开篇就论养生要旨。濮欣借鉴了这种思路："我们认为治未病健康工程的首要任务就是指导人们学习养生保健知识、建立自我防病养生行为，从而达到未病养生的目的。"据悉，在养生层面，治未病中心推出了四季养生文化节，组织了八段锦培训班，利用媒体及宣传手册多途径宣传治未病理念，推广治未病服务。以体质分类理论为指导，运用"中医体质辨识量表"对受检人提出相应的个性化健康调养原则，成立了"中医养生保健中心"提供传统养生技术为市民服务，还开设了中医养发服务部和中医减肥美体服务部，均受到市民的欢迎，仅"中医养生保健中心"每天的人流量就达 300 多人次，两年超过 20 万人次。

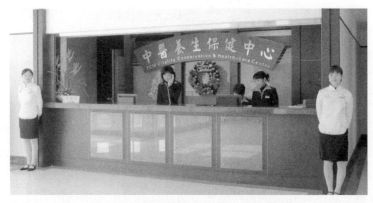

图 36 环境优雅的中医养生保健中心

在医疗层面，该科设立了六个治未病专科门诊，提供治未病服务平台。如健康调养咨询门诊，选择中医基本功扎实、熟悉中医养生文化的高年资医师坐诊。通过中医体质辨识和健康体检，了解咨询者的健康状况，指导日常膳食、运动养生方法及生活方式调整，加上内服中药或运用中医传统疗法，进行个性化的养生干预。而传统养生技术治疗门诊则开发了保健灸、腹针疗法、穴位贴敷、平衡火罐和刮痧放血等传统养生技术。

失眠和亚健康、慢性疲劳是许多种疾病的早期症状，又是许多疾病的合并症状，属于中医"未病"和"欲病"范畴。因此，治未病中心又开设了亚健康疲劳门诊，根据治未病理念，采用传统治疗、心理治疗、中药内服等综合疗法，为亚健康人群及睡眠障碍、神经衰弱、慢性疲劳病人提供中医调治方案。

经过几年的努力，中山市中医院治未病中心在省内外获得了一定的知名度，也有不会少亚健康人群在这里得到了有效的诊断和治疗。

濮欣谈起一个简单而具有普遍性的例子。杨某，汽车公司司机，成年以来常感体表虚寒，连大夏天都会觉得冷，这样一来他的性格变得很忧郁，渐渐失去了工作热情，甚至失去了天生的活力。在向濮欣倾诉多年来的苦闷时，该男子掉下了心酸的男儿泪。经诊断，濮欣发现他属于阳不足，阳虚体质，通过天灸结合中药治疗，调理他的睡眠即可。杨某万万没想到，仅仅一个月的治疗就见效了！而有个在保险公司上班的业务员属于气虚体质，常感觉工作动力不足，通过中医调养后精神状态变得很好，工作也变得很有积极性。

据悉，目前来做保健治疗的健康或亚健康人群越来越多，中医治未病健康工程已经显示出良好的发展前景。而保健科的治未病中心也已经成为医院的品牌，2008 年 6 月被省中医药局推选为"全国百家优秀中医健康俱乐部"。

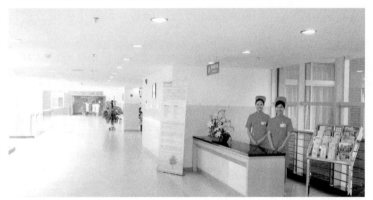

图 37　宽敞明亮的健康管理中心

（三）"回收站"内兢兢业业的工程师

经过十几年的发展，目前预防保健科不再是冷冷清清、形单影只的几个人了，目前，该科共有 35 人，16 名医师，其中主任医师 2 人、副主任医师 3 人、住院医师 3 人、主治医师 4 人。

濮欣告诉笔者："说实在的，虽然科室发展起来了，但很多人都还会认为这里属于低端科室，是医生资源的回收站，而被分配到这里的医生也常常会有'这不是我想要的'的想法，或者会觉得专业发展不明确。"对于这一点，濮欣并不担忧，或许是因为自己也有过这样的心路历程，或许在人才的建设上她有自己独到的见解。濮欣说："我会担负起培养这批人的责任。我认为作为治未病中心的领导既要有大视野，对社会有基本的了解，又要对医生有较高的人文关怀。"

据介绍，濮欣会依照医生的意愿让他们自主选择发展方向。若是不专心工作或者是愿意工作但达不到要求的，她就会先送到他们到病房学习培训，从妇科到内科，再下社区，在实践中要求他们碰到问题就积极向各专科医生咨询，这样就能逐渐培养起他们全面的医疗素养。

"内科是基础，让他们去学习既能增加知识，又能给他们提供实践的平台和机会。"濮欣说道。另外，濮欣提出，医生一定要有人文关怀，要有爱心，懂得体贴病人。

2003 年左右，有位小伙子脸色不好，爬了几层楼梯就喘个不停，乍看没什么问题，但是一检查心脏就不得了了，他的心跳一分钟多达 200 多次，是严重的心律失常，尽管他当时还能走，但为了保险起见，避免他稍不注意就出现什么大问题，濮欣立即让护士找到轮椅，亲自推他去急诊打吊针，还专门派人帮他拿病历和拿药。当天，直到他情况稳定了濮欣才回去。后来，濮欣有天突然接到了电话，原来那个小伙子搬到了她住的小区里，两个人成为了好朋友和好邻居。

展望篇：

继往开来前程似锦

  "我的愿望是，与全院职工一起同心同德、奋发向上，把医院办成一所人才一流、设备一流、管理一流、服务一流、环境一流的现代化综合性中医院，使医院成为群众满意、内部和谐的医院。"中山市中医院院长林棉满怀激情地说。

  中山中医人深深懂得：只要有付出，就会有收获；展望未来，任重道远！

——题记

一、医院新址环境富有特色

2010 年 11 月 16 日，中山市中医院新院举行隆重的落成典礼，广东省副省长雷于蓝，国家中医药管理局副局长吴刚，广东省卫生厅副厅长、省中医药局局长彭炜，中山市领导及港澳台同胞等 500 多位嘉宾参加了庆典仪式。

在庆典仪式上，雷于蓝表示，中山市中医院新院是全省首家占地超过 200 亩、设施齐全的市级中医院。它的落成并投入使用，是中山加快中医药事业发展的重要举措，对中山乃至全省都具有积极的影响。

新的中山市中医院，是目前国内最大规模的中医系统单体建筑之一，也是"华南现代中医药城"的建设项目之一。

雷于蓝提出，随着社会的发展和进步，作为中华民族瑰宝的中医药越来越显现出强大的生命力，中山要积极探索和总结加快中医药事业发展的先进经验，构建中西医并重的现代医疗系统，有效解决群众看病就医问题，为广东建设中医药强省战略做出新的、更大的贡献。

"我们中医院的易地新建工程，是中山市委、市政府认真贯彻广东省委、省政府建设中医药强省战略部署，加快卫生事业发展的重点工程之一，也是提高我市中医药医疗服务水平，改善中医院医疗、保健、教学、科研条件的重要民生工程项目。"院长林棉告诉笔者，"新的中医院用地面积为 133 200 米 ^{2}，总建筑面积为 189 700 米 ^{2}，住院床位数 1500 张。整体布局合理、主次分明，主要建筑包括医疗区（含 19 层病房大楼、5 层门诊楼、3 层医技楼）、辅助区（含 4 层后勤楼、6 层行政办公楼、6 层药学楼、4 层中医药文化馆），

五桂山下的中医传奇

岭南中医药文库

还有包括专家公寓、学生宿舍的生活区。医院服务功能全面，就医流程通畅便捷，环境优美一流，能够为中山不同层次人群提供优质的中医和中西医结合的医疗保健服务。我们要将新医院打造成为集医疗护理、科研教学、康复保健、中医药科普和国际交流于一体的现代化中医医院。"

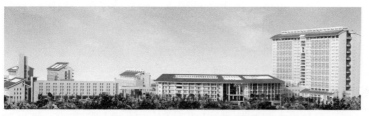

图 38　中山市中医院新院全景图

　　记者漫步新址，深深为其中医药文化特色所倾倒。

　　但见新中医院建筑风格鲜明，其中国建筑特色、岭南建筑风貌堪称"中山一景"。院区还设有香山药用植物园、中医文化广场、中医药文化馆，更加凸显了中医药文化特色。

　　林棉说，作为广东省仅有的两家国家第三批中医医院中医药文化建设试点单位之一，新的中山市中医院继续以大力培育和倡导中医药文化的价值观念为核心，继续以提供优质的中医药服务为出发点和立足点，继续以营造特色鲜明、内涵丰富的中医药文化氛围为重点，以期更加让市民切实感受到中医国粹的独特魅力。

　　笔者看到广东省旅游局和广东省中医药局联合颁发的"广东省中医药文化旅游示范基地"牌匾，挂在中山市中医院新址的中医药文化馆门侧。

　　这家中医药文化馆，包括中国中医药史、中山中医药史、中山市中医院史、中山名医录、中医典故轶事、香山药用植物园等几个展区。

香山药用植物园是一个中草药花园，园内种植有本地特色药材和适合本地生长的药材。

"游客在这里游览的同时，还能接受中医药科学知识的熏陶。"林棉说，"中医药文化馆已经成为中山市青少年科普教育基地，免费开放让市民参观，以营造中医药发展的良好社会氛围。我们将针对大中小学生和普通市民开展中药教学和实践活动。将来，这些馆内设施可开辟场地，免费引导市民操练五禽戏、太极拳等。"

停车位也是一大亮点。

中山市中医院的老院区，仅有 300 余个停车位。而新院区的停车位多达 2800 个。两者简直不可同日而语。新院区的这些停车位，都不收停车费，大大方便了病人就医。

让笔者感到新奇的是，建设无烟医院、创造健康环境，也是中山市中医院营造文明、健康、和谐的医疗工作环境的重要举措。

他们根据卫生部《关于 2011 年起全国医疗卫生系统全面禁烟的决定》和中国控制吸烟协会《全国无烟医院评估标准》，结合医院实际，制定了具体的实施方案。

总体目标是创建医院无烟环境，全体医务人员不吸烟并参与社会控烟工作。2010 年 10 月，他们实现了全院医务人员不吸烟。2010 年底，经省市检查验收合格，中山市中医院成为"无烟医院"。

二、特色专科品牌更响

中山市中医院是广东省建院较早的中医医疗机构之一，

至今已有 50 多年的历史。经过几代人的努力，它已经发展成为一所集医疗、教学、科研、预防保健于一体的综合性三级甲等中医医院、国家示范中医医院、广东省百家文明医院、广州中医药大学附属医院、广东省中医名院、广东省中医药文化养生旅游示范基地。先后荣获全国中医医院中医药文化建设试点单位、全国中医药系统创先争优活动先进单位、全国中医药文化先进单位、全国三八红旗集体、广东省文明单位、广东省中医药强省建设先进单位、广东省创先争优"南粤先锋"先进基层党组织等荣誉称号。

"建设中医药强省是广东省委、省政府作出的重要决策，是推动中医药振兴与发展的重要战略部署。"林棉回顾了发展历程，"中山市中医院自成为首批'广东省建设中医药强省中医名院创建单位'以来，在上级部门的正确领导下，以科学发展观为指导，围绕落实中医药强省战略目标，大力推进'三名两进'工程，发挥中医药特色与优势，大力提升医院的核心竞争力，各项工作得到跨越式发展，医院品牌建设取得了可喜成绩，获得了人民群众和政府各级部门的广泛认可，在较好地达到'社会满意、上级满意、职工满意'目标的同时，有力地促进了中山中医药事业的稳步、快速、和谐发展。"

令笔者印象最深的是，中山市中医院坚持"以病人为中心，提供全程优质服务"的宗旨，秉承祖国医学精髓，突出中医特色和优势，狠抓医疗质量和技术，加强专科专病建设。

展望未来，林棉表示，中山市中医院将围绕建设中医中药强省、实现中医基本现代化的总目标，以"科学化医院管理、人性化医疗服务、高水准科技创新、低成本高效运营"

为具体目标，全面提升医院管理、医疗服务水平，满足人民群众多层次医疗、保健需求，努力为病人提供优质的医疗服务；完善综合服务功能，实施医疗、保健两业并举战略，拓宽中医服务领域；发挥中医药特色与优势，实施"名院、名科、名医"战略，以重点学科建设为龙头，提高医院竞争综合实力；增强科技创新能力，实施科教兴院战略，明显地提高中医药学术水平和医疗水平；加强职业道德素质培养，实施医院文化战略，构建和谐医患关系，打造和谐医院。努力使医院各项综合实力位居全省前列，为跨入大型中医医院行列，登上中山中医药事业发展新高度奠定坚实的基础。

搬到新址之后，中山市中医院主要门诊科室有内科、外科、妇产科、儿科、耳鼻喉科、眼科、皮肤科、康复科、肝病门诊等；临床科室有内科、外科、骨科、康复科、妇产科、儿科、肛肠科、眼科、耳鼻喉科、麻醉科等；医技科室有药学部、检验科、放射科、功能科、超声科、病理科、消毒供应中心等；行政后勤科室有医务科、护理部、设备科、后勤部等。

医院的搬迁，既是机遇，又是挑战。特色专科建设的步伐，将更加快捷。

作为重点特色专科之一的神经内科·康复科，继续凭着"爱岗敬业、潜心钻研，精益求精、锐意进取"的精神，开设了神经内科区、神经内科二区及康复治疗部共3个病区，业务用房面积约6000米²，开放床位数达到100张；增设了神经电生理（肌电图、脑电图）室、TCD检查室、矫形支具室，能够为脑卒中和颈肩腰腿痛病人提供优质的医疗服务。通过引进新技术和新项目，该科与神经外科、放射科鼎力合作，开展规范的脑卒中介入治疗，从而有效降低了脑卒中的致残率、死亡率和复发率，在脑卒中的诊疗、康复、教学和科研方面保持着国内领先水平，使中西医结合卒中单元的优质医疗服务品牌在社会上得到了更加广泛的认可，取得了更好的社会效益。

三、科技兴医更创佳绩

中山市中医院大力提升学科发展的技术含量，通过鼓励引进新技术、开发专药制剂、召开科技工作大会等激励手段，加快科技创新步伐，在高级别科研课题以及科技成果等方面取得了新的突破。近3年来，他们获得国家自然科学基金资助项目2项，广东省科技进步二等奖2项、三等奖2项，中山市科技进步奖17项。以重点专科技术为主的服务网络，在不断扩大医疗市场占有率，促进业务快速、持续发展中发挥了重要的作用。

林棉院长回顾这些成绩之后，语调铿锵地说："我们将继续坚持以医疗临床为基础、以科研为先导的科技兴院方针，大力开展科技创新。"

成立于2008年的中药药理实验室，是中山市中医院开展科技创新的平台之一。

2010年12月26日，广东省科学技术厅组织专家组对中山市中医院中药药理实验室实验动物使用许可证事项进行了现场评审。专家组通过听取汇报、现场考察，对领导和专业技术人员进行口头和书面测查，并进行实验操作技能考核，对申报材料进行核实，最后进行综合评审，一致同意通过。

中山市中医院整体搬迁新址之后，中药药理实验室的总面积增至700米²，其中屏障环境近400米²。屏障环境内，设有动物饲养室 4 间、实验室 4 间，可同时开展 4 个课题实验，可同时容纳小鼠 1500 只、大鼠 400 只、豚鼠 200 只。

该实验室屏障区域早在 2010 年 9 月初就顺利通过了广东省实验动物监测所的环境质量检测。迁入新址之后，实验室屏障环境再次通过了专家组的现场检测。

新的中药药理实验室再次取得广东省科技厅颁发的 SPF 级实验动物使用许可证，为中山市中医药科技发展提供了积极支持。

增添先进的医疗设备，是中山市中医院为医务人员开展科技创新提供的又一支持。

中山市中医院拥有 3.0T 和 1.5T 两台核磁共振仪、64 层及 16 层两台螺旋 CT、1000 毫安数字化平板血管造影系统两套等医疗设备，配备了国内一流的现代数字化手术室、设备先进的 ICU 多功能监护系统，为提高医院的综合诊疗水平、医疗服务质量提供了有力的保证。

麻醉科就是一个缩影。

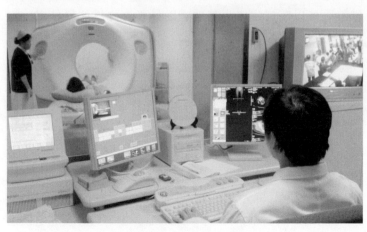

图 39　16 层螺旋 CT

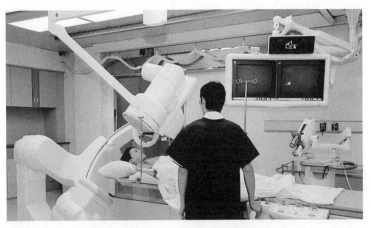

图40 1000 毫安数字减影血管 X 光机

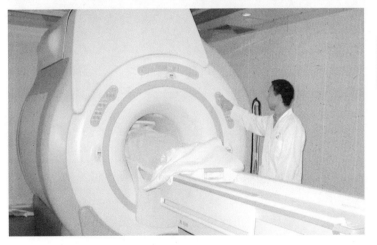

图41 核磁共振扫描仪（MRI）

　　搬入新址之后，医院的手术室达到 23 间，6000 余米 ^{2}。新手术室布局合理，设备先进。除全层流手术间、12 张床位的苏醒室、电教室、各种麻醉手术器械等硬件外，麻醉科手术室的信息管理系统林林总总：麻醉医师工作站、手术全程追踪系统、手术安排公告系统、家属区手术状态公告宣教系统、手术护理系统、全视野监控系统、术野示教系统、音乐呼叫系统、科室事务管理系统。

这些设备，让医护人员有"海阔凭鱼跃，天高任鸟飞"之感。

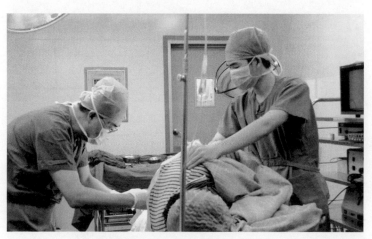

图42　现代化手术室

皮肤科也是一个缩影。

在旧院区时，皮肤科病房设置于肛肠科病区，平时护理工作由肛肠科护理人员执行。皮肤科与肛肠科紧密配合，通过小讲课与临床实践的不断摸索，逐步探索出一套具有皮肤科特色的护理常规，这项工作正在逐步完善与规范之中。

皮肤科已经拥有悦来门诊、第二门诊部和中医养发生发中心3个实体，以及从美国进口的第八元素光子嫩肤仪、YAG双波长激光美容仪、二氧化碳激光治疗机、电离子手术治疗机、表皮移植治疗仪、冷冻治疗仪、紫外线光疗仪、高频电磁疗仪、德国摩拉生物物理检测治疗仪、微波治疗仪、奥林巴斯显微镜等先进仪器，设备价值总额 180 多万元。他们除了胜任国内皮肤科的常规检测、常规治疗之外，还能开展激光治疗、光子美容嫩肤、微波疗法、冷冻治疗、电疗、光疗、白癜风自体表皮移植术、过敏原检测治疗、斑贴试验、性病快速检查、真菌镜检等项目，部分治疗项目达到国内先进水平。

皮肤科的中短期发展目标，是建立一个以门诊、病房、实验室、制剂室为骨架，集临床、教学、科研于一体，突出中西医结合治疗特色的现代化独立科室。

与皮肤科相映成趣的是，关节专科也有远大的建设目标：通过努力，建成集骨关节外科医疗、教学、科研于一体的专科治疗中心；继续保持在技术水平、病人收容量、手术例数等方面居于中山地区本行业首位的地位，并扩大在珠三角及港澳地区的影响力和声誉。

与先进设施、先进设备相比，科技兴医的关键更在于人才。

中山市中医院作为广州中医药大学的教学医院，现有博士研究生导师 3 人、硕士研究生导师 39 人，教授 51 人，副教授 29 人，开展博士、硕士和本科等的多层次教学工作，他们采取多种方式，一方面引进人才，一方面培训人才，形成老中青的梯级人才队伍，在多个领域开展科研工作。

中国手外科的发展，总的趋势可概括为：专业不断普及，领域不断开拓，技术不断提高，队伍不断壮大；在部分单位已达到国际领先水平。

中山市中医院将在国内强手如林的手外科领域争占一席之地作为医院的基本发展目标之一。他们一方面开展多方位、多角度的学术交流活动，扩大自身的知名度，另一方面

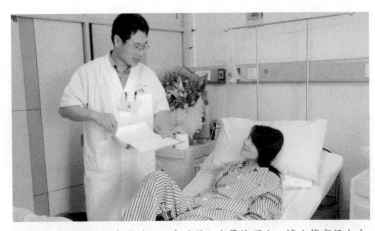

图43 医院重视人才的引入，先后引入大量的硕士、博士等高级人才

充分利用特色专科的优势，申办国家级和省级继续教育项目，采取"走出去、请进来"的方法，加强与国内手外科专业界的交流。

为进一步普及中医药知识，充分发挥中医药特色优势，2010年12月，中山市中医院开办了首届"西学中"班。

开学典礼在医院1号学术厅举行，全班有来自本院各科室以及中山市内部分医院的医务人员约300名。

"西学中"班采用理论讲授和自学相结合的方法，开设中医基础理论、中医诊断学、中药学、方剂学4门课程，约400学时，历时约1年。

在开学典礼上，赖海标副院长对全体学员提出3点要求：

一是要认识中医药理论知识在中医院发展中的重要地位和作用，中医药为中华民族的发展壮大发挥的巨大作用；

二是要认真学习，积极思考，坚持听讲，不懂就问，进一步加深对中医药理论的领悟；

三是要学用结合，将课堂上学到的理论知识运用到临床工作中去，用中医药理论来指导临床工作，更好地为病人服务。

"除了医护专业培训之外，我们还将继续加强关于法律知识、管理知识等的相关培训。"林棉院长告诉笔者，"我们请来中国政法大学法学院卫生法学研究中心的资深教授刘革新，给中山市中医院全体中层管理干部、二线骨干及质控员等约200人，讲解《侵权责任法》新规、医疗纠纷的防范与处理。这种大家觉得非常实用的培训，会越来越多。"

四、满腔热忱服务民众社区

"凡大医治病……无欲无求……誓愿普救含灵之苦……"这是唐代孙思邈《大医精诚》所追求的精神境界。

"我们始终把社会效益放在首位，狠抓医德医风建设，把中医院人良好的医德医风作为医院的传统，代代传承和发扬，树立和维护中医院在人民群众中的良好口碑和社会形象。"林棉向笔者表示，"在新的发展时期，以人为本的理念更加深入全体员工的心。我们坚持博爱、和谐、创新、奉献的医院精神，秉承大医精诚、爱院互助的院训，充分发挥精心服务、爱心关怀的服务理念，不仅为病人提供高素质的诊疗服务，同时还将充满人性的关爱献给每位病人。与此同时，我们加强了服务社区的工作。"

古代名医扁鹊说过，上工治未病，中工治欲病，下工治已病。

中山市中医院进一步完善综合医疗服务功能，拓宽中医服务领域，设立了健康管理中心和养生保健中心，为延伸健康保健养生服务链、打造中医药特色品牌、实施医疗保健两业并举战略奠定了基础。

作为广东省 11 个中医治未病试点单位之一，中山市中医院十分重视探索实现治未病理念的有效途径和模式，大力推进治未病工程，构建中医药预防保健体系。

他们成立了中医院"治未病中心"，制定了实施方案，建立完善了协调机制。

他们充分利用医院现有资源，整合推出治未病服务系统，将"治未病中心"与健康管理中心、中医养生保健中心科学对接，促进了原健康服务体系的完善。

他们在健康管理中心、中医养生保健中心的基础上，增设了健康调养咨询门诊、传统养生技术治疗门诊、中医妇女保健门诊和中医特色服务部。

他们通过独特的中医养生技术及中医药内涵，实现个体化的具有中医特色的预防、保健、康复、诊疗等服务。

他们将中医辨识体检内容整合到体检管理软件中，并针对高端体检对象采用中医辨识体检和现代医学检查相结合的方法，进行健康检查。

传统养生技术治疗门诊坚持中医理念，开发具有特色的保健灸、平衡火罐等中医传统养生技术。前来接受保健治疗的健康或亚健康人群越来越多。

治未病工程还与各专科临床资源之间实行有效的"循环利用"，充分发挥彼此的病源优势，扩大治未病的服务范围，提高社会效益和经济效益。

在构建独具特色的中医保健服务体系中，他们不断推动中医特色和中医优势的广泛应用，充分发挥中医药在养生保健和康复方面特有的效能。在中医养生保健服务的基础上，将业务拓展至中医养发、中医美体等中医特色保健服务，运用传统的中医推拿按摩、足浴、美容、熏蒸等方法为群众提供养生保健和亚健康治疗服务，逐步形成系列的中医预防养生、保健服务体系。

中山市中医院一直坚持服务质量与服务态度并重的宗旨，大力提倡人性化服务，坚持以病人为中心、以质量为核心，不断改善服务措施，为病人提供温馨、周到的人性化服务，加强护理质量管理，提高护理质量水平，加强业务学习，提高护士专业水平。

医院的各个科室都制定了护士核心能力培训制度，按计划分阶段进行，并选送一些工作努力认真的护士到省级以上医院进行短期的培训，吸取新的知识、新的技能，以适应临床发展的需要。

医院的各个科室还根据业务发展的需要，选派一部分护士到省级医院进行临床专科进修，从而使她们能更好地配合专科医生开展工作。

中山市中医院的服务，已经从院内扩至社会，而且步子越来越大，形式越来越丰富。

新的中山市中医院，就是中山市首届中医药文化节的主要舞台。

2010年10月22日，在新中医院门诊部大堂举行了中山市首届中医药文化节之"中医药养生文化展示及体验活动专场"。

这项活动，是由中山市中医药学会和中山市中医药文化研究会（筹备）主办、中山市中医院和中智药业承办的。

中山市首届中医药文化节的宗旨，是进一步传播中医药文化，展示深厚的中医药历史文化底蕴，促进中医药的继承、创新和发展，充分发挥中医药在疾病预防控制、应对公共卫生事件以及医疗保健服务中的作用，以"弘扬中医药文化，提升中医药服务，创新中医药发展"为活动主题，促进中医药行业内外的交流，打造中医药健康文化活动品牌。

具体活动内容包括：中医经络检测仪免费检测；亚健康评估系统免费体验；中医体质测评，参与者可根据不同的体质类型进行健康调养；中医专家健康调养咨询；中医专家义诊；传统养生项目免费体验，如保健灸、平衡火罐、火龙灸等；心理治疗仪、妇科乳腺治疗仪免费体验。

这项活动大受欢迎。市民纷纷表示：这次活动让他们对中医养生文化有了更直观、更深入的了解。

林棉表示，今后此类活动将继续办下去，会办得越来越生动、越来越丰富多彩。

中山市中医院的党团组织更是高奏爱心交响曲。

中山市中医院党委发动各党支部深入开展"创先争优一助一扶贫济困"活动，组织各科室党支部开展"送医送药下乡"活动。

2010年的"六一"儿童节，副院长余德爱代表中山市中医院，参加了由市儿童福利院举办的"为孤残儿童送健康"签约仪式，承诺今后每年定期由中山市中医院团委牵头，组织义工为福利院的儿童提供免费体检。

福利院现有600多名儿童，80%以上都有不同的身体残疾，部分已被抚养或领养。中山市中医院的承诺，给市儿童福利院的小朋友们送去了一份特别的礼物。

五、加强中医文化建设

中山市中医院将中医药文化作为医院文化的一部分，在大力继承的基础上，不断创新，将之融入医院的方方面面。

中医，是数千年传承下来的中华文化的精髓之一。早在春秋战国时代，中医理论就已经基本形成，出现了解剖理论和医学分科，已经采用"四诊"诊病，治疗法有砭术、针刺、服食汤药、艾灸、导引、布气、祝由等。西汉时期，开始用阴阳五行解释人体生理，出现了"医工"的称谓。东汉出现了著名医学家张仲景，他已经对"八纲"（阴阳、表里、虚实、寒热）有所认识，总结了治疗"八法"。华佗则以精通外科手术和麻醉名闻天下，还创立了健身体操"五禽戏"。唐代孙思邈总结前人的理论及经验，收集了5000多个药方，并采用辨证治疗，因医德高尚，被世人尊为"药王"。唐朝以后，中国医学理论和著作大量外传到高丽、日本、中亚、西亚等地。明清以后，出现了温病派、时方派，逐步取代了经方派中医。自清朝末年，中国受西方列强侵略，国运衰弱。同时现代医学（西医）大量涌入，严重冲击了中医发展。中国出现了许多主张医学现代化的人士，中医学受到巨大的挑战。人们开始使用西方医学体系的思维模式检视中医，中医学陷入存与废的争论之中。新中国建立后，中医作为"古为今用"的医学实例得到政府政策上的支持而得以发展。近年来，特别是非典事件之后，中医的发展开始有复苏、加速的迹象。

医院里的年轻医生曾告诉笔者："在学校学习时，没有感觉到中医有特别的优势，而且由于古方多，要求记背的东西也多。实际使用时（我）觉得很麻烦，不实用，在治疗中，多采用西医的方法来开药，效果也不好。在非典事件之后，看到古方在实际治疗中有着不可替代的作用，我重新燃起了对中医治疗的兴趣。"这位年轻医生曾经对中医产生过的迷惑，也是许多中医医生曾经经历过的。

中山市中医院将中医药文化作为医院文化的一部分，就是为了要传承中华文化精髓，改变现代人对中医在认识上的误区。中医药文化馆是中医院的重要硬件设施。2011 年 2 月 25 日，中山市青少年科普教育基地在中医药文化馆揭牌成立，这成为文化传承的一项重要举措。教育基地由中医文化广场、中医药文化馆和香山药用植物园组成，展示了现代中医药发展史及中山市中医药大事记，展示近 650 种标本，让青少年从多个角度了解中医药发展，认识各种中药材，增强中医药知识。副院长赖海标表示："市民可以到此参观，了解中医药发展史、中医药非物质文化遗产、中医院院史、中药标本、中药材鉴别等，这里提供了一个让市民了解中医药的极好平台和窗口。"

在医院的硬件设施上，除了建设独具特色的中医药文化馆之外，医院还在各个细节上体现中医药文化特色。如作为教育基地组成一部分的中医文化广场和香山药用植物园，在点缀了医院环境之余，也突出了中医文化。

中医文化广场将汉代以来的中医 300 种古方剂歌以及常用药材歌，精心雕刻在大理石上，并将之以正方形的规则形状镶嵌于地面之上。不管是病人还是游客，行走于其上，都能感觉到中医文化久远的内涵以及独特的魅力。

香山药用植物园，坐落于中山市中医院的人工湖旁。除了作为中山市中医院绿化建设的一部分外，该植物园还给予了游客以及病人最直接的中医药教学体验——让他们能够直接看到这些原本只能在书本上看到的常用中药植物，如樟树、常青藤等。

此外，医院的装饰也处处透出浓厚的中医文化内涵，如在大堂的立柱上，整齐地竖立着数条对联木框。在医院的墙壁上，也镶嵌着许许多多著名中医大师的经典故事浮雕。在各楼层的墙壁上，也用镂空的木质药材图案进行装饰。

总之，只要走进中医院，除了新时代的诊疗手段之外，余下的皆处处透出中医文化的精神内涵。据林院长介绍，这些医院装饰，都是由医院与设计大师沟通之后，精心设计建造的。

在日常的保健中，医院也大量运用中医传统的养生文化进行指导。如为了充分发挥中医在康复保健、亚健康治疗方面的特殊优势，组建了中医养生保健中心，该中心是目前中山综合规模较大、环境最好、技术最正宗的专业健康养生保健中心。该中心以传统中医为特色，将中医文化、饮食文化与防病治病完美结合，集东西方文化于一体，是休闲放松、健康美容的好地方。值得一提的是，该中心所有的保健师都具有一定的临床经验，受过专业系统的培训，能根据每个人的身体状况，进行手法、穴位的个体化处理，设计出更适合个人的保健方案。该中心结合传统医学养生妙法，加上专业周到的服务，受到人们的好评。"这种做法，也是对中医文化的一种推广。让大家可以在轻松写意中，对传统的养生文化有一种最直接的认识。"赖海标介绍道

此外，在药物方剂研究方面，医院也加大了对古方以及本地中草药的研究，如林棉院长根据中山地区的常见病发病特点，吸收民间医药的精华，和一群技术人员研究出的羌银解热汤，就可抑制流感病毒表面的神经氨酸酶活性，遏制病毒的扩散，减轻气道炎症及流感样症状。

在宣传和活动组织策划方面，中医院也积极融入中医文化，如为进一步传播中医药知识，展示深厚的中医药历史文化底蕴，促进中医药继承、创新和发展，提高广大中医药医

务工作者对中医药史知识的学习和研究，中医院就与中山市中医药学会共同举办了中医药史知识竞赛。据悉，来自中山市的广东药学院中山校区、中智药业公司、国丹中医院、和平中医院、黄圃人民医院以及包括中山市中医院在内的27个队伍参加了此次竞赛。经过两天预赛，有9支队伍脱颖而出，进入决赛。2010年11月30日进行的总决赛，经过两个小时紧张激烈的比赛，决出了胜负，中医院外一科队得到了第一名。

2010年12月15日，医院举办的首届"中医药文化创意大赛"最终评审在学术厅隆重举行。此次活动经过网络投票、现场拉票、现场评审等三个阶段，各参赛作品经过激烈的角逐，最终外三科陈燕、周太荣、孙婷婷等的作品《康复广场》、麻醉科潘彦龙的作品《中药背后的传说》夺得一等奖。大赛精彩纷呈，参赛选手才华横溢，在作品中巧妙地融入了中医药的文化内涵，展现了医院医护人员不断创新、不断超越的精神风貌。

"您对中医院的发展有什么愿望？"笔者问。

"我的愿望是，与全院职工一起同心同德、奋发向上，把医院办成一所人才一流、设备一流、管理一流、服务一流、环境一流的现代化综合性中医院，使医院成为群众满意、内部和谐的医院。"林棉充满自豪地说。

的确，中山中医人深深懂得：只要有付出，就会有收获；憧憬未来，任重道远！

附　录

（一）中山市中医院名人名医录

雷金允

男，中山环城渡头村人，生于 1911 年 11 月。少时勤奋好学，因眼疾求医于石岐西山寺慧林大师，深得大师喜爱，大师授之以中医典籍、眼科秘要、《审视瑶函》等，并以毕生医学之经验相传。金允师成后到广州中医专科学校进修，考取了行医执照。大师圆寂后，金允返回石岐主持慧林中医诊所，历 20 多年行医至新中国成立初，金允已是香山一带远近闻名的眼科名医，晚年号称"雷公"。1957 年创建成立石岐中医院时，其为开院元老之一。

李尘

原名李妙婵，女，生于 1915 年 4 月。医学造诣较深，精通子午流注，善用灵龟八法，辨证取穴独特，疗效灵验，堪称针灸奇才。运针手法奇妙，受针者除有酸、麻、胀、痛、寒、热、电等感觉外，针感还可循经上传或下传，或传他经。李尘医生是中医院针灸科开创元老，自编子午流注取穴转盘，发明了电针机，远近闻名，获广东省名老中医称号。

李家权

男，中山石岐人，生卒年：1936 年 1 月至 2003 年 3 月。自幼在家随父学医，1957 年 9 月到中医院做护理工作。1960 年 9 月中医院开办骨科，家权到佛山中医院进修，学习李广海正骨医术，带回跌打万应膏——桃花膏，此药定痛消肿甚为灵验，一直沿用至今。李家权是中医院骨科的开创医生之一。

399

唐国华

男，石岐中医院中医外科医生，出生年月不详，1980 年 2 月去世。

余康平

男，1924 年 10 月出生。中医院首批职工之一。1960 年被派到佛山中医院进修，半年后回院开办痔瘘科。1967—1994 年在香港、澳门开办痔科诊所，后移居加拿大温哥华。

余康平医生热爱中医事业，为中医院痔瘘科开创者，为中医专科建设贡献良多，他赴加前夕，把自己在香港行医的痔科医疗器械带回赠送给中医院。

余子修

男，中山县八区（现珠海市斗门区）小赤坎人，1892 年出生。少时勤奋好学，悟性极高。从医以来，勤求古训，甚得要旨，认为中医典籍之书要多读、深读，百读有味、熟能生巧。崇尚仲景，认为《伤寒论》为方书之祖。擅用经方，辨证施治，屡获奇效，小有名气，广为同业敬仰，时为内科名医。1957 年创建石岐中医院，任院长，为开院元老之一。授徒众多，其中雷美韶、刘泽普等人皆成为名医，甚得市民赞誉。

周伯姚

男，台山县芙湾村人氏，1894 年出生。17 岁到江门拜梁亦符为师学中医。三年后师成在岐开业。伯姚崇尚仲景，精究方药，擅用经方，对《伤寒论》感悟甚深，辨证施治每获奇效。行医五十余年，时为远近名医，晚年号称周公，为中医院开院元老之一。

周初（蛇医）

男，生于 1914 年 1 月 14 日，开平上洞村人氏。社会经

五桂山下的中医传奇

验丰富，善用三角草、蛇鳞草、寮刁竹等治毒蛇咬伤。中医院的蛇伤科研药物"105"就是取自周初的蛇伤经验方。

翁桂扬

男，1929 年 12 月出生，1979—1991 年任中医院院长，主治医师。曾获"全国医院优秀院长"和"广东省中医医院优秀院长"称号，被推荐为全国中医医院管理委员会成员，被广州中医学院聘为技术顾问。获"广东省职工先进生产工作者"和"广东省卫生系统文明建设先进工作者"称号。

蔡木杨

男，1946 年 4 月生，副主任医师。1975 年起任中山市中医院副院长兼骨科主任，1991 年起任中山市中医院党委书记、院长。2001 年被广东省人民政府授予"广东省名中医"称号。现任中山市医学会会长、广东省医学会理事、中山市中医药学会名誉会长、中山市中医院中医研究所顾问。

蔡木杨从 1971 年开始投身到骨伤科领域，擅长关节内骨折治疗。早期潜心研究传统骨伤专业的理、法、方、药。在整复手法、固定方式、功能锻炼以及内外用药等方面打下了深厚的基础，同时致力于中西医结合治疗骨折，并开创了中山市中医院中西医结合治疗骨折的先河，弥补了保守治疗的不足，亦提高了保守治疗的效果，大大拓展了专科业务范围，提高了疗效，深受广大病人的赞许。

孔祥廉

男，1951 年 2 月生，2002 年 1 月起至 2011 年任中山市中医院院长、党委书记，主任医师、教授、硕士研究生导师，曾兼任中山市中医药学会会长、中山市医院管理学会副会长、中山市中医药研究所所长，为广东省中医疑难病专业委员会副主委、广东省中西医结合肝病专业委员会委员、中医急症专业委员会委员。先后被授予"全国卫生系统先进个人""广东省优秀党员""广东省优秀中医医院院长""全国中医中药中国行活动先进个人"等荣誉称号。

苏培基

男，1954年8月生，研究生学历，广东省中山市人。曾任中山市中医院副院长，为骨伤科主任医师、教授、博士研究生导师；现任中山市中西医结合创伤骨科中心主任，骨伤科研究所所长。

从事中医骨伤科医、教、研近30年，擅长骨伤科创伤、骨病的临床诊治。主要研究方向：中西医结合治疗骨与关节损伤。在创伤骨折、脱位治疗中充分发挥中医正骨手法复位、小夹板固定、动静结合、内外用药的长处，精于辨证，专于手法，善于用药，大大提高了中医治疗骨折和脱位的临床效果。

林棉

男，1961年9月出生，广东省中山市人，现任中山市中医院院长、党委书记，广东省中医药学会中医急诊专业委员会副主任委员、广东省中医药学会亚健康专业委员会常务委员、广州中医药大学《新中医》理事会副理事长、广东省医疗事故技术鉴定专家库专家、中山市中医药学会会长、中山市医院管理学会理事、中山市科学工作者协会理事会理事。

赖海标

男，1968年6月出生，中山市中医院副院长，主任医师，教授，硕士研究生导师，中医院泌尿外科学科带头人。中国中西医结合泌尿外科学会委员，广东省中西医结合泌尿外科专业委员会副主任委员，广东省中医外科专业委员会副主任委员，广东省中医药学会男科专业委员会常委，中山市中西医结合外科专业委员会主任委员，中山市中医药学会副会长，中山市青联常委。在国家级和省级杂志上发表专业论文 20 多篇，主编及参编专著各 1 部，主持或参与省市级科研项目 9 项，获中山市科技进步奖二等奖 1 项、三等奖 2 项。

李旭

1965 年毕业于湖北中医学院，现为中山市中医院内科主任中医师，广州中医药大学兼职教授。从事临床内、儿科工作四十余年，曾任湖北省黄石市第八人民医院院长，湖北中医学院兼职教师，黄石市中医药学会副理事长，湖北中医药学会理事，中山市中医院副院长，中山市中医药研究所所长，中山市中医药学会会长，广东省中医药学会理事。

长期从事临床、科研、教学及医院管理工作，对中医经典著作《黄帝内经》《伤寒论》及温病学说有深入的研究，在心脑血管疾病、疑难杂病、急症的诊治上有丰富的临床实践经验，在中山市及周边城市、港澳地区享有盛誉。

梁振钟

中医内科主任中医师，于 1969 年毕业于广州中医药大学医疗系本科。毕业后长期从事内科临床、教学工作，曾任中山市中医院业务副院长、广州中医药大学教授及广东省中医内科学会委员，现任中山市中医学会理事、顾问等。

在中医临床、教学过程中，尤其在治疗内分泌代谢疾病方面积累了丰富经验，擅长运用中医、中西医结合的方法治疗糖尿病、甲状腺肿、性腺疾病、垂体疾病、高血压病、高血脂症、头痛、眩晕、男性不育症、前列腺疾病。

李浩森

外科主任医师，1957 年湘雅医学院医疗系统本科毕业，原广东省中医药研究促进会理事、《肝胆胰脾外科杂志》编委、中山市医疗事故鉴定委员会委员。

50多年来对各疾病的治疗有丰富的临床经验。特别擅长治疗前列腺疾病、甲状腺疾病、乳腺疾病、消化道疾病（如胃炎、胃溃疡、胆道结石、胆道感染）、泌尿系结石、泌尿系感染等疾病。

何训昌

主任中医师，政府特殊津贴专家。1968年于广州中医学院（广州中医药大学）医疗系本科毕业，现任职于广东省中山市中医医院专家特诊部；曾任中山市中医院大内科主任，中山市中医学会常务理事、顾问，广州中医药大学兼职教授，硕士研究生导师；广东省中医学会脑病专业委员会副主任委员、顾问，广东省中西医结合心血管专业委员会副主任委员，广东省中医学会内科专业委员会委员。

何训昌专长于中医、中西医结合治疗心脑血管病，对中医的疑难危重病症的研究与临床实践，有着丰富的经验，尤其是在中风、血证、热证等方面的临床研究，取得了较好的成绩。

韩仁沛

外科主任医师。1963年毕业于武汉第二医学院医疗系本科。中华医学会中山医学会常务理事。

毕业后40余年一直从事外科临床医疗和外科教学工作，因此对外科疾病的诊断、治疗具有较丰富的经验和较高的理论水平。主要从事普通外科工作，对肝胆、胃肠外科，甲状腺外科，乳腺外科有较高的造诣，对各类手术操作均达较高水平。

戴滨泉

1964年毕业于中山医学院医疗系本科。曾任广东省湛江中心人民医院耳鼻喉科住院医师、主治医师、副主任医师、主任医师，科主任、医院副院长，中华医学会湛江分会耳鼻喉科学组副主任委员，中华医学会广东分会耳鼻喉科学组委员，广东省中医药学会五官专业委员会第三届委员会常务委员，中山市耳鼻喉科学会主任委员，中山市中医院耳鼻喉科科主任。现为广东省中山市中医院耳鼻咽喉科主任医师。

擅长诊治耳鼻咽喉科的各种疑难杂症，对鼓室成形术、喉发音重建术的研究造诣颇深。

刘利

男，1936年11月生，中西医结合内科主任医师。

40多年来一直从事医疗、科研和教学工作，致力于中西医结合防治疾病，以消化科为专业，擅长肝胆疾病防治和急危重症救治。

缪英年

男，医学学士，中医内科主任医师，中山市中医院急诊科主任。主要从事中医内科急诊工作，有24年急诊临床经验，对各种急危重症的中西医救治有丰富经验，尤其对蛇伤中毒诊疗有丰富的临床经验，擅长中西医结合治疗冠心病、高血压、糖尿病。对各种内科急慢性腹痛采用腹针、艾灸手段进行治疗，用中医药治疗蛇伤、外感发热、眩晕、急慢性咳嗽以及中毒等。中医专业造诣深，主要的学术观点有"蛇伤DIC由热毒炽热引致""急性眩晕从外风论治""非典型肺炎属于温病的肺温范畴"，"胰岛素抵抗由痰瘀互结所致"等等。

伍中庆

男，1969年1月生，现任中山市中医院副院长，主任医师，广州中医药大学教授，中山市青年科技工作者协会理事，中山市中医药学会理事。

任现职以来，长期坚持业务学习，刻苦钻研业务技术，已完成在职研究生课程并取得结业证书。系统地掌握了各种骨折与关节脱位的应用解剖特点、骨折分类和治疗原则，想方设法优化治疗手段，提高临床疗效，缩短疗程。对骨伤疾病能熟练运用中医理、法、方、药进行辨证论治，熟练掌握中医正骨八法。在创伤骨折治疗中充分发挥闭合复位、小夹板固定、动静结合、内外用药的长处，大大提高了闭合治疗骨折和脱位的临床效果。

缪灿铭

男，主任医师，广州中医药大学教授，硕士研究生导师，现任中山市中医院内一科主任（为广东省中西医结合心血管重点专科），为中山市科技兴医"十五"规划学术与技术带头人。

从事内科临床工作20余载，致力于内科中西医结合的临床研究，曾在北京参加中国中医研究院当代名家临床经验高级学习班，在上海参加全国内科高级学习班，两次在广东省人民医院进修心脏介入等。对冠心病、肺心病、高血压病、脑血管病、消化道疾病、肝胆道疾病、内分泌疾病、不孕及内科疑难病等的治疗有丰富的临床经验，尤其在治疗急性心肌梗死、严重心律失常、心力衰竭、高血压等方面造诣深厚。

陈金泉

广州中医药大学附属中山市中医院肛肠科（广东省中医重点专科建设单位、中山市科技兴医"十一五"特色专科）主任、主任医师、广州中医药大学教授、硕士研究生导师、中山市卫生系统"十一五"期间肛肠科学术与技术带头人。

五桂山下的中医传奇

擅长中西医结合以 PPH 痔微创手术、消痔灵注射等先进技术治疗各种痔疮、高位复性肛瘘、肛裂、直肠脱垂、大肠息肉、大肠子宫内膜异位症、急慢性胃炎、胃及十二指肠溃疡、大肠癌等肛肠脾胃常见病与疑难疾病。

万恒荣

男，1952 年生，曾任中山市中医院普外科主任，教授、主任医师、硕士研究生导师，兼任中山市医学会普外科副主任委员、中山市医师协会常务理事。毕业于原第七军医大学医疗系，曾师从我国著名外科专家张应天教授，从事普外科临床、教学、科研工作 30 余年，善于用中西医结合的方法诊疗普外科疑难重症，有较深的学术造诣，尤其擅长肝胆胰等器官的复杂外科手术。

李云辉

男，中山市中医院神经外科主任，主任医师、教授、硕士研究生导师，中共党员、中医院外科党支部宣传委员。擅长对各种重型及特重型颅脑损伤、高血压脑出血及各种神经外科急危重症病人的抢救治疗疾病，在中西医结合治疗重型、特重型颅脑损伤及中风等疾病方面积累了丰富的经验。

陈一兵

男，1967 年 10 月 8 日出生，主任医师，副教授，硕士研究生导师。中山市中医院眼科主任，广东省中医药学会眼科专业委员会第一届委员会委员，中山市中医药学会第七、八届理事会理事，中华医学会中山市眼科学会委员。

擅长白内障超声乳化、准分子角膜屈光手术及疑难眼病的诊治。对白内障超声乳化折叠人工晶体植入手术有 5000例以上的手术经验，达到国内先进水平。在中山市最早开展激光近视手术，有 3000 例（6000 只眼）以上手术经验，处理疑难病例（高度近视、薄角膜等）效果显著。

刘志群

男，1955 年 10 月出生，主任医师，广州中医药大学教授，硕士研究生导师。现任中山市中医院麻醉科主任，广东省疼痛学会委员，广东省中西医结合学会疼痛专业委员会委员，中山市医学会理事，中山市麻醉学会副主任委员。

其开展了在血液保护方面的研究，主要研究内容是围术期老年人急性超容量血液稀释的可行性，从血流动力学、凝血功能、代谢等多项指标的变化来验证老年人能够耐受超容量血液稀释，为血液保护和节约用血开辟了一条新的途径。该项研究于 2005 年在中山市科技局立项，并按期完成，于 2008 年获中山市科技进步三等奖。

郭聂涛

男，主任中医师，硕士研究生导师。现任广东省中山市中医院内科教授。

从事中医内科临床、教学和科研工作 20 多年，临床经验丰富，基础理论扎实，在内科疾病尤其是肾内科疾病的诊治方面造诣较深。坚持以中医、中西医结合方法防治肾内科疑难病，主张以益气养阴活血法治疗慢性肾小球肾炎，以益气温阳活血法治疗肾病综合征，重视通过调节人体红细胞免疫功能来提高中医药治疗肾脏疾病的临床疗效。

濮欣

女，主任中医师，曾任中山市中医院治未病中心主任，世界中医药学会中医心理学专业委员会委员，中山市中医药学会理事，广东省中医心理学委员会委员，广东省中医亚健康专业委员会委员，中山市第九届政协委员、第十届政协常委。

五桂山下的中医传奇

408

擅长运用中西医结合方法治疗心理疾病、呼吸系统及心血管系统等内科杂症，对睡眠障碍、焦虑、抑郁症、更年期综合征、慢性疲劳综合征、亚健康等有较深入的研究和丰富的临床经验。

杨泽武

男，肛肠科主任中医师。擅长用中医或中西医结合方法治疗各种痔疮、肛瘘、肛裂、肛门直肠周围脓肿、肛门直肠尖锐湿疣、大肠息肉、慢性结肠炎等。善于运用 PPH 新技术治疗 Ⅱ~Ⅲ 度痔疮，该技术为目前国内外首选的用于治疗痔疮的微创技术法；其采用的分段外修内扎缝吊术治疗环状混合痔具有治疗彻底、无明显并发症和后遗症等优点，该方法获得了中山市科技进步奖三等奖。近几年，杨泽武把大肠癌的防治作为主要研究方向，在大肠肿瘤手术后或放疗后的中药调理和抑制癌细胞扩散或防止癌肿复发的治疗上积累了一定的经验。

李兆青

骨伤科主任医师，教授。从事骨伤科临床工作 20 余年，曾到国内多家著名骨科医院进修学习。擅长运用中西医结合方法治疗四肢骨折及关节内骨折，对青壮年股骨颈骨折、股骨头坏死及老年人骨质疏松导致的骨折治疗有丰富经验，主持了改良 Dick 支架外固定治疗老年人股骨粗隆间骨折的临床研究，获中山市科学技术奖励三等奖。对高龄股骨颈骨折的患者，他采用人工全髋关节置换术治疗，取得了良好的疗效。对骨性关节炎、骨质疏松的诊治有丰富经验。

刘永恒

男，广州中医药大学副教授、硕士研究生导师，主任医师。从事骨外科工作 20 余年，理论扎实，临床经验丰富。

一直主持脊柱外科工作，擅长脊柱外科创伤、退行性疾病、感染性疾病及脊柱畸形的诊断治疗，擅长自颈椎至骶椎的前后路众多手术，确立了脊柱专科在地方相应的技术地位。

黎建义

男，中医骨伤科主任医师，广州中医药大学教授，创伤骨科专业硕士研究生导师。

从事骨科临床工作近 20 年，多次参加国内骨科医师学习进修班，具有娴熟的骨外科技术与扎实的业务水平，擅长治疗各种骨折、骨肿瘤、骨结核及其他骨科疑难杂病。在创伤骨折治疗中充分发挥中医骨伤特色的同时，重视吸收消化现代医学最新科技成果，坚持走中西医结合道路，对多发性、开发性、复合性骨折脱位以及各种复杂断肢、断指再植，手足先天和后天畸形的矫正和功能重建等手术均有较深研究，并已总结出一套成熟的治疗经验，在解决骨伤科疑难症方面有着很好的疗效。

李燕林

主任医师，现任中山市中医院肾内科主任，广州中医药大学教授、硕士研究生导师。兼任广东省中医药学会肾病专业委员会常委、广东省中西医结合学会肾病专业委员会委员、中国中西医结合学会抗风湿病联盟常委，中山市社保局和医学会医疗鉴定委员会专家。

主要从事中西医结合肾病、风湿免疫病及进行血液净化（包括血液透析、血浆置换、连续性肾替代治疗和人工肝、腹膜透析等）。他发挥中医药的优势，形成了系统的中西医结合治疗急慢性肾衰、肾病综合征、狼疮性肾炎等疾病的方法，建立起了具有一定规模和技术先进的血液净化中心，结合中医药减少血透并发症，提高临床疗效。有关血液透析的中医证候学系列基础研究在国内处于领先水平。

梅全喜

男，1962年5月生，教授、主任中药师、硕士研究生导师，现任中山市中医院科教科主任，中山市中医药研究所顾问，兼任中国药学会药学史分会副主任委员，中华中医药学会科普分会常务委员，中华中医药学会医院药剂管理专业委员会常务委员，中华中医药学会李时珍学术研究专业委员会委员，广东省中药安全性研究专业委员会副主任委员，广东省执业药师协会常务理事，广东省中医药学会理事，中山市药学会副理事长，中山市中医药学会常务委员兼常务副秘书长，香港国际传统医药研究会理事，澳门中医康复保健学会学术顾问。

钟希文

主任中药师，现任中山市中医院药学部主任，2006年被评为中山市卫生系统"十一五"中药学学术与技术带头人和中山市科技兴医"十一五"规划重点实验室（中药药理实验室）负责人、广东省中医药学会医院药学专业委员会委员、中山市中医药学会理事会理事、广东省及中山市医学会医疗事故技术鉴定专家库成员。

从事实验室工作十多年，在新药研究开发、药品工艺研究、药品质量标准制订、中药药剂学研究、科研设计等方面具有丰富的经验，近年来，主要开展广东省地产中草药开发研究，如"三角草的研究""蛇鳞草的研究"等系列研究。

孙健

男，超声诊断主任医师，现任广东省超声医学工程学会理事，中山市医学会超声分会委员。

业务特色专长：心血管及腹部超声诊断。

顾向明

主任检验师，中山市中医院检验科主任，广州中医药大学教授，中山市医学会理事，中山市检验学会副理事长，临床检验专业硕士研究生导师。

顾向明有较好的医学理论知识基础，有学习医疗专业及从事医学基础教学的经历，这为他日后从事临床检验工作打下了坚实的医学理论基础。他善于在工作中发现问题并解决问题，擅长将临床医学知识与检验医学相结合，理论联系实际，特别是在临床化学检验、临床寄生虫学及免疫学检验方面，有着深入的研究和很高的造诣。

黄星垣

中医骨伤科副主任医师，广州中医药大学副教授。

工作近 30 年，对本专业包括创伤、骨病、部分骨肿瘤等常见病、多发病和疑难病种有很高的造诣。在传统正骨手法和外伤、溃疡病的治疗上有独到的心得，能够灵活运用中医理论知识结合现代医学理论和技术工具，体现中西医结合治疗的优势和特色。在国内知名医学杂志上发表论文多篇，开展省、市级研究课题多项。在完成行政管理工作和科研、教学工作的同时，不断吸收新技术、新理论并应用于临床。

陈敌峰

副主任医师，广州中医药大学副教授。

从事创伤骨科临床工作 30 多年，对本专业包括创伤、骨病、部分骨肿瘤等常见病、多发病和疑难病涉猎较多，在诊疗活动中能够灵活运用中医理论知识结合现代医学理论和技术工具，体现中西医结合的优势和特色。通过临床实践，不断丰富和充实自己的临床经验，能熟练掌握四肢骨折创伤及骨盆骨折的诊断和中医保守治疗方法，内固定、外固定支架的应用方法，关节置换，骨感染及部分骨肿瘤的病灶清除术，常规脊柱外伤及椎管病变手术。对危重复合伤、创伤并发症及疑难复杂病例能作出较准确判断并予以治疗。

郭应军

男，副主任医师，现为广州中医药大学硕士研究生导师，中山市中医院心血管病防治中心副主任，综合 ICU 主任。

长期钻研心血管内科，在心血管临床、心电生理知识及心血管介入方面有较深的造诣，近几年潜心于危重病学研究。多次的学习加上自身的努力，使他在心血管临床、管理及内科教学等方面日趋成熟，成为学科带头人，而且在心血管介入治疗方面亦积累了丰富经验，在二尖瓣狭窄球囊扩张术、人工心脏起搏器安装、心脏电生理检查、快速心律失常射频消融及冠脉介入治疗等方面亦积累了相当经验。

黄振炎

男，副主任医师，现任中山市中医院呼吸内科主任，内科党支部书记，广州中医药大学呼吸内科硕士研究生导师，副教授，中国医师协会呼吸医师分会委员，广东省中医学会呼吸学会常务委员，广东省中医哮喘联盟委员，广东省中山市感染病学会副主任委员，广东省中山市中医药学会理事。

主要从事呼吸内科工作，在充分发挥传统医学优势的同时，重视引进现代医学最新科技成果，精通纤维支气管镜检查、肺活检术、肺功能检查、机械通气等诊疗技术，在中西医结合诊治呼吸系统疾病方面有丰富的经验。

孙一帆

男，1956 年出生，耳鼻咽喉科副主任医师，现任中山市中医院耳鼻咽喉科主任，硕士研究生导师，广东省中西医结合耳鼻咽喉科专业委员会常务委员，中山市医学会耳鼻咽喉科分会主任委员。

从事耳鼻咽喉科临床工作 30 多年，具有丰富的临床经验，并且参与了"从 DNA 损伤修复能力角度探讨鼻咽癌气虚癌变机理"国家自然科学基金课题。

魏毅利

女，副主任医师，副教授，硕士研究生导师，曾任中山市中医院妇产科主任。尤其擅长子宫及卵巢肿瘤、月经失调、不孕症、子宫脱垂、更年期综合征等疾病的诊治以及孕期检测和保健、分娩时母婴紧急情况的处理；能熟练利用腹腔镜技术为患有急性盆腔炎、宫外孕、卵巢肿瘤、子宫内膜异位症、子宫肌瘤的妇女服务。近 30 年心理学理论和实践的沉淀，使她能够了解妇女不同时期心理情况的改变，从而帮助患者康复。其手术以精细、损伤小为突出优势，以最大限度减少术中出血量，提高手术病人身体、心理康复的质量为其显著特点。

何德根

儿科主任，副主任医师，广州中医药大学副教授。曾主持和参与 4 项科研课题，发表论文 10 余篇。从事儿科临床、教学和科研工作 20 余年，具有全面和扎实的医学基础理论知识，也具有丰富的临床经验，尤其在儿科危重病、疑难杂症及新生儿专业方面，能独当一面地组织和指挥各种抢救和诊治工作，擅长中西医结合诊治多种儿科疾病，疗效较好。自 2002 年调入中医院以来，以极大的工作热情、高尚的医德，高超的医术，赢得了广大病人的赞扬、医院领导的认可和同行的好评。在中医院儿科的创建过程中，作出了较大的贡献。

五桂山下的中医传奇

王云庭

中医内科主任医师、副教授，门诊部主任，任广东省中西医结合学会肝病专业委员会委员、中山市中医药学会理事会理事、中山市医学会感染学分会常务委员、中山市医学会医疗事故技术鉴定专家库成员。

从医以来，一直从事中西医结合临床工作，熟悉中医和西医两套诊疗手段，治学严谨，有扎实的理论基础和丰富的临床经验。对病毒性肝炎、脂肪性肝病的防治颇有心得，尤其擅长中西医结合治疗病毒性肝炎、肝纤维化、肝硬化、脂肪肝等，疗效显著。

杨楠

女，主任医师，广州中医药大学教授，硕士研究生导师，中华中医药学会脑病分会常务委员，广东省中医药学会脑病专业委员会委员，广东省中医药学会络病专业委员会委员，中山市中医药学会理事。

长期从事脑血管病的中西医结合治疗、康复以及科研和教学工作。擅长中西医结合方法治疗脑血管病、痴呆、帕金森病、偏头痛、眩晕、脊髓病变、中枢神经系统感染、癫痫、多发性硬化、格林巴利综合征、重症肌无力、神经杂病等。

陈造

副主任医师，中山市中医院口腔科主任，中山市中华口腔医学会常任理事。

掌握了门诊治疗牙体牙髓病、牙槽外科病、口腔黏膜病、儿童牙病的基本理论、基本知识、基本技能，擅长牙齿修复、正畸。

方灿途

男，中山市中医院肿瘤内科主任。2001年组建中山市中医院肿瘤专科，专业理论扎实，临床经验丰富，擅长肺癌、胃癌、大肠癌、食道癌、鼻咽癌、乳腺癌、卵巢癌、恶性淋巴瘤等各类癌瘤的中西医结合治疗，能根据每一位病人的实际情况，综合应用多种治疗手段（手术、化疗、介入治疗、射频消融、中医药治疗）以获得最佳的治疗效果。

郑永平

男，中山市中医院皮肤科主任，全面负责皮肤科门诊、病房、实验室的临床、教学、科研工作。

郑永平一直秉持中医传统，结合现代科技，开展了大量中西医结合皮肤病、性病的工作，积累了一定的临床经验。对于荨麻疹、湿疹、尿道炎、银屑病、红斑狼疮、各种病毒疣、带状疱疹、浅部真菌感染，擅长运用中西医结合手段，如穴位注射、中药熏洗、梅花针浅刺、中药敷贴、挑治、针灸等多种方法，通过综合运用，取得了较好的疗效。

（二）中山市中医院大事记

1957 年

3 月 1 日，由石岐市政府组织开业，成立了中山县石岐市中医院。院址设在石岐悦来上街 2 号（一座古祠）和毗邻的晋元坊 8 号（俗称林屋），建筑面积只有 900 米²。老中医争相献出私人开诊时用的诊台、药柜、研船、铡刀等工具，因陋就简地办起了中医内科（由余子修、周伯姚、黎肇初开诊）、外科（由唐国华开诊）、眼科（由雷金允开诊）等三科门诊并设立了中药房。之后陆续吸收了当时较有名气的内科中医师缪章宏、萧宇麟，针灸师李尘，骨科医师李烈功等人，并派出余匡平到佛山中医院学习痔科，何凤英到地区和省医院进修病房护理工作。

1958 年

中山县石岐市中医院改名为中山县石岐镇中医院。

医院相继增设针灸科、骨伤科和痔科门诊，在林屋办起了简易病房，自制木床为病床，设床位 34 张，收治一些单纯性骨折、扭挫伤和一般热证病人。医院虽简陋，但由于坐诊的老中医德高望重，医院刚办起来日均门诊量就达 300 多人。至 1960 年 3 月院职工增至 59 人（含首批中医学徒工 11 人）。

1963 年

在石岐南门华陀庙山坡筹建新院（下称南门新院），经过两年多的努力，1966 年上半年南门新院落成并投入使用。总占地面积 2500 米 ^{2}，建筑面积 1800 米 ^{2}，设有门诊楼（三层，1500 米 ^{2}）和留医部（二层，300 米 ^{2}）；设有病床 54 张，综合收治骨、痔科和一般内科病人，门诊仍按原科室设置。

1964 年

医院首次购置了一台国产 200 毫安 X 线机，增设了 X 线室，除此之外无其他设备。主要靠中医辨证施治、纯中医中药诊治病人。南门新院的建成，开始了医院从无到有、从小到大的起步阶段。

1968 年

中医院迁往南门新院后，原址悦来上街 2 号古祠前座，由石岐卫生院拆建成三层 920 米 ^{2} 的小楼，后来作为中医院复办后的门诊部使用，其余房舍旧貌未改。在复办期间，几届院领导欧细群、姚耀萍、翁桂杨等带领全院职工克勤克俭，对残旧院舍分期分批进行改造。

1969 年

2 月，中医院与石岐保健院、工人疗养所合并，改称为石岐人民卫生院，病房搬往石岐梅基街保健院内，门诊迁回悦来上街旧址。使用不到三年的南门新院转给文化社（石岐纸箱厂前身）改建为厂房车间，中医院从此实际上被迫撤销。

1970 年

石岐人民卫生院再与人民医院合并，改称为中山县人民卫生院。

1971 年

11 月，中山县革委会卫生办公室决定复办中医院。从中山县人民卫生院分回员工 78 人（含医师 16 人、护士 3 人、护理员 13 人、药剂员 13 人、行政工勤人员 33 人）和价值 2.9 万元的药物，迁回旧址悦来上街。复办后改名为中山县中医院。门诊除恢复原来的六个中医科室外，增设蛇伤科、西医内科、西医外科、急诊室和西药房，病房设 24 张病床。

1972 年

由冯秀轩出任第一任护士长。

共收治入院病人 266 人次。

1973 年

医院将后座平房改建为三层共 599 米² 的小楼作留医部使用，第一、二层设病床 56 张，第三层作中药仓库。

1975—1978 年

医院建成后座侧楼二层 180 米² 和前座侧楼二层 240 米²，除解决制剂室、X 线室、检验室等辅助用房外，还增加了病房，将病床增至 67 张。

1980—1983 年

将林屋拆建成四层 2400 米² 的楼房。整个复办时期，先后投入扩建资金 60 万元。

正式任命邓倩云出任总护士长，下设护士长 4 人，初步建立了护理指挥系统。

3 月，林屋新留医部落成投入使用。门诊部布局作了相应调整，基本复办成了一所初具规模的县级中医医院。此时全院总占地面积 2626 米²，建筑面积共 5435 米²，其中留医部 2400 米²，全院职工 176 人，含医、药、护、技 139 人，行政工勤人员 37 人。在院长领导下，设一办（院务办）三股（人事股、医务股、总务股）行政职能机构；住院部分设内科（36 床）、骨伤科（40 床）、外科（30 床）三个病区，病床增至 106 张，增设一间 300 米²的手术室，能开展一般普外科和骨科手术，门诊设有中医内、外、妇、儿、眼、骨伤、蛇伤、痔瘘、针灸、推拿、急诊等 15 个科室，还设有中药房、西药房、制剂室、X 线室、检验室、心电图室、A 型超声波室等科室，日均门诊量 1170 人次。医院配备了一些西医力量，并开始接收广州中医学院毕业生和卫生学校中专生，购置了基本的检测设备，诊治手段从纯中医过渡到以中医为主、中西医结合。

1984 年

中山县升级为中山市，医院随县改市改称为"中山市中医院"至今。

医院明确提出"优质高效为病人着想"的服务宗旨，不断完善医院管理制度，注重医疗质量，把医院管理和建设文明医院相互结合起来，受到社会高度的赞誉。与此同时，还推行"定人员、定任务、保质量、联劳计奖"的奖金分配方案，大大调动了职工的积极性，社会效益和经济效益不断提高。

1986 年

被卫生部授予"全国卫生文明先进集体"称号。

随着技术力量的不断提高，业务发展日渐迅速，年门诊量从 30.6 万人次增至 40.5 万人次。3 月 20 日，院老中医、市人大代表彭若铿联同中山市人大代表卫生组成员 10 人，向中山市第六届人民代表大会提交了《振兴我市中医药事业，努力办好市中医院》的提案，受到部、厅、局各级领导的重视与支持，最后决定选址在石岐悦来路扩建新中医院（下称悦来南新院）。规划征地 26 640 米²（40 亩），主体建筑面积 17 000 米²，被市政府纳入当年十大工程项目。该工程于 1987 年 3 月 28 日奠基，1988 年全面动工。

1988 年

医院被广东省卫生厅授予"振兴中医先进单位"称号，翁桂杨院长荣获"1988 年全国医院优秀院长"荣誉称号。

1990 年

6 月 17 日，香港影星黄敏仪在中山纪念堂举办"黄敏仪演唱会"，为医院建设义演筹款；香港中山侨商会、香港中山隆都同乡会、中山市荣誉市民郑亮钧先生、林余宝珠女士以及邓骅先生等 186 名华侨、港澳同胞为新医院建设捐款共计港币 312.17 万元，日元 310 万元；中山洗衣机厂等 107 个厂企单位和热心人士捐款人民币共 116.83 万元，中山地方财政先后拨款 250 万元，省卫生厅拨款 10 万元，国家中医药管理局拨款 100 万元，加上医院历来的积累与自筹的 1211 万元，悦来南新医院建设总投资达 2000 万元。

12 月，五层 8149 米²的住院大楼和四层 1300 米²的制剂大楼建成并交付使用。医院被评为广东省卫生系统"文明建设先进单位"，翁桂杨院长荣获"广东省中医医院优秀院长"称号。

1991 年

6 月，经中山市卫生局、中山市政府和广东省中医药管理局的逐级推荐，医院被批准为"全国示范中医医院建设单位"，纳入"八五"期间国家中医药管理局"杏林计划"中全国重点建设的100所示范中医院的行列。

10月，翁桂杨院长年满退休，由蔡木杨同志继任院长。

11月9日，悦来南新院落成典礼纳入"中山市1991年30项工程落成庆典"活动中并全面投入使用。悦来上街旧院经重新装修后作为第一门诊部使用。

新领导班子成立了"创三甲、建示范"领导机构，制定了"第一年打基础，第二年上台阶，第三年全面达标"的创建规划，严格按照示范中医医院和三级甲等中医医院达标标准，加强医院内涵建设，开展以全面质量提升为中心的系统工程建设。

1992年

医院被评为"全国中医急症工作先进集体"。

1993年

医院顺利通过了广东省中医药管理局组织的三级甲等中医医院的检查评审。4月5日，广东省中医医院分级评审委员会正式批准中山市中医院为三级甲等医院，使中山市中医院成为当时全省中医系统管理级别最高的三所"三甲"医院之一。

8月2日，医院成立中山市中医药研究所，由李旭副院长任所长，下设心血管病研究室、骨伤科研究室、护理研究室、剂改研究室，中山市中医院从此把科研工作纳入了规范化、标准化的管理轨道。

9月22日，中山市中医院创全国示范中医医院工作通过了省中医药管理局的验收。

12月4日，国家中医药管理局、广东省卫生厅、广东省中医药管理局的23位专家、教授来中山市中医院验收国家示范中医医院工作，通过这次验收，中山市中医院各项指标基本达到国家示范中医医院水平，由国家中医药管理局授予"全国示范中医医院"称号。

1994 年

3 月，经广东省名中医评审委员会评定，广东省人民政府授予李旭副院长"广东省名中医"荣誉称号。

3 月 23—25 日，"全省示范中医医院建设工作经验交流会"在中山温泉召开，这次会议由中山市中医院承办，全省60 多个单位的 78 位代表参加了示范中医医院建设工作经验的交流。

11 月 19 日，日本熊本县玉名市市长松本虎之助先生等一行 8 人在市外事办同志陪同下来到中山市中医院进行友好访问和参观。

1995 年

8 月 30 日，中山市委、市政府在孙中山纪念堂召开了1994 年度"中山市科技大会"，对 1994 年度科技领域中做出显著成绩的 9 人授予"科技金菊奖"，其中中山市中医院的岑永庄获此荣誉。

9 月 28 日，蔡木杨院长被广东省卫生厅、广东省中医药管理局、广东省人事厅授予"广东省优秀中医医院院长"光荣称号。同时，中山市中医院亦被广东省中医药管理局授予"一九九四年度广东省文明中医院"称号。

1996 年

3 月 18 日，医院召开了 1996 年度科研工作会议，会议上拟定了当年申请立项的 18 个课题。中山市中医院 1994 年两项研究成果《急性多系统器官功能衰竭与急性虚证关系的临床观察研究》和《健福化石丸（胶囊）治疗胆石症的临床与实验研究》获 1995 年广东省科学技术研究成果登记，成为省内、国内查新的重要依据。

1997 年

8 月 12 日，中山市中医院通过广东省高等医学院校教学医院评审委员会评审，被评定为"广东省高等医学院校教学医院"。

12 月 2 日，广东省中医药管理局组织"广东省百家文明医院"评审团来院进行"百家文明医院"申报工作初查。

1998 年

3 月 11 日，被广东省卫生厅授予"广东省卫生系统对口支援基层建设先进单位"称号。

6 月，顺利通过"广东省百家文明医院"的各项审核工作。

8 月 18 日，长江流域发生特大洪水灾害。中山市中医院响应省卫生厅号召，组织 4 名医护人员（黄建龙、詹林达、林志炯、黄少君）以及 1 名司机（梁伟泉）组成赴湖北灾区医疗队，前往湖北省洪湖地区进行医疗救护，共接诊 2154 人次，分发医药物品价值 1.6 万多元。

10 月 13 日，广东省卫生厅授予中山市中医院"广东省百佳文明医院"称号。

1999 年

4 月 11 日，广东省爱国卫生运动委员会、广东省卫生厅联合授予中山市中医院"一九九八年度广东省医院卫生先进单位"称号。

12 月 6 日，苏秀群同志被省人事厅、省卫生厅、省中医药管理局联合授予"广东省白求恩式先进工作者"荣誉称号。

2000 年

1 月 18 日，医院与各科室主任签订《中山市中医院纠正医药购销中不正之风责任书》，明确规定责任到人。

2月11日，中山市人民政府授予李旭副院长第四届"中山市十杰市民"称号。

3月10日，医院成立"中山市中医院中医信息中心"。

4月21日，医院科研工作会议在华美酒店召开。蔡木杨、孔祥廉等院领导参加了会议。会上首次采取评分制对医院本年度12项科研课题进行评分论证，其中10项通过了立项论证。

4月30日，苏培基副院长被中山市评审委员会评定为"中山市第三期优秀专家、拔尖人才"。

5月29日，中山市中医院举行首次50种中西成药药品采购招标会。本次药品采购的药价比招标前平均下降33.8%。

7月1日，孔祥廉副院长负责主持医院全面工作，并任命医教科科长林棉为院长助理，协助开展医疗工作。

9月2日，李旭同志被广东省政府授予"广东省劳动模范"称号。

9月8日，中山市中医院骨伤科研究所成立。苏培基副院长任所长，中国中医药学会骨伤科分会会长施纪教授任名誉所长。

12月18日，举行首次中层管理干部竞聘大会，对11个职位进行公开竞争上岗，29位候选人参加竞聘，通过自荐或推荐，经过应聘报告、现场答辩、科室群众评分、聘任领导小组审定等程序，最终产生了11名中层管理干部，半年试用期考核合格后正式聘任。

12月23日，检验科临床免疫学检验组在全省临床免疫学检验室质量评价活动中力压群雄，获得"1996～1999年度特别优秀奖"。

2001 年

1 月 3 日，中山市公布了非营利性与营利性医疗机构的名单，中山市中医院成为第一批非营利性医院之一。

2 月 22 日，中山市委组织部正式批文同意中山市中医院第二届党委组成成员名单。党委书记由孔祥廉同志担任，党委成员为苏培基、林棉、余德爱、曾旭军。

3 月 28 日，广东省卫生工作会议在中山召开。李兰芳副省长、黄庆道厅长等与会代表来访，代表们参观了中山市中医院的院容院貌，并对中山市中医院先进的住院设施、信息化管理等方面大加赞赏。

4 月 13 日，中山市中医院综合档案管理工作通过了省市档案局专家的评审验收，达到科技事业单位档案管理国家二级标准，这是中山市卫生系统内首家获此荣誉的医院。

9 月 1 日，中山市中医院被广东省委、省政府授予"广东省文明窗口单位"称号。

12 月 11 日，广东省中医急症医疗中心建设单位评审会在中山市中医院举行，来自广东省各大医院的急症专家对中山市中医院急诊科申报省中医急症医疗中心进行评审，就急诊科的组织管理、医德医风、规模设备、技术人才、医疗科研、信息网络等方面进行验收，最终急诊科获得一致好评并顺利通过验收。

2002 年

1 月 22 日，医院急诊科被广东省中医药局确定为广东省重点中医急诊专科。

是日，中山市委组织部任命孔祥廉同志为中山市中医院院长。

1 月 29 日，苏培基副院长荣获 2001 年度中山市"十杰市民"称号。

3 月，医院正式成立重症监护科（综合 ICU）。

3 月 10 日，泌尿外科成功施行中山市首例"经皮肾镜取石术"。

5 月，广东省中医药局授予中山市中医院"二○○一年度广东省文明医院"及"广东省中医机构对口帮扶先进单位"称号。同时医院急诊科还通过评审，被授予广东省重点中医专科（中医急诊专科）称号。

7 月 15 日，援赤道几内亚医疗队归国。外科医生黄代鸿同志载誉归来，医疗队以高超的技术和高度的责任心获得当地人的赞赏，并获得赤道几内亚总统颁发的最高荣誉勋章。

8 月，中山市中医院新的劳务效益工资分配方案（试行）实施，新方案是在原劳务效益工资分配方案的基础上，根据国务院关于《城镇医药卫生体制改革指导意见》中有关分配制度改革的精神进行调整，新的劳务效益工资分配方案体现了向技术、风险、责任和一线倾斜的原则，体现了按劳分配、效益优先、兼顾公平的原则。

是月，医院正式成立妇科病区，实行病区、门诊"一条龙"管理，魏毅利任科主任，于青任科护士长。

8 月 13 日，高压氧治疗中心正式投入启用。

9 月 25 日，医院门诊全面施行门诊医生工作站制度，实现挂号—就诊—交费全程电子化服务。

10 月 12 日，急诊科、骨科、康复科被评为中山市科技兴医"十五"重点专科。

10 月 17 日上午 10 时，中山市中西医结合创伤骨科治疗中心举行挂牌揭匾仪式。

2003 年

1 月，中山市中医院开始"非典阻击战役"。1 月 2 日内二科（呼吸专科）收治了一位由急诊科转送来的病人，该病人发热一周，肺部感染，当时病情相当危重，科主任与护士长当晚为之行气管插管术，1 月 5 日又收治了 1 名肺部感染病人。随后急诊科接诊医生和门诊护士先后出现与病人同样的症状。

1 月 14 日院党委对近期陆续发作的多例具有传染性的不明原因肺炎的病例作出慎重决定，向卫生局作了汇报，这是全市首次非典上报病例。卫生局接到报告后立即向省卫生厅和省疾病预防控制中心报告。医院立即对病人实施隔离，将呼吸内科相对封闭成立专门病房，全面实施消毒隔离治疗护理。

1 月 15—17 日，广东省卫生厅派中国工程院院士、广州呼吸疾病研究所所长钟南山带领广州呼吸疾病研究所、中山大学附属三院、广州军区广州总医院、省疾病预防控制中心等有关部门专家来我市，对我市 3 家医院收治的"不明原因急性呼吸道感染性疾病"病人进行现场调查，并在临床治疗和流行学调查方面给予指导。

1 月 16 日，市卫生局召开了卫生系统高层管理人员紧急协调会议。中山市中医院孔祥廉院长参加了会议。会议讨论决定成立以梁厚祥局长任组长的"中山市防治呼吸道感染性疾病领导小组"、由 8 位专家组成的"中山市急性呼吸道感染性疾病抢救协调小组"，林棉副院长为该专家组成员。

1 月 18 日，耳鼻喉科听力中心为一名 3 岁女孩成功施行了我市首例"人工耳蜗植入术"，并获得成功。

2 月 19 日，中山市卫生局成立防治非典型肺炎工作领导小组，孔祥廉院长为领导组成员。

2月21日，经过医护人员的精心救治，中山市中医院最后一位非典病人康复出院。至此，中山市中医院先后收治的20例非典病人全部治愈出院。

4月10日，孔祥廉院长被人事部、卫生部、国家中医药管理局授予"全国卫生系统先进工作者"光荣称号。

4月30日，副院长林棉同志因在抗击非典的战役中作出了重大贡献，被广东省政府授予"五一劳动奖章"。

5月13日，广东省普通高等医学院校临床教学基地管理领导小组下发了（粤医教基〔2003〕1号）文件，公布第二批认定的广东省高等医学院校附属医院名单，中山市中医院被认定成为广州中医药大学设置的附属医院（非直属）。

6月19日，广东省委、省政府在广州中山纪念堂举行抗击非典表彰大会。孔祥廉院长、林棉副院长、郭应军主任、缪灿铭主任、黄振炎主任参加了表彰大会。中山市中医院林棉副院长荣立个人一等功，孔祥廉等七人荣立个人二等功，缪灿铭等九人荣立三等功。呼吸内科、ICU被授予"模范集体"称号，中山市中医院被授予"先进单位"称号，内一科被授予"先进集体"称号，院感办和急诊科被授予"嘉奖集体"称号。

6月21日，中山市中医院呼吸内科被全国妇联授予"全国三八红旗集体"光荣称号，呼吸内科杨凤仙医生被广东省妇联授予"广东省三八红旗手"的光荣称号。

6月30日，中山市委召开表彰大会，中山市中医院荣获"中山市先进党委"光荣称号，院行政党支部获"市先进党支部"称号。孔祥廉、苏培基、林棉、曾旭军、殷钦海、郭瑞兰、赖海标等七位同志被授予"中山市优秀共产党员"称号。

9 月 18 日，中山市中医院对口帮扶对象——横栏医院急诊科重新装修挂牌。

10 月 15 日，广州中医药大学与中山市人民政府签署共建广州中医药大学附属中山医院合作协议。

2004 年

1 月 5 日，医院污水处理工程被广东省环境保护产业协会授予"2003 年度广东省环境保护优秀示范工程"称号。

2 月 5 日，中山市中医院参加中山市"慈善万人行"活动。林棉副院长荣获市委、市政府授予的 2003 年度"中山市十杰市民"称号。

2 月 27 日，呼吸内科被广东省妇女联合会和广东省卫生厅授予"巾帼文明示范岗"称号。

4 月 10 日，护理部主任郑倩卿同志被广东省卫生厅授予"广东省优秀护士"称号。

8 月 23 日，中山市中医院重新聘请社会监督员。这次聘请的监督员包括中山市各民主党派人士、新闻媒介及相关单位人员，孔祥廉院长为监督员颁发了聘书。

11 月 5 日，香港劳工署专家在韩泽生副市长、市社保局领导陪同下，来中山市中医院了解有关工伤鉴定等方面工作。

2005 年

1 月 20 日，中山市卫生局召开全市卫生系统 2004 年度总结表彰大会。中山市中医院荣获 2004 年度"医疗质量管理全优单位""医疗卫生科技工作先进单位""预防保健工作先进单位""结核病控制项目工作先进单位"等称号，并获得医疗卫生管理工作先进奖一等奖。

1 月 28 日，全院开展以实践"三个代表"重要思想为主要内容的保持共产党员先进性教育活动。

　　3月28日，为了贯彻落实上级关于减轻社会弱势群体医疗费用负担的指示，中山市中医院推出了"廉价门诊"及"廉价病房"。

　　5月9日，由广东省总工会女工委、广东省护理学会联合举办的全省护理技能竞赛在广州举行，中山市中医院护士卢小清、熊亚琴、梁玉玲等三位同志代表中山市护理学会前往参赛，在强手如林的赛场上过关斩将获得了二等奖。

　　7月，医院开始全面开展医院管理年活动。根据国家、省、市上级部门的要求，医院积极开展"以病人为中心，以提高医疗服务质量为主题"的医院管理年活动，制定出工作方案，对活动的开展进行了详细部署，以持续改进医疗服务质量，推进医院管理科学化、规范化和标准化建设。

　　8月3日，产科正式开科。

　　8月4日，中山市中医院悦来门诊部正式启用。

　　8月28日，悦来门诊部四楼的中医养生保健中心正式对外营业。该养生中心面积约3000米^2，开展健康养生保健、健康养生美容、健康养生药膳三大业务，以传统中医为特色，主要以健康和亚健康人群为服务对象。

　　10月13日，中山市中医院林棉副院长获得中山市第五届"十杰青年"的荣誉称号。

　　10月16日，中山市中医院内一科主任缪灿铭同志和内二科护士长温杏良同志荣获"中山市十佳医护人员"称号。

　　11月27日，广东省副省长雷于蓝视察了悦来门诊部和住院部，以及中医养生保健中心，对中山市中医院弘扬中医国粹、发扬中医特色的举措表示赞赏。

　　12月7日，在中山市物价局组织开展的价格诚信单位评选活动中，中山市中医院获得中山市首批"价格诚信单位"

称号。

12月25日，由梅全喜主任药师为组长的"三角草课题研究小组"开展的"三角草的基础研究"项目通过由中山市科技局组织的成果鉴定，获得中山市2005年度科技进步一等奖。并于次年又获得广东省2006年科技进步二等奖。这对中山市中医院临床及基础科研人员来说是一个新的里程碑。

2006年

1月3日，医院召开七届三次职工代表大会，本次职代会讨论通过了《中山市中医院岗位工资改革方案》《中山市中医院劳务效益工资分配方案》。

1月13日，中山市卫生局在市局礼堂举行了全市卫生系统总结表彰大会。中山市中医院荣获医院管理一等奖及"2005年度疾病预防控制工作先进单位""2005年度结核控制工作先进单位"称号。

3月17日，中山市中医院召开了中医院七届四次职工代表大会。大会审议通过了《中山市中医院"十一五"发展规划》等。

3月20日，医院职工编排的舞蹈《从头再来》代表广东省中医系统，在广州中山纪念堂参加了"全国中医药会议暨广东省建设中医药强省（广东片区）文艺汇演"。

4月26日，根据上级部署，医院开始开展治理医药购销领域商业贿赂专项工作活动。孔祥廉院长在动员会上对专项工作作了具体安排，活动分四个阶段进行：一、动员教育阶段（5—6月），重在开展思想动员，营造活动氛围；二、自查自纠阶段（7—9月），重在深入查找问题，明确整改方向；三、整改提高阶段（10月），重在对薄弱环节制定整改措施；四、检查总结阶段（12月），重在巩固整改成果，总结整改成效。

6月3日，中山市中医院举行了脑血管病康复技术全国示范基地挂牌仪式，这标志着中山市中医院神经内科·康复科正式成为中山市首个"脑血管病康复技术全国示范基地"。

6月23日，澳大利亚戴瑞宾市医学与科技考察团一行9人在市外事局领导的陪同下，到中山市中医院康复科参观。

8月4日，前卫生部副部长、中国医院管理学会会长朱庆生到中山市中医院考察，并高度评价了医院所取得的改革成就。

11月20日，由耳鼻喉科周小军博士主持的科研课题"从DNA损伤修复能力角度探讨鼻咽癌气虚癌变机理"获国家自然科学基金资助，成为我市卫生系统首项国家自然科学基金课题，标志着中山市中医院的科研水平迈上了一个新的台阶。该课题从2007年初开始，至2009年完成，获得资助金额28万元。

12月26日，作为广东省中山市"华南现代中医药城"建设项目之一的重要民生工程项目——中山市中医院新院奠基典礼隆重举行。项目规划用地150亩，总建筑面积150 600米²，总投资5.06亿元，计划开设床位1200张。主要建筑包括住院部大楼、门急诊楼、医技楼、药学部大楼及地下停车场等配套设施，计划于2009年6月完成整体建筑工程。

1986—2006年，中山市中医院共完成课题165项，通过专业成果鉴定122项，获广东省科技进步二等奖1项，广东省中医药管理局科技进步三等奖1项，市科技进步一等奖4项、二等奖28项、三等奖56项，市卫生局科技成果一等奖1项、二等奖1项、三等奖4项。其中"三角草的基础研究"项目获得广东省2006年科技进步二等奖。

2007 年

1 月 28 日，孔祥廉主持的"昆藻调脂制剂治疗脂肪肝的机理与临床研究"项目研究成果通过了由中山市科技局组织的成果鉴定，鉴定结果认为该成果达到国内同类研究的领先水平。

3 月 3 日，中山市中医院与香港东华三院的合作协议签署仪式在医院会议室举行。之后双方开展了中医药临床、科研、教学方面的交流与合作。

3 月 27 日，中山市中医院被广东省卫生厅、广东省中医药局授予广东省建设中医药强省项目"中医名院创建单位"称号。

是日，经广东省中医药局审批通过，中山市中医院肛肠科成为省重点中医专科建设单位，泌尿外科、心内科成为省中西医结合重点专科建设单位。

4 月 23 日，中山市中医院举行广州中医药大学博士后研究人员合作协议签署仪式，正式成为"广州中医药大学中山附属医院博士后科研流动站研究基地"。

5 月 11 日，中山市中医院开展民主评议政风行风活动，此次行评活动从 4 月开始至 11 月底结束，历时 8 个月。

6 月 7 日，广东省健康卫生楷模先进事迹报告会在中山市北区文化中心举行，中山市中医院温杏良同志作为中山市的先进典型在会上作了事迹报告。

6 月 8—10 日，中山市中医院举行了阳光采购药品遴选会。

6 月 24 日，卫生部副部长、国家中医药管理局局长王国强在广东省卫生厅副厅长、广东省中医药局局长彭炜及中山市副市长唐颖、中山市卫生局局长王得坤等的陪同下深入中山市中医院进行调研。

6月28日，中山市中医院合唱团在艺术中心大剧场参加了中山市第三届合唱节比赛，演唱的《你是这样的人》《捉弄》两首曲目，在36支参赛队伍中脱颖而出，一举夺得金奖第四名的好成绩。

6月30日，作为广州中医药大学的附属医院，通过大学的遴选，新增了苏培基、谭吉林2名博士研究生导师，孔祥廉、顾向明、李云辉、林棉、刘志群、杨楠、钟晓、钟希文8位硕士研究生导师。目前，中山市中医院共有博士研究生导师、硕士研究生导师29名。

8月28日，中山市中医院再次荣获由中山市物价局颁发的"价格诚信单位"荣誉。

9月16日，中山市中医院护理部被国家中医药学会评为"全国首届中华中医药学会先进护理集体"。

10月12日，广东省中医药局局长彭炜、广州中医药大学校长徐志伟等共同为中山市中医院成为广州中医药大学博士后科研流动站研究基地揭匾。

10月18日，林棉副院长被中山市委、市政府授予第五期优秀专家拔尖人才荣誉称号。

12月5日，心血管内科缪灿铭主任荣获2007年中山市卫生系统"双十佳"医务工作者光荣称号。

12月29日，药学部梅全喜教授主持并经多年研究的"复方土牛膝制剂治疗咽喉疾病的实验与临床研究"项目研究成果通过了由中山市科技局组织的成果鉴定，并获得鉴定委员会各委员的一致好评，认为该成果达同类研究的国内领先水平。

2008年

1月13日，中山市耳鼻咽喉—头颈外科学会第五届年会暨学术会议在中山市中医院举行，来自全市各医院耳鼻咽喉、儿保科、妇产科新生儿听力筛查技术医护人员近百人参加了会议。

2月16日，南方冰雪灾害致电力、交通遭受重创。医院派出5名医务人员组成两支医疗队，携两万多元的药品物资，与中山供电局抗冰救灾供电抢修突击队共同奔赴韶关，为抗冰抢修复电工作人员提供医疗保障。

2月29日，医院召开了第七届六次职工代表大会。参加大会的有144名职工代表和特邀代表，会议审议通过了《中山市中医院劳务效益工资分配方案》和《中山市中医院管理人员管理暂行办法》。

3月23日，中山市中医院中医养生保健中心特色服务部正式成立并对外营业。该服务部开展有养发和美体两个项目，地点设在原第四门诊部（即原岐江医院）。

4月8日，中山市中医院参加了中山市卫生局组织的"百名医师下乡帮扶农村卫生活动"。医院先后派出45名医护人员，分三批下到全市72个基层医疗站点进行帮扶，为期两个月。

4月24—25日，广东省卫生厅承办的全省卫生系统青年论坛在中山召开。中山市中医院ICU成为省卫生系统青年论坛的示范点。

4月28日，中山市中医院参加广东省卫生厅组织赴香港培训半年的两位专科护士以优异的成绩毕业返院。其中骨科专科护士顾天姣以《优质护理计划——慢性伤口的护士培训》的课题设计获骨科专科第一名，ICU专科护士卢小清以ICU专科培训班总分第三名的成绩荣获专科护理课程三等奖学金。

5月9日，外二科护士潘晗被广东省卫生厅授予"护士岗位标兵"称号。中山市卫生局授予护士潘晗、聂玉玲两位同志"中山市优秀护士"称号。骨一科李玖利、ICU范敏荣获中山市卫生系统护理岗位知识技能大赛"护理岗位能手"称号（其中李玖利在"徒手心肺复苏"技能操作中获第一名）。

5月12日，四川汶川发生大地震，举国哀痛。院党委带领全院员工迅速反应，积极投入抗震救灾各项工作中。

5月13日，医院迅速组织了2支后备医疗救援队。

5月14日，中山市中医院派出2名救护车司机（梁伟泉、吴泽茂）随广东省卫生厅前往四川援助；大骨科筹集价值3.75万元的骨科夹板等医疗设备送往中山市卫生局应急办。全院申请奔赴抗震救灾一线参加医疗救援的请战书数不胜数……医院迅速发出"对四川汶川大地震捐款倡议书"，全院员工纷纷伸出援手，踊跃捐款，慷慨解囊。经统计，全院共募得善款299 742.7元，全部善款统一上缴至中山市民政局等上级有关部门。

是日，经中山市卫生局核准，中山市中医药研究所举行（重新）挂牌仪式。孔祥廉院长任中医药研究所所长，聘任蔡木杨、李旭、梅全喜为研究所顾问。

5月23日、5月31日，中山市中医院分别接收了分两批共16名地震灾区来院治疗（第一批7名、第二批9名）的伤员。

5月25日，中山市中医院顺利通过广东省劳动社会保障厅的工伤康复协议机构资格评审，成为广东省工伤康复协议机构。

7月8—10日，广东省中医药局组织专家对中山市中医院5个广东省重点中医（中西医结合）专科建设单位进行评审验收。专家组对中山市中医院康复科、骨伤科、泌尿外科、肛肠科、心血管科的专科建设工作情况予以充分的肯定。

8月，医院全面开展"细节服务月"活动。这次活动的主题是"细节体验品质，细节铸造品牌"，倡导"做好身边小事，成就医院大事"的服务理念，以此作为医院打造服务精品，提升医院核心竞争力的有效措施。

8月11日，中山市中医院抗震救灾护理小组被广东省妇联授予"广东省抗震救灾妇女先进集体""广东省三八红旗集体"称号。

8月13日，医院响应中山市卫生局成立首批对口支援卫生工作队的安排，派出外一科罗明医生前往四川灾区漩口镇。

8月19日，由医院药学部梅全喜教授主持并经多年研究的"复方土牛膝制剂治疗咽喉疾病的实验与临床研究"获2007年度中山市科技进步一等奖和2008年度广东省药学会医院药学科学技术二等奖。

10月16日，医院派出内二科凌小浩和检验科王健强医院参加中山市卫生局第二批援川医疗队，前往漩口支援灾区。

10月30日，医院在学术厅隆重召开了中山市中医院科技大会。这是该院召开的首届全院科技大会。

11月2日，在医院门诊大楼停车场举行了2008年职工运动会。

11月11日，中山市首家治未病中心在医院正式挂牌成立，该中心为广东省首批11家治未病试点单位之一。

11月15日，医院康复科、骨伤科、泌尿外科、心血管内科以及肛肠科均通过验收成为广东省"十一五"首批重点专科。

12月4日，国家中医院管理局的领导前来医院进行中医院信息化建设方面的调研。

12月8日，中南五省中医院系统的一行领导莅临医院参观。

12月30日，医院在新院区建设现场隆重举行新院区新建工程项目封顶仪式，出席封顶仪式的主要领导有中山市副市长唐颖，中山市政协副主席、中山市卫生局局长麦建章、中山市政府副秘书长叶富强、办公室副主任王立群，中山市建设局副局长杨绍其等。

2009 年

3月，广东省中医药工作会议顺利召开，会上医院被广东省人民政府授予广东省中医药强省建设项目"中医名院"称号。

5月14日，医院神经内科·康复科、肛肠科被广东省卫生厅、广东省中医药局授予广东省首批"中医名科"称号。

9月8日，经中山市委组织部考察、民主评议通过，林棉同志被正式任命为中山市中医院院长，孔祥廉同志不再兼任院长职务，继续担任中山市中医院党委书记一职。

10月中旬，医院肛肠科陈金泉主任获"全国中医肛肠学科名专家"称号。

10月31日，由中山市卫生局与广州中医药大学联合主办的中山市优秀中医临床人才研修班开班典礼在怡景酒店隆重举行，广州中医药大学徐志伟校长、中山市唐颖副市长、广东省中医药局曹礼忠副局长、中山市卫生局麦建章局长等领导列席典礼并分别致辞，中山市卫生局雷继敏副局长担任典礼主持，医院20名研修班学员正装出席典礼并上台向指导老师献上鲜花。

11月3日下午，经中山市卫生局党委、中山市委组织部

五桂山下的中医传奇

同意，中共中山市中医院第四次党员代表大会隆重召开，出席本次党代会的代表共有 98 名，大会选举产生了中医院党委第四届委员会及纪律检查委员会。

11 月 23 日，医院急诊科、肛肠科成为国家中医药管理局"十一五"重点专科协作组新增成员单位。

11 月 27 日，在中山市自主创新暨科技成果奖励工作会议上，医院共获得 6 个科技成果奖，其中广东省科技进步三等奖 1 项，中山市科技进步一等奖 1 项、二等奖 1 项，三等奖 3 项。

2010 年

5 月 3 日，卫生部副部长、国家中医药管理局局长王国强，广东省副省长雷于蓝，广东省卫生厅副厅长、广东省中医药局局长彭炜，中山市副市长唐颖一行到医院新址视察新院区建设情况。

6 月 24 日，国家中医药管理局马建中副局长一行 9 人到医院进行调研。

7 月 17 日，医院正式开始实施整体搬迁，经过连续 9 天紧张而有序的搬迁，全院 500 多名住院病人及所有医疗设备和物资均安全转移到新院。

7 月 25 日，医院顺利完成整体搬迁。

7 月 26 日，医院新址正式开业，原内一科分为内一科（心血管内科）、内二科（消化内科、肝脏专科），原内二科分为内三科（呼吸内科）、内四科（肾内科）、内五科（肿瘤内科），原外一科、外二科分为外一科（泌尿外科）、外二科（胸外科）、外三科（普外科）、外四科（颅脑外科）。同时，新成立超声诊断科、内窥镜检查治疗部等医技科室。

8 月 9 日，骨一（3）区正式成立，隶属脊柱专科，病区医疗负责人为陈世忠副主任，护理负责人为华诚峰副护士长，拥有医生6名，护士18名，理疗师1名。

8月12日，医院被中山市委、市政府授予"中山市文明单位"荣誉称号。

9月1日，国家中医药管理局下发文件，确定医院成为第三批全国中医药文化建设试点单位。

10月8日，内六科（内分泌及新陈代谢专科）正式开科，开放床位43张，科室主任为林泽宏，护士长为张晓玉，有医生4名，护士9名。内六科与皮肤科共用同一护理单位。

10月10日，综合科正式开科。该科编制床位为27张，主任为李亮，护士长为梁玉玲，拥有医生3人，护士10人。

10月22日下午，中山市政协副主席、中山市卫生局局长麦建章，中山市卫生局党委书记吴炳坤到医院宣布人事任命，伍中庆同志、殷钦海同志被正式任命为中山市中医院副院长（正科级）。

10月30日，中国工程院院士王正国与中国科学院院士陈可冀莅临医院参观指导，两位院士对医院中医药文化建设表示赞赏。

11月12日下午，中山市委书记陈根楷在市委秘书长梁荣森，市政协副主席、市卫生局局长麦建章，以及市政府、财政局、社保基金局、卫生局等单位领导的陪同下莅临医院召开现场办公会，现场听取林棉院长的工作汇报并协调解决医院有关交通指示牌等问题。

11月16日上午，中山市中医院新址落成乔迁庆典在新院门诊楼正门举行，广东省副省长雷于蓝，中山市委副书记、代市长薛晓峰，国家中医药管理局副局长吴刚，广东省卫生厅副厅长、广东省中医药局局长彭炜，中山市委副书记彭建文，中山市委常委、中山军分区政委赵秀书，中山市人大常委会副主任吴建新，中山市副市长唐颖，中山市政协副主席、市卫生局局长麦建章，老领导徐文泽及港澳同胞等500多位嘉宾参加了庆典。唐颖、彭炜、雷于蓝等领导先后致辞，并为医院新址落成乔迁剪彩。

12月3日下午，广东省名中医李旭主任医师从医50年暨学术思想研讨会在1号学术厅隆重举行，会上中山市卫生局杨汉东副局长、林棉院长对李旭教授高尚的医德和高超的医术予以高度评价。

12月11日，中国工程院院士戴尅戎到医院进行学术会议场地考察，他表示医院已具备召开大型学术会议的设施条件。

2011年

2月25日，医院中医药文化馆被授予"中山市青少年科普教育基地"称号。

3月7日，中山市委书记、市人大常委会主任薛晓峰，中山市人大常委会副主任、市委秘书长梁荣森，中山市人民政府副市长唐颖，中山市政协副主席、市卫生局局长麦建章到医院进行调研，主要了解医院住院部收治病人情况，随后参观设在医院的中山市中医药文化馆。

3月29日下午，中山市政协副主席、市卫生局局长麦建章，市卫生局党委书记吴炳坤，市卫生局副局长梁卫华等局领导到院宣布中共中山市委、市卫生局党委的人事任免决定：林棉同志正式任中山市中医院党委书记一职，孔祥廉同志由于年龄原因，免去其市中医院党委书记、委员职务。

4月22日，广州中医药大学附属中山医院护理学研究生课程进修班开班典礼在医院隆重举行。这是广州中医药大学首次在医院开设护理研究生课程进修班。

7月20日，国家中医药管理局组织专家组对医院开展2010年中医医院管理年活动情况进行督导，主要采取开座谈会听取汇报、现场检查等方式，对医院各项工作进行全面检查。

8月1日，医院骨科专科护理门诊正式挂牌成立。作为全市首个专科护理门诊，出诊人员为潘佩婵、顾天姣和严洁敏3位副主任护师。

8月5日，在广州召开的广东省中医药文化养生旅游研讨会上，医院获广东省旅游局、广东省中医药局授予"广东省中医药文化养生旅游示范基地"牌匾。

8月22日，医院悦来门诊部首次推出夜诊服务，并设夜诊的主要专科有儿科、骨伤科、口腔科、康复科、泌尿外科和肛肠科。

9月14日，医院肺病科、肾病科、肿瘤科、脾胃病科、皮肤病科、妇科、眼科、耳鼻喉科等8个专科被广东省中医药局纳入广东省"十二五"中医重点专科建设单位。

10月18日，综合科二区正式开科，编制床位为10张，拥有3名医生，8名护士，医疗负责人为缪英年，护理负责人为范玉梅。病区设在急诊科旁，主要接收需住院治疗但未定专科的病人。

10月26日，广东省卫生厅下发《关于同意广东省职业病防治院等医疗卫生机构购置乙类大型医用设备的批复》，同意医院配置1台DSA数字减影血管造影机。

11月18日，2010—2011年度广东省卫生系统青年文明号表彰大会暨青年文明号专题讲座在医院1号学术厅召开，医院重症医学科荣获国家级"青年文明号"荣誉称号，卢小清获全国"青年岗位能手"荣誉称号，并在会上获得表彰。

12月6日，中山市卫生系统修身行动现场会在医院1号学术报告厅举行，广州中医药大学校长王省良，中山市人民政府副市长唐颖，中山市政协副主席、市卫生局局长麦建章等领导出席会议并作发言。会上，中山市卫生局与广州中医药大学签订了医学人文合作协议。

12月23日上午，由广东省中医药局主办，中山市卫生局和中山市中医院共同协办的"广东省中医药文化科普巡讲活动"启动仪式在医院行政楼学术报告厅举行。

2012年

2月6日，医院赖海标副院长当选该年度中山市"十杰市民"，并获表彰。

3月7日，广东省中医药局下发《关于做好国家中医药管理局"十二五"重点专科建设项目工作的通知》，正式公布了广东省成为国家中医药管理局"十二五"重点专科建设项目的35个专科名单，中山市中医院肾病科、耳鼻喉科、骨伤科名列其中。

4月18日上午，在中山市中医院学术厅召开了中山市依法处置医疗纠纷工作会议。林棉院长及中山市西区党工委负责人分别介绍了本单位医疗纠纷处置工作的经验，市委维稳办、市卫生局、市公安局、市司法局等部门也就本单位职责做了表态发言。

5月11日晚，庆祝中山市中医院建院55周年暨纪念国际护士节100周年晚会在中山纪念堂举行。

6月28日上午，中山市中医院荣获党委广东省创先争优"南粤先锋"先进基层党组织称号。

6月29—30日，来自江苏省、湖北省以及广东省内多家中医单位的18名专家，由湖北省卫生厅厅长姚云担任组长，组成了国家中医药管理局三级甲等中医医院评审组，对中山市中医院三甲建设情况进行了为期两天的评审。医院在1993年就已成功晋级为三级甲等中医医院，并不断发展壮大，综合实力不断提高。本次经过以评促建、以评促改、评建结合，以优异的成绩通过了评审。

7月22日上午，中山市中医药学会在中山市中医院行政楼六楼学术厅举行了第九届会员代表大会。大会选举产生了由68人组成的中山市中医药学会第九届理事会，新一届理事会由中山市中医院书记、院长林棉任会长，副院长苏培基、赖海标、伍中庆以及中智药业总经理赖智填任副会长，来自市内多个中医药机构的16名专家担任常务理事。

7月26日，国家中医药管理局医政司蒋健副司长、广州中医药大学王省良校长等领导莅临医院考察指导工作。

8月24日，医院骨三科林志炯主任医师经医院党委推荐，经中山市卫生局研究通过、市委组织部审查批准，确定为广东省第六批援疆的专业技术干部之一。

9月21日，由中山市中医院为主承办的第二届国际经方班暨第十二期全国经方临床运用（疑难病）高级研修班在医院隆重开班。

10月24日，广东省委、省政府在广州召开全省推进中医药强省建设大会，中山市中医院在大会上被授予"广东省中医药强省建设先进单位"称号，林棉院长登台领奖。作为省内11个受表彰的单位之一，这是医院首次获此殊荣。

11月6日，国家中医药管理局在北京隆重召开创先争优总结表彰大会，中山市中医院为"全国中医药系统创先争优活动先进集体"获奖单位之一。这是医院党委首次获此殊荣。

12月19日下午，中山市卫生局党委副书记陈伟铭带领干部考察组莅临医院进行新增院领导推荐考察，经过民主推荐、现场投票，院长助理、医务科科长李乐愚同志所获票数在三位推荐人选中排名首位，被推荐当选为副院长。

（三）中山市中医院历任（届）领导名录

1.医院党组织历任领导

姓　名	职　务	任职时间	备　注
林周藏	院长	1957—1959	
邝健吾	院长	1959—1960	
温韶飞	院长	1960—1964	
董永香	革委会主任	1965—1968	
叶苏群	革委会党支部书记	1968—1969	
欧细群	革委会党支部书记	1971—1973	
姚耀萍	革委会党支部书记	1973—1981	
郑大江	党支部书记	1981—1982	
翁桂扬	党支部书记	1982—1991	
蔡木杨	党支部书记	1991—1993	
	党总支书记	1993—1996	
	党委书记	1996—2000	
孔祥廉	党委书记	2000—2011	
林　棉	党委书记	2011—	

2.医院历任行政领导

石岐市中医院(1957—1958 年)

姓　名	职　务	任职时间	备　注
林周藏	院长	1957—1958	
余子修	副院长	1958—1958	

中山县石岐镇医院（1958—1968 年）

（1958—1959 年）

姓　名	职　务	任职时间	备　注
林周藏	院长	1958—1959	
余子修	副院长	1958—1959	

（1959—1960 年）

姓　名	职　务	任职时间	备　注
邝健吾	院长	1959—1960	
余子修	副院长	1959—1960	

（1960—1964 年）

姓　名	职　务	任职时间	备　注
温韶飞	院长	1960—1964	
余子修	副院长	1960—1963	
林　村	副院长	1964—1964	

（1965—1968 年）

姓　名	职　务	任职时间	备　注
董永香	革委会主任	1965—1968	
林　村	革委会副主任	1965—1968	

石岐人民卫生院（1968—1969 年）

姓　名	职　务	任职时间	备　注
叶苏群	革委会主任	1968—1969	
翁桂扬	革委会副主任	1969—1970	
林　村	革委会副主任	1969—1969	

中山县人民卫生院（1970 年）：实际已被撤销。

中山县中医院（1971—1984年）

（1971—1974年）

姓　名	职　务	任职时间	备　注
欧细群	革委会主任、书记	1971—1974	
姚耀萍	革委会副主任、副书记	1973—1974	
翁桂扬	革委会副主任	1971—1974	
方　婵	革委会副主任	1971—1973	
谢胜秋	革委会副主任	1971—1973	
刘汉强	革委会副主任	1972—1974	

（1974—1981年）

姓　名	职　务	任职时间	备　注
姚耀萍	革委会主任、书记	1974—1981	
翁桂扬	革委会副主任	1974—1978	
	副院长	1978—1979	
	院长	1979—1981	
刘汉强	革委会副主任	1974—1978	
刘　南	副院长	1979—1981	
蔡木杨	革委会副主任	1975—1978	
	副院长	1978—1981	

（1981—1982年）

姓　名	职　务	任职时间	备　注
郑大江	书记	1981—1982	
翁桂扬	院长	1981—1982	
刘　南	副院长	1981—1982	
蔡木杨	副院长	1981—1982	
罗　兆	副院长	1981—1982	

447

（1982—1984年）

姓　名	职　务	任职时间	备　注
翁桂扬	书记、院长	1982—1984	
刘　南	副院长	1982—1983	
蔡木杨	副院长	1982—1984	
罗　兆	副院长	1982—1984	

中山市中医院（1984年至今）

（1984—1991年）

姓　名	职　务	任职时间	备　注
翁桂扬	书记、院长	1984—1991	
蔡木杨	副院长	1984—1991	
罗　兆	副院长	1984—1991	

（1991—2000年）

姓　名	职　务	任职时间	备　注
蔡木杨	书记、副院长	1991.10—1992.11	主持全面工作
	书记、院长	1992.11—2000.2	
李　旭	副院长	1990.9—2000.2	
梁振钟	副院长	1991.8—2000.2	
梁俊科	副院长	1991.9—2000.2	
罗　兆	副院长	1991.10—1992.11	

（2000年至今）

姓　名	职　务	任职时间	备　注
孔祥廉	书记、副院长	2000.3—2002.1	主持全面工作
	书记、院长	2002.1—2011.2	

姓名	职务	任职时间	备注
苏培基	副院长	1998.2—2012.12	
	工会主席	2002.3—	
余德爱	副院长	2002.2—	
		2007.9—2012.12	
林 棉	副院长	2002.4—2009.8	主持全面工作
	院长	2009.8—	
	书记	2011.3—	
赖海标	副院长	2007.1—	
殷钦海	副院长	2010.10—	医务
伍中庆	副院长	2010.10—	
李乐愚	副院长	2012.12—	
曾伟英	副书记	2012.12—	

(四) 中山市中医院 50 万元以上医疗设备一览表

名称	型号	科室
X 线机(500mA)	东芝 DFW–10B 型	门诊放射科
数字 X 线机 （DR）	Digita Diagnost	门诊放射科
OCT 光学相扫描仪	RTVUE100–2	眼科门诊
电子鼻咽喉镜	ENF–VT	耳鼻喉门诊
光子嫩肤仪	StarLux	皮肤科
生物物理治疗仪	MORA–Super	皮肤科
激光治疗仪(生物)	Medlite C6	皮肤科
激光治疗仪(石榴石)	COOL TOUCH II	皮肤科
激光治疗仪 （皮肤）	EIite	皮肤科
液基细胞染色机	Prepstain	病理科
全自动高温真空灭菌器	Sterilizer 型	消毒供应

名称	型号	科室
全自动高温真空灭菌器	Sterilizer 型	消毒供应
全自动清洗机	Amsco 444 型	消毒供应
全自动清洗机	Amsco 444 型	消毒供应
全自动高温真空灭菌器	CENTURY V–160H	消毒供应
全自动高温真空灭菌器	CENTURY V–160H	消毒供应
数字胃肠机(800mA)	Duo Diagnost	放射科
数字 X 线机（CR）	CR900	放射科
骨密度仪双能 X 线机	PRODIGY	放射科
数字 X 线机（DR）	Digita Diagnost	放射科
数字 X 线机（DR）	Digita Diagnost	放射科
数字 X 线机（双板 DR）	Definiun8000	放射科
数字全景牙科 X 线机	OC2000D	放射科
移动式 DR	MOBILETT Digita	放射科
数字胃肠机	西门子 R200	放射科
数字乳腺 X 线机	钼靶 MD 型	放射科
数字 X 线机(双板 DR)	Definium6000	放射科
全自动生化分析仪	7170A 型	检验科
全自动生化分析仪	7020	检验科
全自动荧光定量分析仪	ABI 7000	检验科
全自动电化学分析仪	罗氏 E170	检验科
全自动生化分析仪	AEROSET	检验科
全自动酶免仪	爱康 –AE150–1–4	检验科
血液分析仪	SX–5000	检验科
全自动凝血分析仪	STA–R Evolutio	检验科
全自动生化分析仪	7600–120+ISEID	检验科
全自动生化分析仪	（强生）VITROS 350	检验科

(续上表)

名称	型号	科室
16 层螺旋 CT	GE LightSpeed 16	CT 室
64 层螺旋 CT	东芝 TSX-101A	CT 室
彩色多普勒诊断仪	迈瑞 DC-7	B 超室
彩色多普勒诊断仪	HDI-5000	彩超室
彩色多普勒诊断仪	LOGIQ 7	彩超室
彩色多普勒诊断仪	非凡影像 M2540A	彩超室
高档彩色多普勒诊断仪	ACUSONS2000	彩超室
高档彩色多普勒诊断仪	Prosound a7	彩超室
高档彩色多普勒诊断仪	Voluson730	彩超室
高档彩色多普勒诊断仪	飞利浦 IE33	彩超室
彩色多普勒诊断仪	FLYING 东软	彩超室
彩色多普勒诊断仪	FLYING 东软	彩超室
彩色多普勒（便携式）	GE Vivid i	彩超室
彩色多普勒诊断仪	迈瑞 DC-7	彩超室
彩色多普勒诊断仪	LOGIQ P3	彩超室
彩色多普勒诊断仪	日立高清小二郎神	彩超室
彩色多普勒诊断仪	飞利浦 IU22	彩超室
彩色多普勒诊断仪	Voluson E6	彩超室
彩色多普勒诊断仪	Vivid E9	彩超室
钬激光治疗仪	20W	外一科病区
双导管碎石清石机	CCW-USLG	外一科病区
电子肠镜	奥林巴斯 CF-Q260AI	肛肠病区
电子肠镜	奥林巴斯 CV-Q260SL	肛肠病区
手术显微镜	VISU OPMI120	眼科病区
眼底照相机	TRC-50DX(FA)	眼科病区
耳鼻喉科综合动力系统	XPS-3000	耳鼻喉病区

附录

(续上表)

名称	型号	科室
耳鼻喉科综合动力系统	美敦力 IPC	耳鼻喉病区
移动式 X 线机（小 C）	Stenocope–9000	麻醉科
移动式 X 线机（小 C）	GE7900	麻醉科
中央监护仪(手术)	M3290A 飞利浦	麻醉科
摄像系统(腹腔镜)	OTV–STPRO	麻醉科
移动式 X 线机（小 C）	SIREMOBIL	麻醉科
移动式 X 线机（小 C）	SIREMOBIL	麻醉科
支气管镜	BF-260 型	内三科病区
全自动药品分包机	三洋 ATC–384G	住院部药房
体外冲击波疼痛治疗系统	MASTERPULS MP50	康复治疗部
立体定向仪＋射频仪	G–frame	外四科病区
手术显微镜	M525 F40	外四科病区
脑电图系统（癫痫）	NicoletOne	外四科病区
脊柱微手术系统	德国 FS6342181	骨一科二区
电子胃镜	奥林巴斯 EVIS–240 型	内二科病区
电子胃镜	奥林巴斯 EVIS–240 型	内二科病区
电子胃镜	奥林巴斯 GIF-Q260	内二科病区
宫腔镜	988i 史赛克	妇科病区
中央监护仪（ICU）	Solar 8000M	重症 ICU
中央监护仪（ICU）	Solar 8000i	重症 ICU
1.5T 磁共振成像系统	1.5T Signa Lnfinity	MRI 室
3.0T 磁共振成像系统	3.0T Signa HDxt	MRI 室
数字血管造影系统	西门子大 C 臂 DSA	介入室
数字血管造影系统	西门子大 C 臂 DSA	介入室
准分子激光机	ESIRIS	近视门诊
动物生化分析仪	Trllogy	药理实验室
内镜清洗系统	迈尔 NQG–2000	内镜治疗部